中非疟疾防控合作实践

主 编 周晓农
副主编 肖 宁 王多全 李石柱

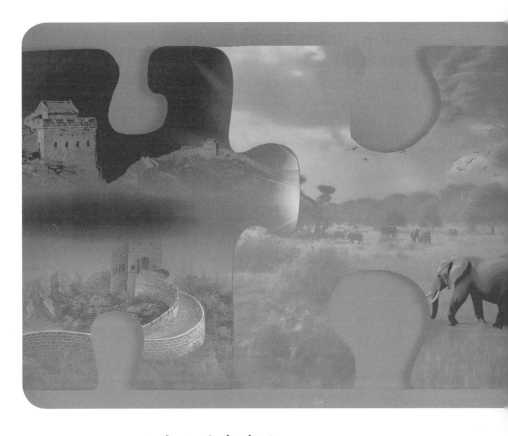

人民卫生出版社
·北京·

图书在版编目（CIP）数据

中非疟疾防控合作实践 / 周晓农主编. —北京：
人民卫生出版社，2023.12
ISBN 978-7-117-35763-0

Ⅰ．①中…　Ⅱ．①周…　Ⅲ．①疟疾—防治—中国、非
洲　Ⅳ．① R531.3

中国国家版本馆 CIP 数据核字（2024）第 010133 号

| 人卫智网 | www.ipmph.com | 医学教育、学术、考试、健康，购书智慧智能综合服务平台 |
| 人卫官网 | www.pmph.com | 人卫官方资讯发布平台 |

中非疟疾防控合作实践
Zhongfei Nüeji Fangkong Hezuo Shijian

主　　编：周晓农
出版发行：人民卫生出版社（中继线 010-59780011）
地　　址：北京市朝阳区潘家园南里 19 号
邮　　编：100021
E - mail：pmph @ pmph.com
购书热线：010-59787592　010-59787584　010-65264830
印　　刷：北京顶佳世纪印刷有限公司
经　　销：新华书店
开　　本：710×1000　1/16　印张：20
字　　数：317 千字
版　　次：2023 年 12 月第 1 版
印　　次：2024 年 2 月第 1 次印刷
标准书号：ISBN 978-7-117-35763-0
定　　价：89.00 元

打击盗版举报电话：010-59787491　E-mail：WQ @ pmph.com
质量问题联系电话：010-59787234　E-mail：zhiliang @ pmph.com
数字融合服务电话：4001118166　E-mail：zengzhi @ pmph.com

《中非疟疾防控合作实践》编写委员会

主　编　周晓农

副主编　肖　宁　王多全　李石柱

顾　问（以姓氏笔画为序）

汤林华　郭　岩　高　琪　徐彤武

编　者（以姓氏笔画为序）

丁　玮　中国疾病预防控制中心寄生虫病预防控制所
　　　　（国家热带病研究中心）

马雪娇　中国疾病预防控制中心寄生虫病预防控制所
　　　　（国家热带病研究中心）

王用斌　山东省寄生虫病防治研究所

王多全　中国疾病预防控制中心寄生虫病预防控制所
　　　　（国家热带病研究中心）

王善青　海南省疾病预防控制中心

吕　山　中国疾病预防控制中心寄生虫病预防控制所
　　　　（国家热带病研究中心）

刘　颖　河南省疾病预防控制中心

刘　慧　云南省寄生虫病防治所

闫　歌　山东省寄生虫病防治研究所

李　美　中国疾病预防控制中心寄生虫病预防控制所
　　　　（国家热带病研究中心）

李　瑾　山东省寄生虫病防治研究所

李卫东　安徽省疾病预防控制中心

李石柱　中国疾病预防控制中心寄生虫病预防控制所
（国家热带病研究中心）

李雨春　海南省疾病预防控制中心

肖　宁　中国疾病预防控制中心寄生虫病预防控制所
（国家热带病研究中心）

张　滔　安徽省疾病预防控制中心

张红卫　河南省疾病预防控制中心

陆申宁　中国疾病预防控制中心寄生虫病预防控制所
（国家热带病研究中心）

林康明　广西壮族自治区疾病预防控制中心

罗　飞　重庆市疾病预防控制中心

周　升　中国疾病预防控制中心

周正斌　中国疾病预防控制中心寄生虫病预防控制所
（国家热带病研究中心）

周兴武　云南省寄生虫病防治所

周红宁　云南省寄生虫病防治所

周晓农　中国疾病预防控制中心寄生虫病预防控制所
（国家热带病研究中心）

姚立农　浙江省疾病预防控制中心

黄葭燕　复旦大学公共卫生学院

黎　浩　武汉大学公共卫生学院

前　言

　　疟疾俗称"打摆子"，是由疟原虫寄生于人体引起的一种严重危害健康的急性传染病。疟疾不仅是全球危害人民健康和生命安全的最严重传染病之一，也是全球三大公共卫生问题之一。全世界约一半人口面临疟疾风险，据《2022 年全球疟疾报告》，2021 年全球共有 2.47 亿疟疾病例，95% 的疟疾病例发生在世界卫生组织非洲区域，且 5 岁以下儿童占到非洲疟疾死亡人数的 78.9%。疟疾防控是非洲国家关乎民生的重大战略需求，也是各国际机构和主要西方大国对非援助的重点领域，对非疟疾防控支持不仅有助于促进我国与非洲国家和地区合作与发展，体现负责任大国担当的战略需求，而且有助于扩大中国对非软实力的影响，对我国探索以公共卫生项目援外，扩大民生领域援非新途径有重要意义。

　　我国也曾是疟疾流行严重的国家，中华人民共和国成立后，党和政府十分重视疟疾防治工作，实现了疟疾感染病例由 20 世纪 40 年代的 3000 万减少至零的伟大壮举，2021 年 6 月 30 日，中国正式获得世界卫生组织消除疟疾认证。中国在疟疾控制和消除过程中探索和积累了大量宝贵经验，全面落实各项防控措施，推进疟疾的控制与消除，中国积累的疟疾防控经验对非洲疟疾防控实践有着重要意义。2021 年 11 月，中非合作论坛第八届部长级会议上习近平主席指出中国将同非洲国家密切配合，共同实施包括卫生健康工程在内的"九项工程"。会议通过的《中非合作论坛——达喀尔行动计划（2022—2024）》中进一步提到，中非双方将继续加强卫生健康领域各层次交流，共同打造中非卫生健康共同体。为积极响应国家"一带一路"倡议，进一步落实中非合作论坛 - 北京行动计划，中国疾病预防控制中心寄生虫病预防控制所（国家热带病研究中心）（以下简称"寄生虫病所"）与国际同行和非洲合作伙伴共同在非洲大陆搭建了中非疟疾控制和消除合作框架,积极培养中国公共卫生援外人才,提升疟疾防控队伍能力建设,不断总结中非疟疾防控合作实践和成果,助力非洲疟疾控制和消除进程。

为进一步推动中非疟疾防控合作与交流,促进非洲疟疾防控标准化、规范化,推进中非疟疾防控合作可持续发展,寄生虫病所组织相关专家编写本书,以世界卫生组织技术指南和要求为基础,注重非洲国家疟疾控制和消除项目实施需求,以中国疟疾防控实践、经验、技术和产品为特点,旨在通过阐述世界卫生组织和中国的抗疟途径,积极向世界推广中国抗疟成功经验。本书主要用于培训和指导未来中非疟疾防控合作项目的中方援外人员,提高其项目实施、管理和全球卫生合作等能力。同时,也将为未来驻外使馆、世界卫生组织等中方驻外人员,监督和评价疟疾等全球卫生合作项目提供重要参考。

在本书的编写过程中,全体编委积极参与,热烈讨论,严谨务实。各位专家花费很多宝贵时间审阅书稿,给予了大力支持,并提出了许多建设性意见,其间也得到了天津永阔科技集团有限公司等单位的大力协助。各位编者为本教材的编写出版做了大量细致的工作,最后圆满完成了本书的编写任务。在此一并表示诚挚的感谢。由于编者理论水平和实践经验有限,难免存在疏漏之处,恳请同行专家学者、读者不吝赐教,惠予指正。

周晓农

2023 年 5 月

目 录

第一章　全球疟疾流行与防控现状 ································· 1

第一节　全球疟疾流行情况 ·························· 2

第二节　非洲疟疾防控概况 ·························· 12

第三节　中国疟疾流行情况 ·························· 31

第四节　全球疟疾防控面临的主要挑战 ·········· 38

第五节　中非疟疾防控合作项目概况 ·············· 40

第二章　世界卫生组织疟疾防控目标、策略与技术方案 ········· 50

第一节　世界卫生组织疟疾防控目标和策略的历史演变 ·········· 51

第二节　当前世界卫生组织全球疟疾防控与消除策略 ·········· 55

第三节　世界卫生组织疟疾防控技术与措施 ·········· 69

第四节　世界卫生组织疟疾消除后期和防止再传播

　　　　阶段的干预策略 ·························· 124

第三章　中国不同阶段的疟疾防控目标、策略和行动 ········· 133

第一节　中国疟疾控制阶段主要策略和成效 ·········· 134

第二节　中国疟疾消除阶段主要目标、策略和行动 ·········· 141

第三节　中国疟疾消除后主要目标、策略和行动 ·········· 156

第四节　中国疟疾防控基本经验 ················· 163

第四章 科学研究对疟疾防控贡献 ………………………… 168

第一节 科学研究的基本方法 ………………………… 168

第二节 实验室研究与应用 ………………………… 174

第三节 现场试验研究与应用 ………………………… 178

第五章 中国疟疾防控实践案例 ………………………… 184

第一节 疟疾防控试点研究 ………………………… 185

第二节 中部疟疾联防联控工作机制实践及推广 ………………………… 195

第三节 风险人群管理及实践 ………………………… 200

第四节 嗜人按蚊地区消除恶性疟的策略及实践 ………………………… 206

第五节 传疟媒介控制策略及实践 ………………………… 210

第六节 消除疟疾试点研究实践及成果 ………………………… 219

第七节 消除后防止输入再传播的挑战 ………………………… 224

第六章 抗疟产品 ………………………… 230

第一节 媒介控制产品与器械 ………………………… 231

第二节 疟疾诊断产品 ………………………… 252

第三节 抗疟药 ………………………… 258

第四节 抗疟产品 WHO-PQ 流程——WHO 虫媒控制产品
资格预审过程综述 ………………………… 259

附 录 ………………………… 267

附录一 世界卫生组织抗疟用药用法 ………………………… 267

附录二 世界卫生组织疟疾病例个案调查样表 ………………………… 271

附录三 世界卫生组织疫点调查样表 ………………………… 274

附录四 杀虫剂室内滞留喷洒技术规范 ………………………… 277

附录五 疫点处置室内滞留喷洒记录表 ………………………… 280

附录六 杀虫剂浸泡蚊帐技术规范 ………………………… 281

附录七 疟疾病例流行病学个案调查表 ………………………… 283

附录八　疟疾疫点基本情况调查表 ⋯⋯⋯⋯⋯⋯⋯⋯⋯⋯⋯⋯ 288

附录九　成蚊（CO_2）诱蚊灯监测记录表 ⋯⋯⋯⋯⋯⋯ 291

附录十　人诱停落法 / 双层叠帐法监测记录表 ⋯⋯⋯⋯⋯ 292

附录十一　病媒采集信息记录表 ⋯⋯⋯⋯⋯⋯⋯⋯⋯⋯⋯⋯ 293

附录十二　病媒生物抗药性测定记录表（毒力回归线） ⋯⋯ 294

附录十三　按蚊抗药性测定记录表（诊断剂量） ⋯⋯⋯⋯⋯ 295

附录十四　世界卫生组织推荐的几种杀虫剂对成蚊的区分剂量 ⋯ 296

附录十五　世界卫生组织抗疟药清单 ⋯⋯⋯⋯⋯⋯⋯⋯⋯⋯ 297

附录十六　诱蚊示意图 ⋯⋯⋯⋯⋯⋯⋯⋯⋯⋯⋯⋯⋯⋯⋯⋯ 304

第一章

全球疟疾流行与防控现状

🎯 学习目标

　　了解全球疟疾形势，尤其是非洲的疟疾流行情况，以及全球疟疾防控面临的主要挑战；熟悉中非疟疾防控合作项目情况，以及非洲疟疾主要传播媒介和防控现状；掌握 2000 年以来的全球疟疾防控主要进展和挑战。

📖 摘要

　　本章基于世界卫生组织（World Health Organization，WHO）发布的《2022 年世界疟疾报告》，简要介绍了全球疟疾疫情形势，重点阐述了非洲疟疾防控现状及工作进展，中国疟疾流行情况以及全球疟疾防控面临的主要挑战，并以中坦疟疾防控合作项目为案例介绍中非疟疾防控合作项目的成效、经验及启示等。2021 年全球约有 2.47 亿疟疾病例，其中 61.9 万人死于疟疾，其中非洲区域占全球疟疾病例的 95% 和死亡人数的 96%。近几年非洲疟疾发病的下降趋势放缓，面临着缺乏完善且敏感的监测系统、杀虫剂敏感性降低、资金短缺等主要挑战。恶性疟原虫耐药性、疟疾快速诊断试剂失败、传疟媒介对化学农药的耐药性是当前全球疟疾防控研究的热点。中非卫生合作形式多样，包括派遣援外医疗队、援建医院、提供药品和医疗设备、培训医务人员、资金援助以及人道主义救援等。中坦疟疾防控合作试点和示范项目是中非公共卫生合作框架下开展的重点项目,该项目通过借鉴中国疟疾防控经验,创新性开发了适合坦桑尼亚项目地区的基于社区的快速筛查和响应策略,极大降低了当地疟疾负担,项目研究成果目前已进一步推广到赞比亚、布基纳法索和塞内加尔等。

第一节　全球疟疾流行情况

WHO 呼吁世界各国和全球卫生伙伴加快疟疾防控。这种可预防、可治疗的疾病每年夺去数十万生命,需要采取更加具有针对性的干预措施、创新工具和更多资金支持改变全球疟疾流行情况,推进实现消除疟疾的目标。WHO 总干事谭德塞博士表示:"正如 21 世纪初以来非洲乃至全世界各国领导人所做出的共同努力,现在是时候再次携手应对疟疾挑战。通过联合行动和承诺不让任何国家和地区掉队,我们可以实现全世界没有疟疾的愿景。"2000 年,非洲领导人签署了具有里程碑意义的《阿布贾宣言》,承诺在 10 年内将非洲大陆疟疾死亡人数减少 50%。强有力的政治承诺,加上创新工具和资金大幅增加,全球疟疾控制取得了前所未有的成功。

一、2010—2020 年全球疟疾流行情况

2021 年,全球疟疾病例数达 2.47 亿,分布在 84 个国家(包括法属几内亚)。包括非洲 43 个、美洲 17 个、西太平洋 8 个、东南亚 9 个、东地中海 7 个(表 1-1)。

表 1-1　2010—2020 年全球有疟疾病例报告国家区域分布

单位:个

年份	非洲	美洲	东地中海	欧洲	东南亚	西太平洋
2010	45	21	8	7	10	10
2011	45	21	8	6	10	10

续表

年份	非洲	美洲	东地中海	欧洲	东南亚	西太平洋
2012	45	21	8	7	10	10
2013	45	21	8	7	10	10
2014	45	21	8	8	10	10
2015	45	21	8	0	10	10
2016	45	21	8	0	10	10
2017	45	21	8	0	10	10
2018	44	20	8	0	10	10
2019	44	19	8	0	10	10
2020	42	17	7	0	9	8

二、全球各区域疟疾流行情况

(一)疟疾报告病例数

2010—2021 年,全球疟疾报告病例数呈上升趋势;除欧洲外,WHO 其他区域均有疟疾病例报告;非洲地区疟疾报告病例数均占全球报告病例数的 90% 以上,呈逐年上升的趋势(表 1-2、图 1-1)。

表 1-2　2010—2021 年全球各区域疟疾报告病例估计数

单位:千例

年份	非洲	美洲	东地中海	欧洲	东南亚	西太平洋
2010	212000	818	4500	229	24600	1677
2011	209000	615	4700	275	20700	1422
2012	209000	585	4400	766	17800	1680
2013	207000	576	4200	550	13400	1756
2014	204000	475	4400	515	12900	2010
2015	204000	602	4300	0	13300	1247

续表

年份	非洲	美洲	东地中海	欧洲	东南亚	西太平洋
2016	205000	688	5300	0	13800	1472
2017	213000	946	5400	0	10300	1576
2018	211000	929	5500	0	7500	1693
2019	213000	894	5500	0	6300	1436
2020	228000	653	5700	0	5000	1705
2021	234000	600	6200	0	5000	1400

（二）疟疾报告死亡数

2010—2019 年，全球疟疾病例报告死亡数呈平稳下降的趋势；2015 年以来，死亡数略有回升；2020 年，受新冠疫情影响，全球疟疾病例报告死亡数达到 625000 例，较 2019 年增加了 10%；2021 年，死亡病例数略下降至 619000 例，主要集中在非洲。各年度占比均在 94.73% 以上（表 1-3）。2000—2021 年全球疟疾病例死亡情况见图 1-1。

表 1-3　2010—2021 年全球各区域有疟疾报告病例死亡估计数

单位：例

年份	非洲	美洲	东地中海	欧洲	东南亚	西太平洋
2010	646000	502	8800	0	39000	3500
2011	608000	464	8000	0	32000	3000
2012	575000	430	8100	0	27000	3400
2013	556000	470	7700	0	21000	4000
2014	534000	348	7900	0	23000	3800
2015	527000	414	8300	0	24000	2400
2016	528000	529	9500	0	25000	2900
2017	542000	664	10200	0	18000	3000
2018	533000	571	10900	0	11000	3000

续表

年份	非洲	美洲	东地中海	欧洲	东南亚	西太平洋
2019	534000	509	11500	0	9000	2600
2020	599000	409	12300	0	9000	3200
2021	593000	334	13400	0	9000	2600

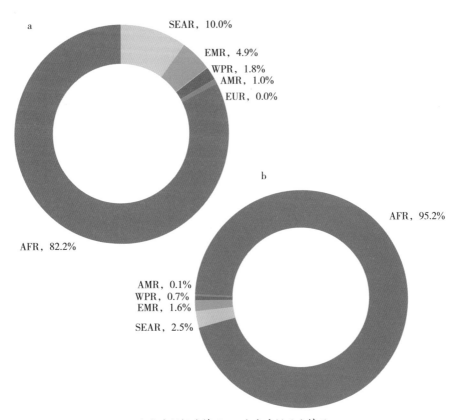

a. 疟疾病例报告情况；b. 疟疾病例死亡情况。

图 1-1　2000—2020 年全球疟疾报告发病和死亡情况

注：AFR，非洲地区；SEAR，东南亚地区；EMR，中东地区；WPR，西太平洋地区；
AMR，美洲地区；EUR，欧洲地区

图源：Word Health Organization WHO. World mMalaria Rreport 2021[R].
Geneva：WHO，2021：37.

2018 年 11 月，WHO 和遏制疟疾伙伴关系启动了高负担到高影响（high burden to high impact，HBHI）策略。这是一项针对性的应对策略，旨在减少受疟疾影响最严重国家的发病和死亡人数。该项计划由布基纳法索、喀麦隆、刚果民主共和国、加纳、印度、马里、莫桑比克、尼日尔、尼日利亚、乌干达和坦桑尼亚联合共和国等 11 个国家牵头执行。2021 年，这些国家疟疾负担约占全世界疟疾总负担的 68%，占死亡总病例数的 70%。一些人口较少但疟疾发病率较高的国家，如布隆迪、几内亚和索马里，也采用了 HBHI 策略。

2000—2015 年，HBHI 各国的疟疾病例数从 1.55 亿减少到 1.5 亿，死亡数从 64.1 万减少到 39 万，2019 年分别增加到 1.54 亿和 39.8 万，到 2020 年上升到 1.63 亿和 44.46 万。2019—2020 年，除印度外，所有 HBHI 国家报告的病例数和死亡数继续增加。到 2020 年，HBHI 国家报告病例数和死亡数分别占全球疟疾病例数和死亡人数的 67% 和 71%（图 1-2）。2020—2021 年，HBHI 各国的疟疾病例数从 1.63 亿升至到 1.68 亿，但死亡病例数从 44.46 万减少到 42.79 万。

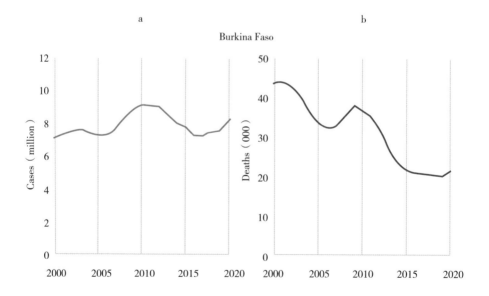

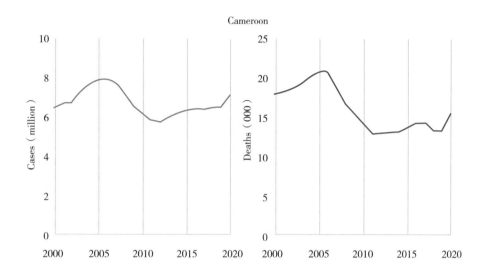

Cameroon

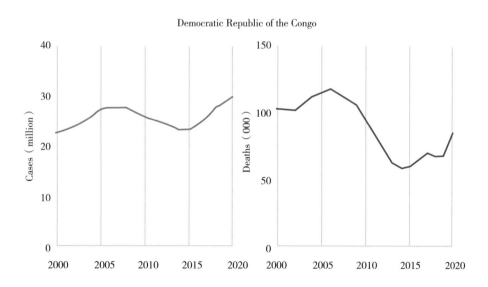

Democratic Republic of the Congo

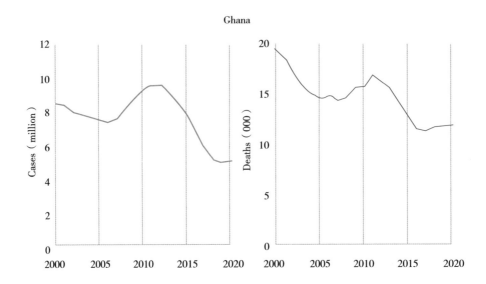

Ghana

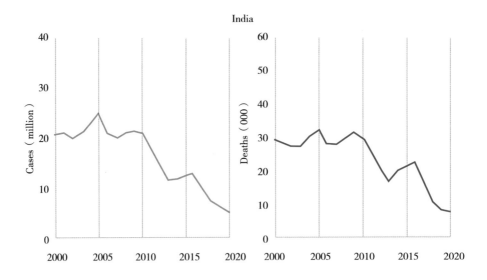

India

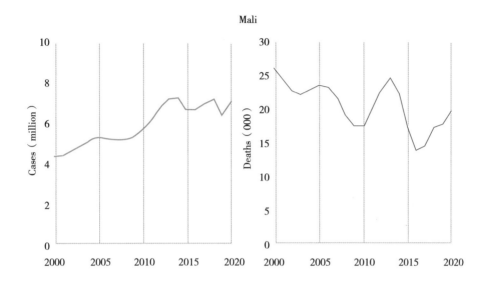

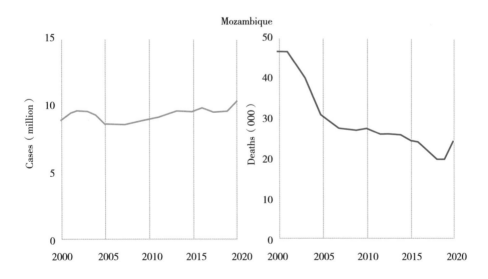

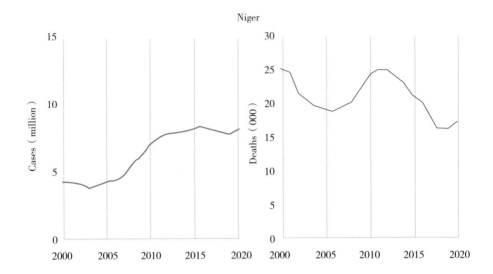

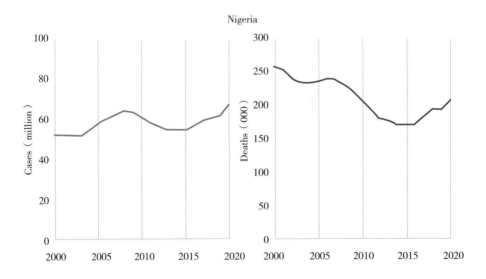

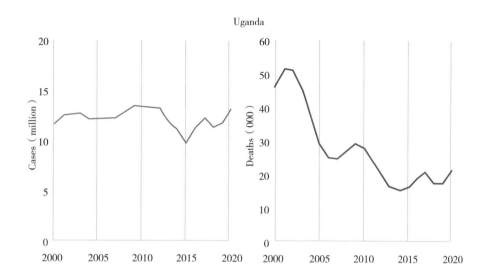

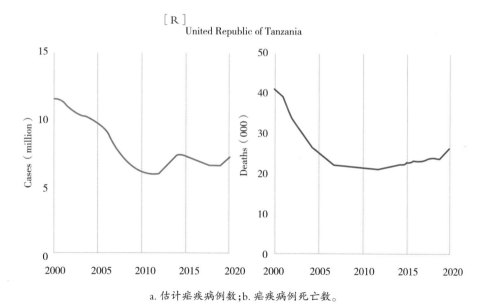

a. 估计疟疾病例数；b. 疟疾病例死亡数。

图 1-2　2000—2020 年间 HBHI 国家报告估计疟疾病例数和死亡数比较

图源：World Health OrganizationWHO.World malaria report 2021[R].
Geneva：WHO, 2021：55-56.

第二节 非洲疟疾防控概况

非洲是世界第二大洲,包括近海岛屿总面积约 3036 万 km²,占世界陆地总面积的五分之一。非洲东濒印度洋,西临大西洋,南隔厄加勒斯海盆同南极洲相对,北凭地中海与欧洲相望,东北以红海和苏伊士运河为界毗邻亚洲,赤道横贯大陆中腰。非洲大陆南北全长 8100 km,南起南非的厄加勒斯角,北抵突尼斯境内的本·塞卡角;东西全长 7500 km,东自索马里的哈丰角,西至塞内加尔的佛得角。沙漠面积约占非洲大陆面积的 40%,其中撒哈拉沙漠为世界之最,面积约为 945 万 km²。

非洲历史悠久,是人类文明的发祥地之一,也是世界人口第二大洲。根据联合国经济社会事务部人口司的数据估算,2022 年非洲人口约 12 亿,其中撒哈拉以南非洲(Sub-Saharan Africa)人口超过 11.5 亿,预计 2030 年这里的人口数量将达 14 亿。

世界地理和国际政治范畴里的非洲包括 54 个独立国家,其中非洲大陆北端的 7 个国家是阿尔及利亚、毛里塔尼亚、摩洛哥、突尼斯、利比亚、埃及和苏丹。撒哈拉沙漠以南非洲共 47 个国家。由于复杂的历史原因,WHO 的六大业务辖区把非洲国家分成了两大组:其中非洲区不包括摩洛哥、突尼斯、利比亚、埃及、苏丹、索马里和吉布提,这 7 个国家属于 WHO 的东地中海区。需要注意的是:非洲联盟(African Union,AU)有 55 个成员,除了上述 54 国之外,还有一个自称建国的撒哈拉阿拉伯民主共和国(Sahrawi Arab Democratic Republic)(以下简称"撒哈拉共和国")。这个政治实体与摩洛哥就西撒哈拉归属权长期斗争,虽然尚未加入联合国成员国,但被许多非洲国家承认为一个主权国家,并于 1982 年 2 月加入非洲联盟的前身非洲统一组织(Organisation of African Unity,OAU)。非洲联盟把撒哈拉共和国也列为北非国家。

一、疟疾流行概况

非洲,尤其是撒哈拉以南的非洲是全球疟疾流行最严重的地区。据 WHO《2022 年疟疾报告》(*World Malaria Report 2022*),2021 年非洲区域疟疾病例数为 2.34 亿,占全球疟疾病例数的 95%,全球 96% 的疟疾病例集中在 29 个国家。其中,非洲区域的尼日利亚(27%)、刚果民主共和国(12%)、乌干达(5%)、莫桑比克(4%)报告的病例数占全球疟疾病例数的 48%。非洲区域疟疾死亡数为 593000 人,死亡率为 58/100000,绝大多数(96%)死亡病例由 29 个国家报告,位居前列的国家分别是尼日利亚(31%)、刚果民主共和国(13%)、尼日尔(4%)、坦桑尼亚(4%)。非洲主要流行恶性疟原虫,部分地区也存在间日疟原虫、卵形疟原虫和三日疟原虫。

(一)西非

西非地区东至乍得湖,西濒大西洋,南濒几内亚湾,北部为撒哈拉沙漠,包括阿尔及利亚、毛里塔尼亚、塞内加尔、冈比亚、马里、布基纳法索、几内亚、几内亚比绍、佛得角、塞拉利昂、利比里亚、科特迪瓦、加纳、多哥、贝宁、尼日尔、尼日利亚等国家,大部分属于热带沙漠和热带雨林地区,经济发展在非洲居中等水平。这一地区是以恶性疟为主的疟疾高传播地区。

阿尔及利亚在连续三年没有本地疟疾病例后,于 2019 年 5 月通过了 WHO 消除疟疾认证。佛得角群岛在 2018 年 2 月实现了零本地病例报告,并进入消除前状态。2019 年,布基纳法索、加纳、尼日尔和尼日利亚等国发起了"负担重、影响大"措施,提出了国家战略计划和融资请求。自 2013 年通过了《努瓦克肖特宣言》后,位于萨赫勒地带(非洲北部撒哈拉沙漠和中部苏丹草原地区之间的一条逾 3800 km 长的地带,从西部大西洋伸延到东部非洲之角)的布基纳法索、佛得角、乍得、冈比亚、马里、毛里塔尼亚、尼日尔和塞内加尔等 8 个国家的部长于 2018 年发起了新的萨赫勒消除疟疾倡议,以加快实施到 2030 年消除疟疾的战略。目前,除了佛得角已经消除疟疾外,冈比亚、毛里塔尼亚、尼日尔和塞内加尔已于 2019 年将其方案调整为实现区域性消除疟疾。

除阿尔及利亚和佛得角外,疟疾仍是影响该区各国当地居民健康的主要疾病,疟疾传播是全年性的,而萨赫勒地区的季节性很强。2020 年该地区估计发病 1.17 亿,死亡 32.9 万,与 2010 年相比,分别增加了 1% 和 10%。发病位居前五位的分别是:尼日利亚(55.2%)、布基纳法索(7%)、尼日尔(6.7%)、科特迪瓦(6.5%)和马里(6.2%),5 国发病占该地区疟疾病例总数的 80%。疟疾确诊病例数为 5800 万例,占 87%,较 2010 年的 24.3% 有了很大提高。所有的疟疾发病和死亡病例中,5岁以下儿童分别占38.9%和68%。在某些国家,5岁以下儿童死亡数甚至超过了疟疾死亡总数,表明一些国家在疟疾病死率监测方面存在较大挑战。

在几内亚和马里,疟疾患者占到了门诊量的30%~70%。由于患者数量众多,在利比里亚等疟疾流行区,疟疾患者往往得不到及时规范地治疗,易出现再燃。在贝宁,青蒿琥酯正推广用于治疗疟疾,研究显示其治疗有效率高于传统药物奎宁,且不会出现金鸡纳反应,可有助于提高当地抗疟治疗的规范性。不过,在几内亚比绍的一项监测显示,采用青蒿素类药物治疗疟疾并不能减少再燃的发生。西非地区疟疾流行的另一重要特征是当地成年人大多经历过反复感染疟疾,因而多数人具有一定的保护性免疫力,但这种免疫力不强,维持时间短,仅能将原虫密度控制在较低水平,所以当地成年人有很高的带虫率。恶性疟在本地区最为常见,但部分地区,如塞内加尔,卵形疟和三日疟感染也并不少见,占疟疾病例数的5.9%。

本地区一年分为雨季和旱季,旱季一般在11月至次年4月,雨季在5月至10月。旱季时患者较少,进入雨季后疟疾发病骤然增加。雨季来临之前和雨季初期是开展疟疾预防的最佳时机。目前,当地开展的干预措施主要包括健康教育,邀请当地领导人参与政策制定,组织当地卫生保健人员培训等。

输入性疫情也是西非地区疟疾防控的一大威胁。如非洲最西端的佛得角群岛,远离西非海岸几百英里,是非洲最早消除疟疾的地区之一;1995年,由于来自西非疟疾流行区的患者进入,导致圣地亚哥岛上的村庄出现恶性疟流行,造成当地至少40%居民感染。

(二)中非

中非位于非洲中部,包括中非共和国、乍得、喀麦隆、布隆迪、赤道几内亚、安哥拉、加蓬、刚果共和国[通常简称为刚果(布)]、刚果民主共和国[通常简称为刚果(金)]、圣多美和普林西比等国家和地区,地形以沙漠、热带草原和热带雨林为主,经济发展水平较低。这一地区大约1.91亿人面临疟疾高风险,疟疾传播几乎完全由恶性疟原虫感染引起,仅在赤道几内亚有间日疟传播,且感染比例较高,高达60%(15790/25904)。

2020年,该区域的疟疾病例数超过5400万,疟疾死亡人数达到140100人,分别比2010年增加29%和减少3%。发病数居前三位的分别是:刚果(金)

（53.1%）、安哥拉（15.1%）、喀麦隆（12.6%），占病例总数的 80%；死亡数居前列的是：刚果（金）（59%）、安哥拉（11%）和喀麦隆（11%）。所有病例中，5 岁以下儿童占 38.4%，确诊病例占 91.6%（4020 万例）。

该地区暂无国家实现发病率较 2015 年下降 40% 的目标。赤道几内亚、加蓬、圣多美和普林西比取得了一定进展。5 个国家疟疾发病率较 2015 年有所上升：布隆迪上升幅度最大（51.8%），其次是安哥拉（42.4%）、刚果（布）（15.8%）、刚果（金）（9.6%）和乍得（8.8%）。圣多美和普林西比自 2018 年以来无疟疾死亡病例报告。

中非一年也分雨季和旱季两季，但和西非不同，该地 5 月至 10 月间是旱季，此时天气凉爽，疟疾发病率低；其余月份为雨季，气温高、闷热，疟疾发病率高。在加蓬的一项调查显示，1～5 月份疟疾占内科门诊病例的比例高于 20%，其中恶性疟或包含恶性疟的混合感染占 91%。有研究显示，恶性疟是引起加蓬成人发热的一个重要原因。

在中非地区开展疟疾控制工作困难重重。如刚果（金），由于连年战乱，公共卫生基础设施破坏严重，专业防疫人员少、任务重，贫穷落后导致居民卫生保健意识缺乏，因此这里的卫生防疫工作依赖维和人员。然而，维和人员并不是专业的疾病预防控制人员，他们来自全球几十个国家，彼此语言不通，加上交通不畅、通信受限、文化和信仰及卫生习惯不同，使得协调开展疟疾控制工作面临诸多挑战。疟疾患者的规范治疗状况也不理想，比如，在加蓬，以青蒿素为基础的联合疗法使用率很低，主要原因在于其价格为非青蒿素类药物的 60 倍，当地居民难以负担。

（三）东部及南部非洲的高流行区

东部及南部非洲的高流行区域包括卢旺达、莫桑比克、乌干达、南苏丹、马拉维、赞比亚、坦桑尼亚、津巴布韦、马达加斯加、肯尼亚和埃塞俄比亚等，地形以高原为主，由于有丰富的油气资源，部分国家经济发展较快。大部分地区是以恶性疟为主的流行区，但在埃塞俄比亚和津巴布韦，分别有 18.39% 和 3.02% 疟疾患者属于间日疟。在埃塞俄比亚、马达加斯加和津巴布韦以及肯尼亚的沿海和高原地区，疟疾的传播季节性很强，而在马拉维、莫桑比克、南苏丹、乌干达、坦桑尼亚和赞比亚的大部分地区疟疾传播稳定。

2020 年，该区域估计有 5600 万疟疾病例和 132500 死亡病例，分别比

2010 年减少 2% 和增加 4%。位居前列的 3 个国家是：乌干达（23.2%）、莫桑比克（17.9%）和坦桑尼亚（12.8%），3 国的病例数占此区域的 50% 以上。所有公立医院、私人医院和社区卫生服务中心共报告 6350 万例疟疾病例，5 岁以下儿童占 32.2%。与 2010 年（70700 人）和 2015 年（38300 人）相比，2020 年（7200 人）报告的死亡人数明显减少。

这一地区各国疟疾防控水平差距较大。2020 年，仅埃塞俄比亚实现了将发病率较 2015 年降低 40% 的目标。尽管其他国家并未实现，但是肯尼亚、马拉维、莫桑比克、卢旺达、坦桑尼亚和赞比亚等国家的疟疾发病也呈现不同程度的下降，马达加斯加、南苏丹和乌干达出现上升，津巴布韦则没有太大变化。

相比之下，南苏丹和乌干达可能是这一地区疟疾负担最重的国家。在南苏丹，约 25% 的儿童和 10% 的孕妇中有疟疾流行，调查显示该国仅 60% 的家庭拥有蚊帐，其中使用蚊帐的比例约占 50%。在乌干达，25%～40% 的门诊患者都是疟疾患者，住院患者中疟疾病例的比例高达 20%，其中 9%～14% 的住院患者因疟疾而死亡。由于社会经济发展水平落后，当地有一半以上的抗疟药物未经注册，甚至很多是不合格产品。据统计，乌干达每人每年在疟疾上的花费达到 24.7 美元，而该国人均 GDP 还不到 200 美元。政府经费投入不足也普遍存在，如肯尼亚、乌干达和坦桑尼亚等国的疟疾防治经费开支对国际社会捐赠的依赖性较大。

与 2019 年相比，2020 年南苏丹报告的疟疾病例数从约 400 万降至 180 万，减少了 55%；而马拉维则从 520 万增至 720 万，增加了 37%。桑给巴尔报告病例数也增加了一倍多，从 2019 年约 7000 例增加到 2020 年 14100 例。2017—2020 年，卢旺达报告疟疾病例数从 590 万例下降到 200 万例，共减少了 65%。新型冠状病毒感染似乎对疟疾诊断服务影响不大，与 2019 年相比，2020 年疟疾检测增加了 14%；除莫桑比克和卢旺达外，所有国家的疟疾检测均有所增加。

本地区的疟疾控制还面临一些其他挑战。在马达加斯加，很多疟疾患者临床症状不典型，原因可能与蚊子叮咬人体的时间、疟原虫的种属及传播规律不同以及人体免疫力差异有关，易与感冒、腹泻、腹痛、脑炎等混淆，难以做到早诊断、早治疗。在肯尼亚，由于森林砍伐改变了局部的生态环境，导致当地发生疟疾流行的危险性增加。坦桑尼亚的一项调查显示，当地农村地区疟疾患者中普遍存在自服抗疟药现象，这可能与政府部门的初级卫生保健措施不完善有关。

本地区采取了一些独特的疟疾控制措施,如在莫桑比克,结合产前保健对孕妇开展了防蚊灭蚊的健康教育,取得了不错的效果。在肯尼亚,农村在田里饲养罗非鱼,通过捕食媒介按蚊幼虫有效降低了按蚊种群数量。

(四)东部和南部非洲的低流行区

东部和南部非洲 6 个低流行国家中约有 1400 万人处于疟疾高风险中,包括斯威士兰、纳米比亚、南非、厄立特里亚、科摩罗和博茨瓦纳,地形以高原为主,这是非洲经济最发达的地区。2020 年报告疟疾病例约 19 万,其中死亡476 例,较 2010 年分别增加 43% 和 37%,确诊率较 2010 年(40.2%)大幅提高。5 岁以下儿童疟疾死亡的比例已减少一半以上,从 2010 年的 15% 降至 2020年的 7%。绝大多数患者为恶性疟,2019 年,仅厄立特里亚报告 15790 例间日疟病例,占当地病例数的 16.82%(15790/93878)。

厄立特里亚占该区域所有病例的 83.6%。到 2020 年,斯威士兰和南非实现了较 2015 年降低 40% 发病率的目标,而博茨瓦纳、科摩罗、厄立特里亚和纳米比亚未达到该目标。尽管 2019 年纳米比亚的估计病例数(5705例)与 2018 年(50217 例)相比大幅减少,但 2020 年病例数再次大幅增加至20258 例。博茨瓦纳 2020 年估计病例也大幅增加(1759 例),是 2019 年的 7倍(257 例)。然而,科摩罗 2020 年的病例数(4546 例)比 2019 年(17599 例)减少了 74%。

目前,在这一地区推广使用疟原虫快速诊断技术和以青蒿素类药物为主的联合疗法是进一步控制和消除疟疾的重点工作。一项研究显示,若仅仅是推广使用新型药物,而没有努力推广快速诊断技术来及时地发现可能的疟疾患者,那么消除疟疾的努力往往不容易成功。

输入性疟疾在本地区也较常见。2015—2019 年,博茨瓦纳、科摩罗、斯威士兰和南非报告的本地、输入和未分类病例有所增加。因此,仅在本地区单独或联合开展媒介控制和大型媒介干预等措施并不能有效减少当地感染病例。本地区实现消除疟疾的根本措施是降低感染者数量,尤其是制订跨国区域性疟疾联防方案。

二、传疟媒介分布

按蚊是疟疾的传播媒介,按蚊的分布、生态习性及对杀虫剂的敏感性等方面研究者已开展广泛研究。非洲的主要疟疾媒介是冈比亚按蚊复合体(冈比亚按蚊、柯鲁兹按蚊、阿拉伯按蚊、全黑按蚊、纯净按蚊、堡巴按蚊、四环按蚊)、致死按蚊、尼利按蚊种团(尼利按蚊、卡内瓦利按蚊、室性按蚊)、莫切蒂按蚊种团(莫切蒂按蚊、尼日利亚莫切蒂按蚊)和马斯卡氏按蚊等。

(一)媒介按蚊分布

冈比亚按蚊复合体中,冈比亚按蚊和阿拉伯按蚊分布更为广泛,包括撒哈拉南部更为干旱地区和非洲之角。冈比亚按蚊复合体还包括耐盐水沿海蚊种:米拉按蚊和纯净按蚊,尽管密度很高,但是传播疟疾的效能不高。冈比亚按蚊复合体的其他蚊种要么对地域有严格的要求,如堡巴按蚊,只生活在乌干达的低热温泉中;要么嗜吸动物血,不是人类的疟疾传播媒介,如四环按蚊。柯鲁兹按蚊在西非更常见;孳生在海水中的全黑按蚊局限在非洲西海岸;而纯净按蚊则分布在东部和南部非洲的内陆地区(图 1-3)。

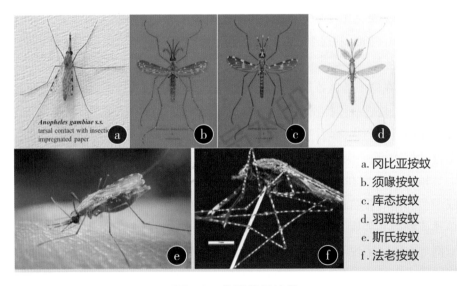

a. 冈比亚按蚊
b. 须喙按蚊
c. 库态按蚊
d. 羽斑按蚊
e. 斯氏按蚊
f. 法老按蚊

图 1-3 非洲常见按蚊

致命按蚊是其种团内主要传疟媒介,被认为是第一批适应人类宿主的按蚊。莫切蒂按蚊主要分布在中部非洲,但在尼日利亚偏西部的地区,以及塞拉利昂和几内亚也有出现。尼利按蚊种团分布范围更广,覆盖所有其他优势蚊种区域,而马斯卡氏按蚊是马达加斯加、科摩罗和马约特主要传疟媒介。

(二)媒介生态习性

按蚊幼虫大多生活在较干净的水环境,如稻田、水流缓慢的溪流、清澈积水和植物积水等,进行水表取食,成蚊生活在阴暗环境,傍晚或黑夜活动。雌性按蚊通常在水面上单独产卵,孵化时幼虫水平漂浮以便呼吸。但是,冈比亚按蚊是个例外,在潮湿的土壤、干燥土壤和树洞中都曾观察到冈比亚按蚊的活卵;而幼虫是两栖动物,可在水中移动。

复杂种群的形态学隐蔽性、行为多样性和传疟媒介能量的差异对于疟疾控制是极大的挑战。在非洲大部分地区,冈比亚按蚊和阿拉伯按蚊同时存在,两者都是极佳的传疟媒介。阿拉伯按蚊的外栖性让人感到困惑,南非也发现嗜吸牛血且外栖性的非传疟四环按蚊有内栖现象。阿拉伯按蚊存在于降水量较少地区,年降水量<1000 mm 的地方阿拉伯按蚊较冈比亚按蚊多;年降水量>1000 mm 的地方阿拉伯按蚊较冈比亚按蚊少。这种差异可能与阿拉伯按蚊的孳生水系及冈比亚按蚊的染色体形态有关。阿拉伯按蚊在赤道雨林出现可能是地貌变迁造成的。

刚果(布)的一项 92 次夜间人饵诱捕和 234 次室内栖息密度调查共捕获了 19531 只蚊科各属蚊虫,其中按蚊 1893 只,绝大部分为冈比亚按蚊。解剖的 1291 只冈比亚按蚊的子孢子率为 3.41%,从而推算出该地居民每人每年受到传染性叮咬 22.5 次(昆虫学接种率为 0.062)。值得注意的是各区域的蚊媒密度大不一样,最高的区域每人每年估算受到 100 次以上的传染性叮咬,低的区域每人每 3 年被传染性叮咬不到一次。

人血指数(human blood index,HBI)是指按蚊吸人血的比率,是判定传疟媒介的重要依据,也是计算媒介能量的关键参数。传统观点认为,冈比亚按蚊、柯鲁兹按蚊和致死按蚊嗜吸人血,而阿拉伯按蚊嗜吸动物血,然而传疟媒介按蚊的生态习性并非一成不变,按蚊种群会调整其吸血习性而选择更适宜的宿主(图 1-4)。

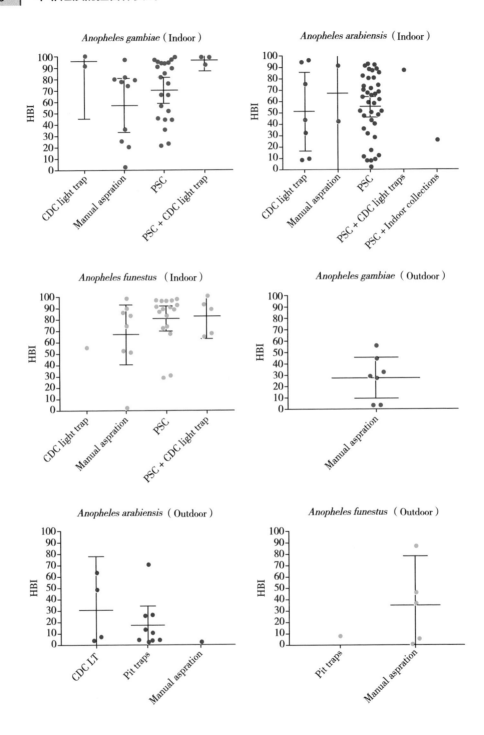

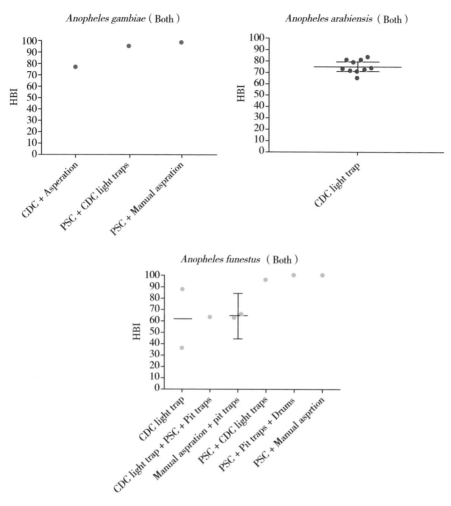

图1-4 冈比亚按蚊、致死按蚊和阿拉伯按蚊室内、室外、室内 + 室外 HBI

图源：James Orsborne，Luis Furuya-Kanamori，Claire L. Jeffries，et al.Using the human blood index to investigate host biting plasticity：a systematic review and meta-regression of the three major African malaria vectors［J］. Malaria Journal，2018，17（1）：479.

（三）媒介按蚊抗性

2000—2015年，室内滞留喷洒（indoor residual spray，IRS）和药浸蚊帐（impregnated mosquito nets，ITNs）作为主要媒介控制的策略发挥了重要作用。然尔，这些措施的推广使得非洲许多国家的传疟媒介按蚊也逐渐产生了抗性。

三、防控现状

21 世纪前 20 年是疟疾防治史上的黄金时期。全世界齐心协力抗击疟疾是全球卫生投资最大的回报之一。这一时期,疟疾干预措施和规模的空前扩大极大降低了疟疾发病和死亡。自 2000 年以来,疟疾死亡率下降了 60%,这与经济增长、基础设施建设、住房改善、城市化发展及卫生系统和人口健康的普遍改善等密切相关。自 21 世纪初到 2019 年底,全球已避免约 15 亿例疟疾病例和近 760 万例死亡的发生。世界首支疟疾疫苗已取得突破性进展,应对杀虫剂抗性的新型杀虫蚊帐也逐步进入市场。

(一)非洲消除疟疾进展

2000—2009 年,全球 21 个国家实现了连续 3 年没有本地病例,10 个国家通过了 WHO 消除疟疾认证。2019 年阿尔及利亚通过 WHO 消除疟疾认证,是 WHO 非洲区域自 1973 年以来首个通过消除疟疾认证的国家;2019 年萨尔瓦多实现了连续 3 年无本地疟疾病例,受新冠疫情影响,认证尚未完成。其他国家也正在向消除疟疾而努力,各国的疟疾控制策略详见表 1-4。

表 1-4　撒哈拉以南非洲国家疟疾控制策略及目标

国家	类别	阶段年份	国家疟疾策略目标
博茨瓦纳	消除	2014—2018	到 2018 年实现零本地病例
佛得角	消除	2014—2020	到 2016 年逐步减少本地疟疾发病率,为 2020 年实现消除疟疾奠定基础
科摩罗	消除	2017—2021	到 2021 年实现本地疟疾零传播
斯威士兰	消除	2015—2020	到 2015 年消除,到 2018 年获消除疟疾认证
纳米比亚	消除	2017—2022	到 2022 年实现无本地病例
圣多美和普林西比	消除	2017—2021	到 2021 年全圣多美区疟疾发病率降至 1/1000,普林西比实现无本地病例
南非	消除	2019—2023	2023 年实现无本地病例

续表

国家	类别	阶段年份	国家疟疾策略目标
吉布提	消除前	2013—2017	到2017年底，将疟疾寄生虫感染率从0.64%（2008年调查）减至零，实现无本地病例
卢旺达	消除前	2013—2020	2020年，疟疾发病率降到2015—2016年水平的30%
桑吉巴尔	消除前	2016—2020	发现并应对疟疾暴发
津巴布韦	消除前	2016—2020	与2015年疟疾发病率水平相比，到2020年将其减少至5/1000
埃塞俄比亚	控制—消除	2014—2020	以2013年疟疾发病率水平为基础，到2020年将其减少75%，并在选定的低传播地区消除恶性疟
索马里	控制—消除	2016—2020	将低传播地区疟疾发病率降至1/1000以下，控制区发病率减少40%
赞比亚	控制—消除	2017—2021	到2019年，将疟疾发病率从2015年的336/1000降至5/1000以下
安哥拉	控制	2016—2020	以2012年疟疾发病率为基础，到2020年将其减少60%
贝宁	控制	2017—2021	与2015年相比，疟疾发病率至少降低25%
布基纳法索	控制	2014—2017	与2000年相比，发病率降低75%
布隆迪	控制	2018—2023	到2023年疟疾发病率至少降低60%
喀麦隆	控制	2014—2018	与2015年相比，到2023年疟疾发病率水平降低60%
中非共和国	控制	2016—2020	与2016年相比，到2020年疟疾发病率至少降低40%
乍得	控制	2019—2023	与2015年相比，疟疾发病率降低75%

续表

国家	类别	阶段年份	国家疟疾策略目标
刚果共和国	控制	2018—2022	以 2015 年疟疾发病率为基础将其减少 86%
科特迪瓦	控制	2016—2020	与 2015 年相比，到 2020 年疟疾发病率至少降低 40%
刚果民主共和国	控制	2016—2020	与 2015 年相比，到 2020 年疟疾相关发病率降低 40%
赤道几内亚	控制	2016—2020	与 2015 年相比，到 2020 年疟疾发病率降低 40%
厄立特里亚国	控制	2015—2019	将 2010 年疟疾发病率减少 50%，并在所有分区实现阳性检测率（TPR）低于 5% 的目标，以在 2017 年及以后达到消除前水平
加蓬	控制	2018—2021	与 2015 年相比，2021 年疟疾发病率至少降低 40%
冈比亚	控制	2014—2020	与 2013 年相比，到 2020 年疟疾发病率至少减少 40%
加纳	控制	2014—2020	到 2020 年将疟疾发病率负担减少 75%（以 2012 年为基准）
几内亚	控制	2018—2022	2022 年疟疾发病率降低至 2016 年的 75%，达到疟疾消除前水平
几内亚比绍	控制	2018—2022	与 2015 年相比，疟疾发病率至少减少 50%
肯尼亚	控制	2019—2023	到 2023 年，疟疾发病率和死亡率至少降到 2016 年水平的 75%
利比里亚	控制	2016—2020	与 2011 年基线数据相比，到 2020 年由疟疾引起的疾病减少 50%
马达加斯加	控制	2013—2017	到 2017 年底，将 50% 地区内的疟疾相关发病率降至 5% 以下，其他地区降至 10% 以下

国家	类别	阶段年份	国家疟疾策略目标
马拉维	控制	2017—2022	将疟疾发病率从 2016 年的 386/1000 减至 193/1000，至少减少 50%
马里	控制	2018—2022	与 2015 年相比，疟疾发病率减少 50%
毛里塔尼亚	控制	2014—2020	到 2025 年实现消灭疟疾的目标
莫桑比克	控制	2017—2022	与 2015 年相比，到 2022 年全国疟疾发病率至少降低 40%
尼日尔	控制	2017—2021	与 2015 年相比，到 2021 年疟疾发病率至少降低 40%
尼日利亚	控制	2014—2020	将疟疾负担降至消除前水平
塞内加尔	控制	2016—2020	与 2014 年相比，疟疾发病率至少减少 75%
塞拉利昂	控制	2016—2020	与 2015 年相比，到 2020 年将疟疾发病率至少减少 40%
南苏丹	控制	2014—2021	与 2013 年相比，到 2020 年将疟疾发病率降低 80%，疟原虫流行率降低 50%
苏丹	控制	2018—2020	以 2017 年疟疾发病率为基础，2020 年将其降低 30%
坦桑尼亚	控制	2014—2020	到 2016 年将全国疟疾平均流行率从 2012 年的 10% 降至 5%，并在 2020 年进一步降至 1% 以下
多哥	控制	2017—2022	降低普通人群的疟疾发病率
乌干达	控制	2014—2020	到 2020 年将疟疾发病率降至 30/1000，并将疟原虫流行率降至 7% 以下

（二）社区卫生工作者的招募与培训

社区卫生工作者处于疟疾患者检测和治疗第一线，是各国卫生网络的基础，也是疟疾控制和消除的核心力量。社区卫生工作者需要接受传染病防治和初级卫生保健等培训，边远地区的社区卫生工作者向社区其他成员提供疟疾的预防、诊断、报告和治疗及分发蚊帐等服务。WHO 非洲区域约有 100 万社区卫生工作者，大多是来自贫困家庭的妇女，且多数是无偿工作，没有任何报酬。处于疟疾防治一线的妇女通过无偿劳动为全球创造了超过 1 万亿美元的价值。近年，有人提出社区卫生工作者应趋于制度化，统一薪酬，同工同酬，在防止人员流失的同时，更加规范地开展相应的工作。

（三）社会动员

在抗击疟疾的斗争中，儿童可以发挥巨大作用。比如，乌干达的一所小学通过诗歌、音乐和戏剧等多种形式帮助儿童了解疟疾，在教室、户外和建筑物上张贴疟疾相关的健康信息，使他们充分掌握疟疾预防知识，更好地向家人宣传；2019 年 8 月，坦桑尼亚、卢旺达和赞比亚等地的儿童挨家挨户帮助邻居悬挂蚊帐，宗教委员会领导在社交媒体上宣传疟疾预防知识。全社会的共同参与为疟疾防控营造了良好的支持环境。

（四）媒介控制措施

长效药浸蚊帐（long-lasting insecticidal nets，LLIN）和室内滞留喷洒（indoor residual spray，IRS）是实现媒介控制措施全民覆盖常采用的关键干预措施。当前，多数国家针对 LLIN 和 IRS 的指导方针是每项措施各覆盖 50% 的人口。为减少遗漏，一些国家在 10% 的区域同时实施了这两项措施。此外，有条件的国家和地区还将实施蚴虫孳生地管理（laval source management，LSM）等其他媒介控制措施。

2019 年，撒哈拉以南的非洲约 68% 的家庭至少拥有一项药浸蚊帐，较 2000 年增加了约 5%，家庭成员中每两人拥有一项药浸蚊帐的比例由 2000 年的 1% 增加到 2019 年的 36%。同时，使用药浸蚊帐的比例也有所增加，由 2% 增加到 46%，5 岁以下儿童和孕妇增加幅度相同，均由 3% 增加至 52%。

(五)妊娠期间疟疾的间歇性预防性治疗

WHO 推荐了妊娠期间预防疟疾的系列干预措施,包括妊娠期间歇性预防治疗(intermittent preventive treatment of malaria during pregnancy,IPTp)。推荐的 IPTp 药物仍是磺胺多辛 + 乙胺嘧啶(sulfadoxine & pyrimethamine,SP),在每次产前检查提供给孕妇,整个孕期不少于 4 次。加纳的 IPTp 覆盖率为全非洲最高,60% 的孕妇接受了 3 次或以上预防服药,78% 的孕妇至少接受了 2 次预防服药。不同地区间 IPTp 覆盖率参差不齐。

(六)传染病监测系统

WHO 非洲区域办公室在回顾了非洲区各成员国的传染病防治现状及传染病监测体系之后,提出了一种国家层面传染病监测体系强化策略——传染病监测整合策略(strategy of integrated disease surveillance,IDS)。由于各国有不同的监测系统,现以赞比亚为例。

赞比亚采纳了 WHO 推荐的综合疾病监测和反应(integrated disease surveillance and response,IDSR)战略,作为对重点传染病和应报告疾病的早期发现和有效反应。《IDSR 技术指南》2002 年第 1 版在成员国之间得到了广泛采用,并在 2011 年 8 月进行了修订。自 2007 年以来,IDSR 培训在国家、省和地区各级予以实施。该战略虽然是全国战略,但远没有覆盖全国。这是因为 IDSR 的培训集中在国家、省和地区各级,而忽略了实施层面(卫生机构和社区)的培训。

赞比亚传染病报告系统比较健全。覆盖全国各级的医院卫生管理信息系统(health management information system,HMIS)能够掌握包括疟疾、结核、艾滋病等多种传染病的基本情况,同时其疟疾监测报告系统可在短时间内对疟疾疫情做出应急。

但是,赞比亚全国通用的 HMIS 信息简单、操作烦琐、时效性差。传染病报告系统中,社区医疗机构先采用纸质报告,然后在健康中心进行数据录入,各级分别汇总后逐级上报。上报信息只包含疟疾的病例数、人群分布、诊断方式,缺乏具体的流行病学信息。病例每月报告一次,国家层面只能看到 1 个月前的病例,信息严重滞后。疟疾监测报告系统时效性好于前者,每周报告 1 次,但信息同样简略,发现聚集性疫情后需要派人逐级复核、调查，并到疫点进行确认。即便如此，也只有南方省的部分地区拥有此系统。

（七）新产品、新技术的落实和实施

1. 新型蚊帐 随着疟原虫的进化和耐药性的增加，需要开发更多的工具和方法。为抵御杀虫剂抗性按蚊，一种经过两种杀虫剂处理的新型蚊帐应运而生，可以杀死对两种杀虫剂之一敏感的蚊子，从而更好地保护人群。2019年，新型蚊帐首次在布基纳法索试用，2020年初又分别在马里和卢旺达试用。研究表明，这种新型蚊帐在驱蚊和杀蚊方面优于传统蚊帐，对拟除虫菊酯类杀虫剂抗性按蚊同样有效。

2. 疟疾疫苗 2019年，加纳、肯尼亚和马拉维启动了疟疾疫苗试点，接种葛兰素史克公司生产的 RTS,S/AS01 疟疾疫苗（商品名为 Mosquirix™）。试点计划每年在这3个国家为大约36万名儿童接种疫苗，以评估疫苗在减少儿童死亡方面的作用及其安全性。疫苗全程需接种4次，试点地区的27.5万名儿童已接种了第一剂次疫苗。在马拉维，疫苗首次在五月龄儿童试用，在加纳和马拉维，接种对象为6月龄儿童，前三次间隔为1个月，第四次需在2岁前完成接种。产生的抗体主要是 IgG1 和 IgG3，IgG2 和 IgG4 水平较低。不良反应与其他儿童疫苗相似，包括注射部位疼痛、肿胀和发热。该疫苗对儿童一年内的保护率为50%，对成人是6个月。疫苗接种明显减少了重症疟疾的比例和5～17月龄儿童疟疾住院率。

RTS,S/AS02 仍处于临床二期 b 阶段，莫桑比克的214名儿童曾接种此疫苗，接种3剂次后，免疫持续6个月。研究期间能够观察到抗体滴度的下降，这样很难产生免疫记忆。

四、疟疾防控主要挑战与应对

近几年疟疾发病的下降趋势放缓，尤其是在疟疾负担最高的非洲地区，每年仍有40万左右死亡病例，其中三分之二是5岁以下儿童。造成这种局面的原因是多方面的：自2010年以来，全球投入疟疾的资金停滞不前，每年的资金缺口达26亿美元；与此同时，杀虫剂和抗疟药物耐药性却在上升，人口流动更加频繁。2020年，新冠病毒迅速扩散到全球各个角落，给全球数

十年的疟疾防治成果带来严重威胁,并可能危及非洲地区原本脆弱的卫生系统。

(一)缺乏完善且敏感的监测系统

要实现消除疟疾目标,非洲各国面临的第一挑战就是如何建立完善且敏感的监测系统。在这一方面,佛得角、科摩罗、圣多美和普林西比、南非和埃斯威士兰等国走在前列,WHO 报告中的相关数据即为各国每年的实际病例数;博茨瓦纳、厄立特里亚、埃塞俄比亚、冈比亚、马达加斯加、毛里塔尼亚、纳米比亚、卢旺达、塞内加尔和津巴布韦等国家的监测系统虽不完善,但随着病例发现、治疗和报告工作的改进,已能向 WHO 提供常规数据;而其他 30 多个国家,由于缺乏监测系统,其疾病负担是 WHO 基于寄生虫感染率的预估数。

虽然整个非洲都采用了区域卫生信息系统(district health information system,DHIS),但数据获取、数据质量和透明度等方面存在挑战,一些国家甚至还存在多个并行系统的情况。在操作层面上,DHIS 数据来源于医疗机构的不同科室,如门诊、住院部、围生期保健科和实验室。数据来源不同、病例报告环节多、步骤烦琐造成了 DHIS 的数据延迟甚至有误。由于医疗机构从未报告病例、丢失数据和不规范报告等原因导致的漏报和信息不完整也很常见。

(二)对发热患者就医行为缺乏了解

了解流行区疟疾患者的就医行为,有助于估算常规监测遗漏的疟疾病例,更准确地掌握流行区的疟疾流行情况。由于疟疾的带虫免疫,流行区部分疟疾患者发热是自限性的,即患者可能不会就医。退热药来源也很多,包括家庭、商店、药品供应商、正规或非正规私人医疗机构和药房。患者是否就医取决于距离、社会、文化、费用和医疗机构本身因素等,其中距离是多数患者就医时考虑的首要因素。目前,对发热儿童的治疗选择知之甚少,对儿童以外疟疾患者群体的资料也很有限,很少有人关注非洲非怀孕成年人发热与疟疾感染、寻求治疗、诊断的关系。

（三）发热患者疟疾检测率低

几十年来,疟疾流行区的发热患者均被要求做疟疾检测,但事实上,医疗机构并未对所有发热患者进行疟原虫检查。根据最新的 WHO 疟疾报告,在 20 个撒哈拉以南非洲国家中,约 66% 的儿童发热患者在就诊时接受疟疾检测,这与要求的所有发热患者均需进行疟原虫检查还相距甚远。卫生工作者培训不足、缺乏监管、缺少设备、快速诊断试剂（rapid diagnostic test,RDT）短缺以及患者等因素导致不同国家或同一国家内检测率存在差异。

未选择正规医疗机构就医的患者（即在非正规私营医疗机构或在家中治疗的发热患者）开展疟疾检测的可能性更是微乎其微。通过社区卫生工作者或非正规零售商推广 RDT,通过社区卫生工作者所在的卫生机构或移动终端完成 DHIS 报告,这些措施正在推广和实施过程中,以尽可能减少漏报。

此外,恶性疟原虫 hrp2 缺失虫株的出现意味着正在推广使用的 RDT 面临挑战,这种情况正在由非洲之角向其他国家扩散。

（四）对杀虫剂敏感性降低

传疟媒介按蚊对拟除虫菊酯类、有机磷类、氨基甲酸酯类和很少使用的有机氯类——二氯二苯三氯乙烷（dichlorodiphenyltrichloroethane,DDT）的抗性威胁着全球疟疾控制和消除工作。随着 ITNs 和 IRS 的推广,越来越多的国家发现传疟媒介按蚊对主要杀虫剂产生了抗性,包括拟除虫菊酯类和 DDT,迫使许多国家转而使用成本更高的杀虫剂作为替代品,并引起了人们对 ITNs 有效性下降的担忧。

（五）基层疟疾防治人员不足,能力有待加强

非洲各国开展疟疾控制和消除相关工作主要依靠国家—省—地区—社区四级卫生体系,但各个环节均较薄弱。一般来说,国家层面科研实力较强,能够开展疟原虫、媒介按蚊、抗药性等生物学、分子生物学多方面的研究,但多局限于课题研究,没有将研究成果用于疟疾防控中;社区层面缺乏卫生服务人员,尽管常年招募社区卫生服务人员,但具体实施中面临诸多困

难,难以满足实际工作需要:社区卫生服务人员多是志愿者,没有学习相关系统卫生技能,仅能使用 RDT 进行疟疾诊断、报告病例、给予青蒿素为基础的联合疗法(artemisinin-based combination therapy,ACT)治疗和完成主动病例侦查。

(六)新冠大流行的影响

由于早期采取了积极的防控措施、以往应对疾病暴发积累了丰富的经验、人口年轻化、流动性低的农村人口比例高及环境温度较高等原因,撒哈拉以南非洲地区的新冠病毒传播速度和病死率低于预期。尽管如此,一些高收入国家的医疗系统已不堪重负,医院难以应对日益增多的新冠病例,这直接导致了高收入国家消减对中低收入国家的发展援助,引起了全球对该病流行潜在后果的担忧,特别是传染病负担巨大的非洲国家已经出现部分中低收入国家基本卫生服务中断的状况。

(七)资金

2010 年以来,疟疾防控资金投入一直停滞不前,尽管 2019 年全球基金补充了资金,但 2020—2022 年期间,人均投入并未发生较大变化。虽然疟疾流行国家的经济出现了大幅增长,但是,过去十年非洲各国对疟疾的投入却没有变化。

第三节　中国疟疾流行情况

疟疾在中国流行历史久远,早在 3000 多年前的殷商时代就已有疟疾流行的记载。新中国成立前,疟疾广泛分布于全国各地,严重危害人民健康。当时全国人口约 4.5 亿,受疟疾威胁的人口估计在 3.5 亿以上,每年至少有3000 万疟疾患者,病死率约为 1%。据不完全统计,中国有疟疾流行的县达1829 个,约占当时县数的 70% 以上。中国在 1960 年和 1970 年前后曾两次出现大范围暴发流行。流行最高峰发生在 1970 年,全国疟疾发病人数超过2400 多万,其中江苏、山东、河南、安徽和湖北 5 省共报告 2198 万,占全国报告病例总数的 91.2%。2001—2007 年,安徽、河南、湖北等中部省份出现疟疾疫情回升和局部暴发。2011 年后每年报告输入病例约 3000 例。2017 年,中国本地原发疟疾病例首次为零,并连续四年维持零报告。

一、疫情报告情况

(一)概述

据资料统计,1950—2020 年,中国共报告疟疾病例约 2.28 亿例(不包括中国台湾、香港和澳门地区),死亡约 3.6 万例。其中,20 世纪 50 至 80 年代疫情严重,1950—1959 年报告约 3200 万例,死亡约 2.6 万例;1960—1969 年报告约 6900 万例,死亡约 6000 例;1970—1979 年报告约 1.14 亿例,死亡约 2400 例;1960 年和 1970 年前后曾两次出现大范围暴发流行,流行最高峰发生在 1970 年,全国发病人数超 2400 万例,苏鲁豫皖鄂 5 省共报告 2198 万例,占 91.2%;1980—1989 年报告约 1200 万例,死亡约 500 例;1990—1999 年报告约 60 万例,死亡约 400 例;2000—2009 年报告约 35 万例,死亡约 300 例;2001—2006 年安徽等省份出现疟疾疫情回升和局部暴发,2006 年全国疟疾发病人数达 64178 例;2010—2020 年报告约 3.8 万例,死亡不足 200 例,2010 年中国启动消除疟疾行动后,所有报告病例均有流行病学个案调查资料和病例分类证据,本土传播病例数逐年大幅减少,2016 年后再无本地原发感染病例发生,但每年报告数千例输入性病例。历史上疟疾发病人数常居各种传染病之首,曾占传染病报告病例总数的 60% 以上。由于 2004 年之前报告系统不够健全,历史真实疫情远高于报告数字。

(二)病例三间分布

1. 地区分布 1960—1979 年,中国共有 29 个省(自治区、直辖市)报告有疟疾病例。其中河南、江苏、山东、安徽和湖北等 5 省发病数最多,5 省病例数均在 1800 万例以上,此 5 省占全国病例总数的比例超过 80%。

1980—1989 年,江苏、山东、河南、安徽和湖北等 5 省报告的疟疾病例数占全国总报告病例数的 91.86%~40%。1982 年后,随着中部江苏、山东、河南、安徽和湖北 5 省发病数逐年下降,云南、海南发病数比例逐年增多,而病例主要集中在云南的边境地区和海南的中南部山区。

1990—1999 年,每年报告的疟疾病例 40% 以上集中在云南、海南、贵州、广西、广东、福建、四川、重庆等省(自治区、直辖市)。

2000 年后,中国的疟疾发病主要集中在江苏、山东、河南、安徽和湖北 5 省和云南、海南、贵州、广西、广东、福建、四川、重庆等省(自治区、直辖市),每年两个区域报告的病例数占中国总病例数的 90% 以上。

2011—2019 年,中国 31 个省(自治区、直辖市)均有疟疾病例报告,主要为境外输入病例。累计报告疟疾病例数排前 10 位的依次为云南省 5234 例(占17.9%)、广西壮族自治区 3127 例(占 10.7%)、江苏省 2707 例(占 9.3%)、四川省 2091 例(占 7.2%)、河南省 1874 例(占 6.4%)、浙江省 1668 例(占 5.7%)、山东省 1624 例(占 5.6%)、安徽省 1618 例(占 5.5%)、广东省 1501 例(占 5.1%)和湖南省 1257 例(占 4.3%)。

2. 人群分布　1995—2010 年,报告疟疾病例以本地感染病例为主,其中男性和女性分别占 67% 和 33%,男女之比为 2∶1;20～49 岁年龄段占54%,其余占 46%。

2010—2019 年,中国报告疟疾病例中以男性为主,男性 28885 例(占92.2%),女性 2427 例(占 7.8%),男女比例为 11.9∶1。以输入病例为主,全国报告的输入性病例性别分布中,男性 27454 例(93.87%),女性 1794 例(6.13%);年龄分布<10 岁者 197 例(0.67%),10～34 岁 11210 例(38.33%),35～60 岁 17410 例(59.53%),>60 岁 431 例(1.47%)。

3. 时间分布　1960—1979 年是中华人民共和国成立后疟疾流行程度最高、疫情波动最大的时期。1970 年疟疾发病人数 2400 万以上,达到高峰,此后发病数呈下降趋势。2001—2007 年在低发病率水平上出现一次回升,主要是中部省份出现了局部暴发。2008 年后,发病率逐渐下降,到 2017年,中国本地原发疟疾病例首次零报告。2017—2019 年间连续三年没有本地原发感染病例报告。近几年来,每年均报告输入性疟疾病例约 3000例(图 1-5)。

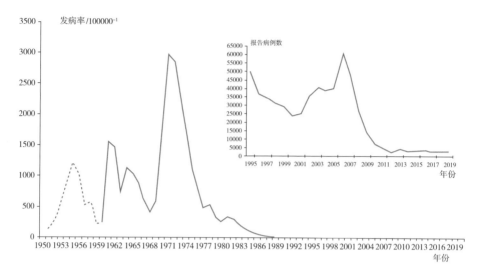

图 1-5　1950—2019 年中国疟疾发病情况

图源:国家卫生健康委员会. 国家消除疟疾报告,2021.

二、疟原虫虫种及分布

中国曾有四种疟原虫(间日疟原虫、恶性疟原虫、三日疟原虫和卵形疟原虫)的传播,其中间日疟原虫和恶性疟原虫为主要虫种,三日疟原虫和卵形疟原虫较少见。间日疟原虫呈全国性分布,是各疟疾流行区的常见虫种。恶性疟原虫分布于秦岭—淮河以南的亚热带及热带地区,是中国西南部、南部疟疾重度流行区的优势虫种,也是导致重症疟疾和死亡的主要虫种。三日疟原虫在中国南方呈散在分布。卵形疟原虫仅在云南西南部个别地区和海南部分县零星发现。

1951—1961 年,中国曾在海南、云南、贵州、浙江、安徽、河南、山东、辽宁等地主要疟疾流行区的 243 个县(市)开展疟疾流行病学调查,在血检疟原虫阳性病例中,感染间日疟原虫者占 52.1%,感染恶性疟原虫者占 36.9%,感染三日疟原虫者占 7.5%,以间日疟原虫和恶性疟原虫为主的混合感染占 3.5%,感染卵形疟原虫者仅有零星发现。

随着中国疟疾防控工作的不断推进,疟疾发病大幅度下降,4 种疟原虫的地理分布发生了较大变化。到 70 年代,卵形疟原虫已未有发现,恶性疟原虫的分布范围不断缩小。根据 1985 年发热患者血检疟原虫结果统计,恶性疟原虫仅在海南 11 个、云南 27 个、广西 5 个、贵州 3 个、安徽 12 个、江苏 3个和河南 4 个县(市、区)发现,且在虫种组成中恶性疟原虫的比例已大大减少。1995—2010 年,中国共报告疟疾病例 543303 例,在所有 479269 例确诊的病例中,共发现间日疟病例 394045 例(占 82.22%),恶性疟病例 48414 例(占 10.1%),未分型及其他病例 36810 例(占 7.68%)。

2011—2019 年,中国共报告疟疾确诊病例 27969 例,其中死亡病例 159例,本地原发感染病例 1732 例,复发和非蚊传疟疾病例 353 例。2017—2019年,连续三年无本地原发感染病例报告。数据显示输入病例的比例从 2011年的 68.3% 增加到 2017 年的 99.9%。2011—2019 年,在所有确诊的输入病例中,恶性疟病例 17192 例,间日疟病例 6436 例,卵形疟病例 2052 例,三日疟病例 523 例,诺氏疟病例 2 例和混合感染 351 例,以及未分型 46 例和临床诊断病例 486 例。恶性疟病例的比例从 2011 年的 40.1% 增加到 2019 年的73.1%,间日疟病例的比例从 2011 年的 55.7% 下降到 2019 年的 10.8%。同时,卵形疟病例所占比例呈上升趋势。

三、媒介按蚊种类与分布

(一)媒介按蚊种类

在中国,按蚊共 61 种,可作为疟疾传播媒介的按蚊有中华按蚊、嗜人按蚊、微小按蚊、大劣按蚊、伪威氏按蚊、日月潭按蚊、米赛按蚊、萨氏按蚊等 8种。从流行病学角度来看,中华按蚊、嗜人按蚊、微小按蚊、大劣按蚊等为中国疟疾的主要传疟媒介,伪威氏按蚊是西藏墨脱县疟疾的传播媒介。

(二)主要传疟蚊种分布及习性

1. 中华按蚊　中华按蚊除新疆未有报告外,在全国广泛分布,且在多数地区是按蚊属的优势种。据各地调查,中华按蚊兼吸人、畜血而偏吸畜血。偏野栖,栖息场所随季节而变化。在我国北纬 27° 以南,中华按蚊全年都有活动;而在北纬 28°～33° ,每年到了冬季,雌蚊便进入冬眠,呈半越冬状态;在北纬 33° 以北,则处于完全越冬状态。中华按蚊对孳生环境具有广泛的适应性,主要孳生场所是稻田及与其有联系的灌溉系统。池塘、水坑、芦苇塘、沼泽、洼地积水等,也是其良好孳生场所。

中华按蚊种群数量的季节性变动,与温度、雨量和耕作制度密切相关。中华按蚊在海南兴隆季节高峰为 2～3 月份(1954 年);在江苏南京为 6 月份(1953 年),在河南鹿邑为 8 月份(1973 年),而在双季稻耕作区如浙江南浔和台湾潮州,可出现与双季稻期相符合的 2 个高峰。

人工感染研究发现,中华按蚊对间日疟原虫具有较高的易感性,如以郑州、信阳、上海三地的中华按蚊为例,它们分别吸吮同一间日疟患者血液,导致的感染率都在 85% 以上。但中华按蚊对恶性疟不易感,人工感染研究发现虽然感染恶性疟原虫的中华按蚊也能成功发育到卵囊期,但很快卵囊黑化,很难形成恶性疟原虫成熟子孢子;现场研究也发现在单一中华按蚊地区几乎没有当地恶性疟流行。虽然中华按蚊媒介效能和自然感染率低,但其种群数量大,是我国大部分平原地区重要或唯一媒介。

2. 嗜人按蚊 嗜人按蚊是中国疟疾传播的重要媒介之一,属嗜吸人血和家栖蚊种。已有研究确定在 20 世纪 90 年代前,嗜人按蚊分布范围为 18 个省 245 个县,约在东经 102° 20 '～121° 30 ' 和北纬 20° 00 '～42° 10 ' 之间。嗜人按蚊吸动物血比率较低。各地的调查资料显示,它主要栖息于人类居住的房屋,也栖息于牛舍及其他禽、畜舍。幼虫偏好孳生于遮阳较好、水质清凉的静水或缓流小积水中。以幼虫或卵越冬,北方寒冷地区在温暖潮湿的房屋、洞穴内能发现有成蚊越冬。一般在 8～9 月份出现一个密度高峰,而在有些稻作区,可出现与双季稻期相符合的 2 个高峰。历史资料显示,嗜人按蚊分布和疟疾流行程度有密切关系,其传疟作用是同域分布的中华按蚊的 4.4～31.5 倍。1983—1985 年,江苏、安徽和河南三省在恶性疟流行区及其周边地区调查,嗜人按蚊分布与恶性疟分布范围相一致,虽不是所有嗜人按蚊分布的点都有恶性疟流行,但所有恶性疟流行的点均捕到嗜人按蚊。截至 1999 年,全国 14 个省(自治区、直辖市)有该蚊疟原虫子孢子阳性感染的报告,其子孢子自然感染率在 0.08%～1.58% 之间。

3. 微小按蚊 微小按蚊分布于中国北纬 33° 以南的山丘区,尤以北纬 25° 以南更为普遍。在云南,微小按蚊分布于海拔 1900 m 以下地区。

微小按蚊存在两个种型,一种主嗜人血、家栖,另一种主嗜牛血、野栖。室内的栖息场所主要为卧室,其次为起居室,厨房仅偶尔发现。野外栖息场所十分分散,在树洞、石洞、刺竹丛、草丛等处均可发现。3 月份季节性数量变动开始上升,多数地区 4～6 月份为密度高峰期,部分地区在 9 月份、10 月份会出现一个小高峰,11 月份至次年 3 月份维持中等密度。微小按蚊对孳生环境要求严格,幼虫喜孳生于有阳光和半遮阴水流缓慢、水质清晰的溪沟水中,且多在有杂草的岸边。

微小按蚊是中国北纬 25°以南地区的主要传疟媒介,在 25°以北其传疟作用逐渐减弱。部分研究发现微小按蚊对 DDT 产生一定的抗性,但是对于其他杀虫剂仍较为敏感。

4. 大劣按蚊　大劣按蚊分布于海南、云南和广西三省(自治区)的少数地区。在海南仅见于热带雨林或次生杂木林区和丘陵地;在云南省主要分布于北纬 24°以南森林和边境地区。

大劣按蚊嗜吸人血,属于外栖性蚊种,夜间入房饱吸血后,多数在当晚飞离人房,白天在室内很难捕到。绝大多数幼虫生长于有良好遮阴山涧、岩石、溪床凹陷所形成的浅洼或小石穴的积水中,其次为山涧溪床积水和雨后地面积水中,吸血活动高峰在子夜前后,雌蚊在入室之前,先停息在茅草房的屋檐上。季节消长与降水量密切相关,其密度高峰与雨季高峰相一致。大劣按蚊是海南山地森林区的主要传疟媒介。历史资料显示,1957 年在 5 个代表点解剖人房采集的大劣按蚊雌蚊 133 只,腺子孢子感染率为 2.19%～7.01%;1962 最高的腺子孢子感染纪录高达 11.2%。1965 年在海南琼中调查,在山麓地带有该蚊存在自然村居民原虫率为 42.2%～55.2%,而在山间平坦地带无该蚊存在自然村居民原虫率仅为 4.4%～6.0%。1969 年在海南白沙对有该蚊存在的自然村调查,各村该蚊密度的高低与居民原虫率成正比。2010 年以来,仅在海南省监测到大劣按蚊。

四、疟区划分

在疟疾控制阶段,较具代表性的疟区划分是把北纬 33°作为中国南北疟疾流行区的分界线。根据地理环境及纬度可划分为北纬 25°以南、北纬 25°～33°、北纬 33°以北和西北地区 4 类疟疾流行区。其中北纬 25°以南地区多为疟疾高度流行区或中度流行区,四种疟原虫均有流行,流行季节长达 7 个月以上甚至全年流行,年发病率曾高达 4902.5/10 万。北纬

25°～33° 地区为疫情不稳定地区,多为中度或低度流行区,以间日疟原虫流行为主,也有恶性疟原虫流行,流行季有 6～8 个月,年发病率曾高达2732.9/10 万;北纬 33° 以北地区为疟疾低度流行区,仅有单一间日疟原虫流行,流行季有 3～6 个月,年发病率最高可达 153/10 万。西北地区均为疟疾低流行区,且分布较为分散和孤立,仅有单一间日疟原虫流行。

第四节　全球疟疾防控面临的主要挑战

对于任意一种人类已有一定认识的传染性疾病,与防控相关的科学研究需要回答或解决的问题主要有病原微生物的传播特点和致病力是否会或有改变;治疗药物是否还有效、诊断方法是否还敏感、传播媒介是否有变动或失控。对于疟疾来说,主要涉及后者,与其对应的,是当前全球疟疾防控研究几个研究热点,原虫耐药性、富组氨酸蛋白酶 2/3(HRP2/3)缺失以及媒介按蚊的耐药性问题等。

一、恶性疟原虫耐药性

20 世纪初,恶性疟原虫对奎宁的耐药性已经非常严重,强烈需求有效的替代品,最终于 1934 年生产了氯喹。但直到第二次世界大战即将结束(1945 年 9 月前后)时才认识到氯喹的价值。在同一时期,DDT 在蚊子控制方面也取得了进展,其功效使人们乐观地认为这种疾病可能会被消除,于是 WHO 于 1955 年发起的疟疾消除运动,取得了一些区域性的成功。20世纪 50 年代末,在南美的哥伦比亚和东南亚柬埔寨 - 泰国边境发现了具有氯喹耐药性的恶性疟原虫疫源地。20 世纪 60 年代和 70 年代,这些疫源地的抗药虫株在南美、东南亚和印度慢慢传播,20 世纪 70 年代末,肯尼亚和坦桑尼亚也发现了耐药性虫株,在随后十年抗药恶性疟原虫横扫非洲大陆。在中国,疟防科学家于 20 世纪 70 年代末至 20 世纪末持续对恶性疟原虫对氯喹的耐药性进行监测。在云南某些地区,氯喹对恶性疟原虫的体外抗性率甚至达到了 96.70%,1999 年的治疗失败率竟高达 40.70%。也恰好在 20 世纪 70 年代,青蒿素在中国问世。不过,直到 21 世纪才开始在东南亚作为一线药物应用,仅仅 8 年后,2008 年在同样的地方柬埔寨 – 泰国边境出现青蒿素耐药性,2010 年柬埔寨某些地方恶性疟原虫对双氢青蒿素 – 哌喹的耐药性已经达到 25%,2017 年在越南也有些地方的治疗失败率达到了 26%。

由以上的历史回顾我们可以发现,某一类药物被大规模应用 10～15 年后会出现耐药性疫源地,随后逐步蔓延席卷全球,或原虫因受到相同药物的压力,在全球不同的地方同时发生。当前,尚没有替代青蒿素类药物的新药物问世。因此,鉴于当前全球每年仍有 2 亿多人次感染疟疾,除了研发新的高效药物,必须对青蒿素及其衍生物类药物的敏感性开展全方位实时监测,具体的监测方法可参阅 WHO 发布的相关指南或报告。

鉴于中国已于 2021 年 6 月获得 WHO 消除疟疾的认可,国内已经没有疟疾流行,但全球疟疾疫情形势依然严峻,且基本为经济不甚发达的非洲地区,不能保证当地疟原虫耐药性监测工作的完善。为保障中国人民的健康,防止疟疾的输入再传播,中国需对输入病例的治疗效果、疟原虫的耐药性水平实施实时监测。若发现和获得耐药性虫株,可应用各种分子技术开展相应的深入研究。

二、RDT 检测失败

在病例的发现和诊断中,显微镜检、RDT 和 PCR 是当前疟疾检测和诊断的常规和有效的方法,RDT 的适用性最广泛。不过,自 2010 年起,富组氨酸蛋白酶 2/3(HRP2/3)基因缺失虫株在刚果民主共和国、加纳、厄立特里亚、肯尼亚、印度、卢旺达等非洲国家以及南美洲的秘鲁等地陆续被发现,该虫株的扩散以及检测中的遗漏可能对患者或当地防控造成的严重后果,并引起了各国的重视。因此,在日常的疟疾检测和诊断中,采取至少 2 种常规检测方法是预防该类问题发生的手段之一。在获得基因缺失虫株的基础上,可对其他生物学特性、遗传特点、耐药性等开展深入研究。

三、传疟媒介对化学农药的耐药性

疟原虫的传播媒介按蚊,其对化学农药的耐药性,往往与农业昆虫的耐药性息息相关,为此,除对按蚊进行直接监测外,也应时刻关注农业昆虫耐药性方面的研究。

第五节　中非疟疾防控合作项目概况

中非合作历史悠久,自中华人民共和国成立伊始,在国家百废待兴、财力紧张的情况下,即开始向非洲国家提供援助,为非洲国家争取民族独立和解放、促进经济社会发展提供有力支持,奠定了中国与广大非洲国家长期友好合作的坚实基础。改革开放以来,中国对外援助内容更加丰富、形式更加多样,促进了中国与非洲国家的共同发展。中非卫生合作取得了令人瞩目的成就,但在严峻的全球性问题和国际发展新形势下也面临着问题与挑战。

一、中非卫生合作领域和成就

中非卫生合作是南南合作的重要内容。中非卫生合作形式多样,包括派遣援外医疗队、援建医院、提供药品和医疗设备、培训医务人员、资金援助以及人道主义救援等,目的是支持非洲国家改善医疗卫生条件,加强公共卫生能力建设,从而改善非洲国家医疗卫生条件落后的局面。

援外医疗队是我国政府开展最早、持续时间最长、涉及国家和地区最多、成效最为显著的合作项目,被誉为中国同广大发展中国家友好合作的典范,也是中非卫生合作的金字招牌。截至 2019 年底,中国累计向 72 个国家和地区派遣长期医疗队,共 1069 批次 27484 名医疗队员,涵盖内外妇儿、中医、麻醉、护理、病理、检验、公共卫生等医疗医学全领域。

中非卫生合作共帮助非洲国家建成 100 多所医院和医疗服务中心,如:中国援建的也门塔兹医院、中非友谊医院、几内亚比绍卡松果医院、津巴布韦奇诺伊医院、乍得自由医院等,为解决非洲人民看病就医困难做出了积极贡献。中国加强与非洲国家开展艾滋病、疟疾等传染病和其他疾病防治合作,以及传统医药研究和应用等方面的交流与合作。中国持续为非洲国家无偿提供医疗物资援助,其中包括药品、医用耗材、仪器、移动和固定生物安全实验室、运输车辆等,以便援建医院的顺利启动和正常运转。医疗物资援助作为传统的对外卫生援助方式,近年来按照中非合作论坛达成的行动计划援助。

授人以鱼不如授人以渔。除了救死扶伤外,我国还通过培训的方式帮助非洲国家提高自身医疗人员素质,强化公共医疗服务水平。截至 2018 年,中国已经为非洲国家培训各类卫生人才 8 万人次。

中国向非洲国家提供的紧急人道主义援助已延续多年,包括提供紧急人道主义援助物资设备,派遣国际救援队和医疗专家组,抢修受损设施等(表 1-5)。

表 1-5 中非卫生合作的主要领域和成就

合作领域	合作主要内容	主要成就或项目
援外医疗队	各省选派医疗队向东道国提供专家医疗服务,并现场培训当地的医疗工作者	截至 2018 年,累计向 51 个非洲国家派遣了 25000 多名医疗专业人员,为超过 2.8 亿患者提供了医护服务
医院建设	建设或升级诊所、医院、抗疟疾中心、药库、医疗中心和实验室、传染病防控中心以及疾病控制中心	2014 年塞拉利昂 - 中国友好生物安全三级实验室;截至 2018 年,累计完成 230 多个援外医院建设项目
专项医疗援助	"光明行" "爱心行" "微笑行"	2015—2019 年,"光明行"活动在 25 个国家开展了 42 次白内障手术,共实施 9752 例手术;"爱心行"活动在加纳、坦桑尼亚等国实施了 170 台心脏病手术
妇幼项目	100 个"妇幼健康工程",以人员培训、设备援助、机构援建、人员援外等形式为主	截至 2018 年,为 90 个国家 2500 多名妇女举办 60 多期研修及技能培训班;为 18 个国家提供 23 批妇女领域小额物资援助;在 13 个国家设立中外妇女培训或交流中心

续表

合作领域	合作主要内容	主要成就或项目
紧急援助	对非洲突发公共卫生事件的应急援助,包括派遣专家和派送紧急援助物资	2010—2012 年,中国向 30 余个国家提供紧急人道主义援助,包括物资和现汇援助,价值约 15 亿元人民币; 我国向西非埃博拉疫区 3 国及周边 7 国累计实施 5 轮援助,派遣近 1200 名医务人员和公共卫生专家赴非抗疫
药品和医疗设备	无偿捐赠抗疟药、甲肝疫苗、霍乱疫苗等药品以及多种医疗设备	2006—2018 年,中国向 40 多个国家的抗疟疾中心捐赠了 3800 万剂抗疟药和价值 1000 万美元的设备,捐赠的青蒿素药品惠及 4000 万人
资金援助	早期是无偿援助、无息贷款和优惠贷款,后期设立南南合作基金	截至 2009 年底,中国累计对外提供援助金额达 2562.9 亿元人民币,其中无偿援助 1062 亿元,无息贷款 765.4 亿元,优惠贷款 735.5 亿元; 设立南南合作援助基金,首期提供 20 亿美元
医务人员培训	本地化教学、医学和医疗技术合作交流,并不断探索卫生人才培养新形式	2003 年以来每年邀请数百名来自非洲国家的医务人员到中国接受培训; 中非建立了 41 个对口医院合作机制; 截至 2018 年中国已经为非洲国家培训各类卫生人才 8 万人次
公共卫生防控体系和能力建设	以基础建设、派遣公共卫生专家和资金设备援助为主	2020 年非洲疾病预防控制中心,总部大楼正式动工

二、中非卫生合作平台

进入 21 世纪以来,作为最大的发展中大国,中国积极履行大国责任,从国家层面重视推动世界的和平与发展进程,增进人类福祉。在中非卫生合作已有的合作成就基础上,更注重"授人以渔"的援助方式,增强非洲自身的"造血"功能,合作领域得到丰富和拓展。2000年中非合作论坛成立以来,中非医疗卫生合作也步入机制化轨道。每三年一届的论坛成为加强双方医疗卫生合作的重要平台(表1-6)。

表1-6　中非合作论坛框架下中非医疗卫生合作的主要内容

	参会地点	参会国家数	主要内容
第一届 （2000年）	中国 北京	45	①中国向非洲派遣医疗队; ②向非洲国家提供医疗器械、设备和药品; ③加强对非洲医务人员的培训; ④促进中非传统医药合作; ⑤在降低婴儿、孕产妇死亡率,预防艾滋病,治疗疟疾、热带病及其他疾病方面开展合作
第二届 （2003年）	埃塞俄比亚亚的斯亚贝巴	45	①中国继续向非洲派遣医疗队,尽量满足非洲国家有关医疗队构成方面的要求;非洲国家承诺向中国医疗队员提供合适的工作及生活条件; ②双方加强公共卫生应急机制方面的合作,应对艾滋病、疟疾、肺结核、埃博拉和非典型肺炎等传染病在世界的蔓延,大力开展卫生和医学交流; ③继续向非洲国家无偿提供部分药品、医疗器械和医用材料; ④培训非洲受援国医务人员
第三届 （2006年）	中国 北京	49	①为非洲援建30所医院和30个抗疟中心,向非洲无偿捐赠3亿元人民币抗疟药品; ②继续向非洲派遣医疗队,与非洲国家共同探索派遣医疗队的新方式; ③继续向非洲提供所需药品和医疗物资; ④帮助非洲国家建立和改善医疗设施,培训医疗人员

续表

	参会地点	参会国家数	主要内容
第四届（2009 年）	埃及沙姆沙伊赫	50	①加强双方在公共卫生应急机制方面的交流与合作，共同防治重大传染性疾病如艾滋病、疟疾、肺结核、禽流感和甲型 HINI 流感等；②中国为援非 30 所医院和 30 个疟疾防治中心提供价值 5 亿元的医疗设备和抗疫物资；③为援非疟疾防治中心的受援国专业技术人员提供培训，助力抗疟中心可持续发展；④三年内为非洲国家培训 3000 名医生、护士和管理人员
第五届（2012 年）	中国北京	51	①扩大在艾滋病、疟疾、肺结核等重大传染性疾病防治领域的合作；②加强口岸防控、卫生人员培训、妇幼保健、卫生体系建设和公共卫生政策方面的交流；③为中国援建的医疗设施提供支持，提升援建医院和实验室的现代化水平，实现项目可持续发展；④继续培训非洲国家医生、护士、公共卫生人员和管理人员；⑤在非洲开展"光明行"活动，为非洲白内障患者提供免费治疗；⑥继续做好援非医疗队工作，三年内派遣 1500 名医疗队员

参会地点	参会国家数	主要内容
第六届 （2015年） 南非约翰内斯堡	51	①支持非洲埃博拉疫区公共卫生重建； ②援建非盟非洲疾控中心，支持非洲健全公共卫生体系和政策； ③继续改善非洲卫生基础设施，支持中非各20所医院开展示范合作，加强非洲医院专业科室建设； ④继续向非洲派遣医疗队和短期医疗专家组，继续在非洲开展"光明行"和妇幼保健活动； ⑤鼓励中国药企赴非投资生产，鼓励中国医疗机构和企业赴非合作经营医院； ⑥建立中非卫生领域高层对话机制
第七届 （2018年） 中国北京	54	①中国优化升级50个医疗卫生援非项目，重点援建非洲疾控中心总部、中非友好医院等旗舰项目； ②加强公共卫生交流和信息合作，实施中非新发再发传染病、血吸虫、艾滋病、疟疾等疾控合作项目； ③为非洲培养更多专科医生； ④继续派遣并优化援非医疗队； ⑤在非洲开展"光明行""爱心行""微笑行"等医疗巡诊活动； ⑥实施面向弱势群体的妇幼心连心工程

三、中非公共卫生合作项目

中非卫生领域合作历史久远，自20世纪60年代以来，中国政府持续向非洲等发展中国家派遣医疗队，并于2006—2012年间在非洲援建了30个疟疾防治中心，并提供价值1.9亿元人民币的青蒿素类抗疟药品。在2015年中非合作论坛约翰内斯堡峰会上,中国承诺以多种方式提供600亿美元支持,助推中非合作;宣布实施中非公共卫生合作计划:"中方将参与非洲疾控中心等公共卫生防控体系和能力建设"。2023年1月11日,中国援非盟非洲疾控中心总部(一期)项目正式竣工。2017年1月中国政府与WHO签署了合作谅解备忘录,其中把疟疾作为双方的重点合作领域。2018年9月3~4日,中非合作论坛北京峰会,中方宣布将在未来3年实施疟疾等重点项目。2021年11月29~30日,中非合作论坛第八届部长级会议在塞内加尔首都达喀尔举行。中国领导人表示:中国将同非洲国家密切配合,共同实施"九项工程",第一项就是卫生健康工程。会议于30日通过《中非合作论坛——达喀尔行动计划(2022—2024)》。行动计划中进一步提到,中非双方将继续加强卫生健康领域各层次交流,开展机制性的中非卫生健康领域政策对话与技术交流,共同打造中非卫生健康共同体。中方将建成非洲疾控中心总部项目,为非洲援助实施10个医疗卫生项目。中方支持"非洲2030年加速消除艾滋病、肺结核和疟疾框架",将继续与非洲国家合作开展控制疟疾项目,分享消除疟疾的成功经验,与国际社会共同推动全球疟疾控制和清除目标。中方将通过加强双多边合作、分享临床技术、支持重点项目等方式,帮助非洲抗击艾滋病、肺结核、疟疾、血吸虫病等传染性疾病,支持非洲国家早日实现联合国可持续发展目标。

为积极响应国家"一带一路"倡议,帮助非洲国家和地区控制和消除疟疾危害,助力联合国可持续发展目标与非盟《2063年议程》的实现,寄生虫病所与国际同行和非洲合作伙伴共同在非洲大陆搭建了中非疟疾控制和消除合作框架,积极开展一系列双边和多边合作项目。中非疟疾防控合作立足于合作方的现实需求和目标,已经完成了初步的试点项目。为进一步巩固试点项目效果、扩大推广试点项目成果、探讨与坦桑尼亚国家疟疾控制项目有效整合机制,2018年12月,由盖茨基金会支持、寄生虫病所和坦桑尼亚依法卡拉卫生研究所主导的中坦疟疾控制示范项目(以下简称示范项目)正式启动。项目时间为2018年12月—2023年3月。主要目标包括:①继续维持先前干预社区的主要干预措施,进一步巩固试点项目成果;②验证并推广试点项目主要策略措施(1,7-mRCTR);③探讨中国与坦桑尼亚之间有效的合作机制,为南南合作和中非卫生合作模式提供范例。这一创新模式将中国消除疟疾的经验因地制宜地在非洲加以应用,通过聘用当地基层卫生工作者,根据电子信息系统病例报告的数据对重点社区开展健康教育、检测、治疗、随访和媒介控制活动以加强基层卫生系统对疟疾的监测和应对能力,取得了显著成果。中国获得国际认证的青蒿素抗疟药物也在当地治疗中发挥了积极作用。哈佛大学的初步评估结果显示,干预地区的疟疾患病率在一期基础上进一步下降了60%左右。目前已获联合国和平与安全基金资助的"加强非洲国家疟疾监测与响应能力项目"将由WHO全球疟疾规划署、热带病培训研究特别规划署共同协调,寄生虫病所与赞比亚卫生部、布基纳法索卫生部、塞内加尔卫生部和坦桑尼亚卫生、社区发展、性别和老幼部联合实施,将中坦疟疾防控试点项目的研究成果进一步推广到赞比亚、布基纳法索和塞内加尔,验证其在非洲不同地区效果;探索多部门协调和实施的方法,以快速降低疟疾负担。该项目已于2022年1月28日正式启动。

中非消除疟疾机构合作网络是中国2018年发起的致力于推进控制和消除疟疾的合作交流平台,网络成员来自喀麦隆、埃塞俄比亚、塞拉利昂、坦桑尼亚、赞比亚、布基纳法索、科特迪瓦、南非、纳米比亚等国家的专业机构,旨在推动中非卫生研究合作,提高疟疾防治能力,开展学术交流,促进资源整合与共享,推进贫困相关热带疾病联合研究和提供技术援助,特别是在疟疾控制和消除战略的政策倡导和适宜实施路径等方面的交流与合作。从2018年8月至今,该网络在中国举办了学术交流、专题研讨和实地考察等一系列活动。

🔍 思考题

1. 为什么中国要帮助非洲防控疟疾?
2. 非洲疟疾防控主要进展和挑战有哪些?
3. 中国和非洲主要传疟媒介有哪些?
4. 中非疟疾防控合作的主要基础、进展和挑战有哪些?

参考文献

[1] WHO. World Malaria Report:2022[R]. Geneva:World Health Organization,

2022.

［2］ 胡学锋,吴霜,翁赟琦,等. 疟疾全球流行现状及我国输入性疫情分析［J］.疾病监测,2021,36（10）:1057-1062.

［3］ 何章飞,沈利. 非洲疟疾流行概况及对我国消除疟疾的影响［J］. 热带病与寄生虫学,2014,12（4）:271-274.

［4］ ALEGANA VA,OKIRO EA,Snow RW. Routine data for malaria morbidity estimation in Africa:challenges and prospects［J］. BMC Medicine, 2020, 18:121.

［5］ ORSBORNE J,FURUYA-KANAMORI L,JEFFRIES CL,et al. Using the human blood index to investigate host biting plasticity: a systematic review and meta-regression of the three major African malaria vectors［J］. Malaria Journal,2018,17（1）:479.

［6］ 汤林华,高琪. 中国疟疾的控制与消除［M］. 上海:上海科学技术出版社,2013.

［7］ 张英. 属于冈比亚按蚊种团的非洲疟疾蚊的分类［J］. 国外医学（寄生虫病分册）,2001,28（1）:48-49.

［8］ KYALO D, AMRATIA P, MUNDIA CW, et al. A geo—coded inventory of anophelines in the Afrotropical Region south of the Sahara: 1898—2016 ［J］. Wellcome Open Research,2017,2:57.

［9］ 付文博,陈斌. 蚊科昆虫分类及区系研究历史和现状概［J］. 昆虫学报. 2018, 61（1）:122-138.

［10］汤林华,邓达. 中非洲的都市化对疟疾的影响:昆虫学调查和流行病学分析［J］. 国外医学（寄生虫病分册）. 1988,05（10）:214-215.

［11］SOUGOUFARA S, DOUCOURÉ S, BACKÉ SEMBÉNE PM, et al. Challenges for malaria vector control in sub—Saharan Africa: Resistance and behavioral adaptations in Anopheles populations［J］. Vector Borne Dis,2017,54: 4-15.

［12］KAMAU A, MOGENI P, OKIRO EA, et al. A systematic review of changing malaria disease burden in sub—Saharan Africa since 2000: comparing model predictions and empirical observations［J］. BMC Medicine,2020,18（1）:94.

［13］WHO. Institutionalizing integrated community case management（iCCM）
　　　to end preventable child deaths［R］. Geneva：World Health Organization，
　　　2020.

［14］夏志贵,周水森,汤林华. 中国消除疟疾的历程、意义、主要经验及消除
　　　后策略与展望［J］. 传染病信息,2022,35（1）:39-45,59.

第二章

世界卫生组织疟疾防控目标、策略与技术方案

学习目标

通过本章学习，了解世界卫生组织（WHO）疟疾控制策略演变的历史和当前的全球疟疾消除目标，熟悉 WHO 针对疟疾流行的高负担地区、低负担地区和防止再输入地区所采取的不同策略，掌握 WHO 的疟疾病例管理、媒介控制和监测、预防和消除所采用的相关方法，能够认识到中国疟疾控制与消除所采取的措施与 WHO 的不同之处。

摘要

20 世纪 40 年代至今，WHO 的全球疟疾防治策略经历了重大改变。20 世纪 50 年代 DDT 和氯喹的应用推动了全球疟疾根除运动。20 世纪 80 年代全球疟疾策略从根除回到控制，并于 1992 年启动了《全球疟疾控制策略》。2015 年，WHO 发布《全球疟疾技术战略（2016—2030）》，确定了到 2030 年将全球疟疾负担降低 90% 的目标，并逐渐形成了分地区的策略。为助力受疟疾影响最严重国家抗击疟疾，WHO 与遏制疟疾伙伴关系共同发起了由国家主导的"高负担到高影响"（HBHI）计划；在面临抗疟药多重抗性问题的大湄公河次区域，WHO 计划于 2025 年消除恶性疟，于 2030 年全面消除疟疾；为指导疟疾低流行国家消除疟疾，

WHO 制定了以监测为核心的《疟疾消除框架》，明确了疟疾消除地区预防输入再传播的策略。WHO 对疟疾病例管理的核心原则包括：早期诊断和及时有效的治疗、合理使用抗疟药、联合治疗，以及基于体重的适当剂量。WHO 建议大规模开展的疟疾媒介控制干预包括：经 WHO 预认证的药浸蚊帐、长效蚊帐和室内滞留喷洒。监测的目标是识别、调查和消除持续传播的疫点，预防和治疗感染，并最终确认消除，防止再传播。在疟疾流行程度低的地区需要采取额外的干预来消除疟疾，包括加速降低疟疾的传播，对每个病例进行跟踪，预防和治疗特定风险人群，对病例和疫点做出响应以阻断传播。

第一节　世界卫生组织疟疾防控目标和策略的历史演变

自 WHO 成立以来，疟疾一直是其关注的主要卫生问题之一。20 世纪 40 年代至今，WHO、全球疟疾流行国、全球疟疾专家和国际合作机构对疟疾的技术策略的理解发生了深刻的变化，全球防治疟疾策略作出了重大改变。本节通过回顾疟疾技术策略的历史演变，为理解当前的全球消除疟疾策略提供背景。

一、金鸡纳的发现和国际对疟疾的关注

1630 年，生长于南美洲的金鸡纳首次被发现，欧洲医学界围绕其树皮是否具有抗"热病"效果展开争论。直到 1820 年法国化学家分离出奎宁后，金鸡纳的抗疟作用得以确立。19 世纪中叶前，全球约 90% 的人口居住在疟疾流行地区。19 世纪下半叶，据推断，由于农业用地状况的改变和居住环境的改善，欧洲北部、中部和北美大陆的大部分地区均成为了无疟地区。19 世纪末，在 1880 年发现疟原虫、1897 年明确其传疟模式后，西欧北部国家通过蚊媒控制、广泛开展诊断和治疗，在第二次世界大战前几乎全部消除了疟疾。

在 WHO 成立前,疟疾就受到泛美卫生组织(Pan American Health Organization, PAHO)和国际联盟卫生组织(Health Organization of the League of Nations)的关注。1907 年,在第三届国际卫生大会上,PAHO 建议成员国政府普及疟疾信息,向穷人免费分发奎宁,将疟疾列入港口卫生部门的报告体系中,并对用于预防和治疗该疾病的所有产品免税。此后,疟疾被列入泛美卫生会议议程。1923 年,国际联盟卫生组织成立了疟疾委员会,其第一份报告于 1924 年发表。该委员会与多国权威疟疾专家合作,在组织疟疾学培训的基础上,辅以其他形式的培训,并组织有能力的疟疾专家进行国际考察,研究当地问题并就疟疾防治效果提出建议。该委员会对全球作出的巨大贡献在于其改善了疟疾的治疗方法,推动了抗疟原虫药物的生产。1938 年,在第十届泛美卫生会议上,成立了泛美疟疾委员会,研究疟疾的流行病学、化学疗法、媒介控制、立法和专门术语。该委员会的三份报告(1942 年、1944 年和 1947 年)全面论述了美洲疟疾的流行病学和控制。

在 20 世纪 30 年代,化学品巴黎绿、生物杀幼虫剂食蚊鱼和杀成虫剂除虫菊酯的标准化使用,巩固了抗疟疾的医疗设备。而发现欧洲主要的疟疾媒介五斑按蚊(*A.maculipennis*),解决了"没有疟疾的按蚊"的问题,使得在欧洲大规模开展蚊媒控制这一策略得以被接受。

二、DDT 和氯喹的应用推动全球疟疾根除运动

在第一次世界大战中,由于奎宁的供应被切断,各国开始研制奎宁的替代物或简化化合物。1934 年,德国的安德萨博士通过对奎宁结构进行改造,合成了一个结构简化但药效依然显著的奎宁替代物——氯喹。氯喹因其廉价、高效、作用持久,治疗效果强于奎宁,自 20 世纪 40 年代起成为奎宁的替代品,在全球广泛应用。而有关 DDT 杀虫剂抗疟的观点早在 1916 年就被提出。第二次世界大战后,DDT 杀虫剂的使用较好地控制了欧洲南部地区疟疾的流行。

尽管在 1948 年 WHO 正式成立前,WHO 临时委员会就成立了疟疾专家委员会,并在第一份专家委员会报告中提出对 DDT 杀虫剂使用的可行性、成本和潜在的对生态环境威胁表示担忧。然而,随着 DDT 和氯喹在疟疾控制领域的应用和成效的显现,使得全球疟疾专家提出了根除疟疾的可能性。

1954 年,在智利圣地亚哥召开的第十四届泛美卫生大会通过了一项在美洲大陆根除疟疾的计划;同年,在菲律宾碧瑶召开的第二届亚洲疟疾会议同样建议,全国疟疾控制规划的最终目标应是根除疟疾。

1955 年,WHO 执行委员会向第八届世界卫生大会推荐了根除疟疾政策。同年 5 月,在墨西哥城举行的第八届世界卫生大会决定,正式启动全球根除疟疾计划。疟疾专家委员会在第六次报告中,把根除疟疾定义为"在有限时间内,阻断疟疾传播,消除感染病例宿主,当成功执行后,传播将不再继续。"专家委员会认为,根除比控制更可取,因为根除具有社会和经济价值,其成本只是在有限时间内进行的资本投资,而残留的杀虫剂可能使杀虫剂产生抗药性,从而难以维持控制成果。

世界卫生大会的决定和专家委员会的报告在全球产生了强烈的反响,美洲、欧洲、北非、亚洲和太平洋地区均宣布其抗疟疾规划为根除运动。而在大部分撒哈拉以南非洲地区(除埃塞俄比亚、南非和津巴布韦以外),考虑到传播能量高、媒介控制可行性较低,且卫生基础设施有限,因此未开展根除运动。

根除运动在亚洲和南美洲的亚热带地区的发达国家取得了一定成效。然而,由于低估了媒介传播的复杂性,且根除需要细致的规划(根据当地流行和生态、社会条件等)、高效的实施机构,以及完善的公共卫生基础设施,而多数高度疟疾流行国家尚未具备这些能力和条件,因此这些因素导致诸多国家在停止项目后,遭遇了疟疾的卷土重来。

1969 年,意识到根除运动所存在的诸多不足后,在美国波士顿召开的第二十一届世界卫生大会上,各成员国重新审视了该运动,并重申彻底消除疟疾是最终目标的同时,也认识到在消除疟疾尚不可行的地区,应鼓励利用现有手段控制疟疾。在得知疟疾根治无法短期实现后,全球的资金纷纷撤回,加之 20 世纪 70 年代杀虫剂和运输费用增加,全球疟疾控制士气低落。

三、从根除回到控制:全球疟疾控制策略

1978 年,在阿拉木图召开的国际初级卫生保健会议通过了《阿拉木图宣言》,提出"2000 年人人享有卫生保健"的全球战略目标。WHO 借此机遇,寄希望将疟疾控制作为基础医疗保健的一部分,推动疟疾的预防和治疗。然而,

由于部分国家不愿从疟疾根除措施转型,或在开展初级卫生保健后,难以在其基础上更进一步,导致这一策略未能有力地推动全球疟疾的控制。1980—1990 年间,因资金或人力资源不足、气候变化、土地使用或流动人口等问题,致使部分地区疟疾负担增加。据估计,20 世纪 90 年代初期,每年有 3 亿~5 亿疟疾病例,150 万~270 万人死于疟疾。

鉴于此疟疾恶化趋势,WHO 执委会于 1990 年提出召开疟疾部长级会议,调动疟疾流行国和国际社会资源,加强疟疾控制行动。1992 年,在荷兰阿姆斯特丹召开的疟疾部长级会议上,各疟疾流行国通过了《控制疟疾世界宣言》(*World Declaration on the Control of Malaria*)与《全球疟疾控制策略》(*Global Malaria Control Strategy*),并于 1993 年在世界卫生大会、1994 年在联合国大会上受到肯定。该全球策略的目标是通过逐步改善和加强地方和国家控制疟疾的能力,防止死亡和减少发病率以及疾病造成的社会和经济损失。该策略包含四个基本技术要素:一是早诊断、早治疗;二是规划和实施有选择性和可持续的预防措施,包括病媒控制;三是发现、控制或预防流行病;四是加强当地在基础和应用研究方面的能力,以便能够和促进对一个国家的疟疾状况,特别是生态、社会和经济状况进行定期评估疾病的决定因素。该策略认识到,疟疾问题在流行病学、生态、社会和实施层面存在巨大差异,因此,可持续的、具有成本效益的控制必须基于地方实际情况。该策略基于初级保健方法,要求加强地方和国家控制疾病的能力,建立社区伙伴关系和赋权,将疟疾控制活动与相关疾病规划结合,要求教育、农业、社会发展和环境有关的部门参与,并强调研究以及开展国际合作的重要意义。该策略不同于根除疟疾时期所采用的方法,将重点从高度固定的集中控制方案转变为适应当地条件和响应当地需要的灵活、具有成本效益和可持续的方案。

为了 1995—2000 年期间全球策略的执行提供目标、指标和活动时间表,WHO 与联合国其他机构共同制定了《防治疟疾行动计划》(*Action Plan for Malaria Control*),并于 1995 年由联合国经济及社会理事会审议通过。该计划优先考虑国家支持,在评估需求和优先事项后,制定现实的、负担得起的国家行动计划。该行动计划强调培训和实施性研究应成为国家计划的一部分,呼吁将疟疾控制活动纳入其他保健服务,加强社区的预防和控制作用。该计划重点关注撒哈拉以南非洲疟疾流行国家,通过加强在保健服务设施和社区提供早期诊断和及时治疗,管理严重和复杂疾病,发现和管理疟疾流行病,制定强有力的以社区为基础的疟疾预防和控制方案。在世界其他地区,根据全球策略的原则重新调整现有疟疾控制方案,包括加强各级卫生保健系统的治疗服务、促进合理用药、提供卫生信息,以及有选择地使用媒介控制等预防措施。在这些优先事项中,确定了两个主要目标:一是到 1997 年,至少 90% 的疟疾流行国家应实施适当的疟疾控制规划;二是到 2000 年,至少 75% 的受影响国家的疟疾死亡率应比 1995 年的水平至少降低 20%。

为实现上述目标,1998 年,WHO 于发起遏制疟疾倡议(Roll Back Malaria initiative),刺激了疟疾控制的投资增长,推动了以青蒿素为基础的联合疗法治疗疟疾患者、大规模分发驱虫蚊帐,以及在较小程度上使用室内喷药作为蚊虫控制措施。

第二节　当前世界卫生组织全球疟疾防控与消除策略

本节介绍了当前的 WHO 的全球消除疟疾总策略,并简要介绍了在不同疟疾流行地区的相应策略,包括在疟疾高负担地区、大湄公河次区域、进入消除阶段区域,以及消除后预防再输入的区域所应遵循的技术策略。

一、当前的全球消除疟疾总体策略

2015 年 5 月,第六十八届世界卫生大会通过《2016—2030 年全球疟疾技术战略》(Global Technical Strategy,GTS),为达成实现"一个没有疟疾的世界" 的愿景,确定了到 2030 年将全球疟疾负担降低 90% 的新目标(表 2-1),提供了今后 15 年的全面技术指导,强调了扩大疟疾防治工作和努力实现消除疟疾目标的重要性。

2021 年,在全球疟疾防控进展趋缓的背景下,WHO 发布了更新版的GTS,呼吁全球各国及合作伙伴向未惠及人群提供所需服务,提升卫生服务的有效性和质量,使用额外的有效干预措施,利用证据改进现有的疟疾防治工具,利用数据提升疟疾服务的覆盖面和质量。同年 2 月,WHO 发布《WHO

疟疾技术指南》,该指南整合了以往的包括病媒控制、化学预防、诊断、治疗和消除策略在内的指南,指导各国减少并最终消除疟疾。

表 2-1　2016—2030 年全球疟疾技术战略的目标、分阶段指标和最终指标

目标	分阶段指标		最终指标
	2020 年	2025 年	2030 年
1.降低全球疟疾死亡率（以 2015 年为基数）	≥40%	≥75%	≥90%
2.降低全球疟疾病例发病率（以 2015 年为基数）	≥40%	≥75%	≥90%
3.在 2015 年仍有疟疾传播国家中实现消除疟疾的国家	≥10 个国家	≥20 个国家	≥35 个国家
4.在已没有疟疾传播国家中防止再次发生传播	防止再传播	防止再传播	防止再传播

来源:WHO《2016—2030 年全球疟疾技术战略》

(一)防控原则

1. **因地制宜**　结合当地实际情况,采取有针对性的综合性干预措施,使所有国家都能加快消除疟疾的进程。

2. **多方参与**　国家的自主决策和领导作用以及社区的参与必不可少,有助于通过多部门合作加快进展。

3. **优化措施**　需要改进监测、监督和评价并根据疾病负担进行分级,以便优化疟疾干预措施的实施。

4. **卫生公平**　公平获取卫生服务至关重要,对于弱势群体和公共卫生服务难以覆盖的人群尤其如此。

5. **防治创新**　创新防治措施和方法,使各个国家能够加快消除疟疾进程。

（二）防控策略

为了加快疟疾控制和消除疟疾，WHO 敦促受影响的国家和全球疟疾防治界尽量扩大现有可拯救生命的防控策略和防治措施的影响，提高干预措施的有效性并阻止可预防的疟疾死亡。全球疟疾技术战略的基础包括三大支柱和两个支持性要素（图 2-1），为逐步走向消除疟疾的全球努力提供指导。

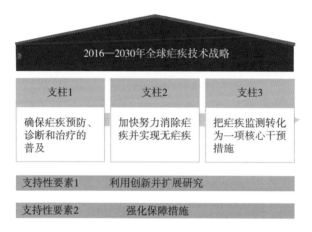

图 2-1　全球疟疾技术战略的三大支柱和两个支持性要素

来源：WHO《2016—2030 年全球疟疾技术战略》

1. 三大支柱

（1）确保疟疾预防、诊断和治疗的普及。有质量保证的病媒控制、化学预防、诊断检测和治疗措施，可显著降低发病率和死亡率。在中高度传播的地区，国家疟疾项目的主要目标是确保高风险人群普遍获得适当的干预措施。疟疾发病率和死亡率的下降是衡量成功与否的标准。WHO 建议以互补的方式实施两套干预措施：①以病媒控制为基础的预防策略，结合在特定情况和特定人群中采用化学预防措施；②在公共和私营卫生机构以及社区层面，全面开展诊断和及时有效地治疗疟疾。为了使干预措施符合当地实际并确保资源的有效使用，应根据以下几方面组织疟疾项目：①疟疾负担分层；②分析既往疟疾发病率、与人类宿主、寄生虫、病媒和环境相关的风险因素；③分析服务的可及性。

（2）加快消除疟疾，实现无疟疾状态。在疟疾传播程度较低的地区，各国需在特定地域范围内，阻断疟疾新感染的进一步传播。为此，在已经明确的正在传播疫点开展疟疾监测和反应时,除了核心干预措施外,还需要在主动病例侦查和病例调查的指导下,采取针对疟原虫和媒介按蚊的措施。必要时,可根据 WHO 建议,使用预防性药物或其他清除传染源的新方法消除疟疾。为应对媒介按蚊对杀虫剂抗性的扩散、残存疟疾疫点的传播,并针对间日疟原虫休眠体,必须制定和采用创新解决办法。

(3)将疟疾监测转化为一项核心干预措施。加强疟疾监测是制定和实施疟疾控制和消除规划的基础,也是加快疟疾控制和消除疟疾进程的关键因素。在疟疾流行国家和易造成再传播的国家都应建立有效的卫生管理和信息系统,帮助国家疟疾规划将资源用于受影响最严重的人群,确定规划覆盖面的差距,发现疫情,评估干预措施的影响,以指导国家战略规划和实施。当疟疾传播降低到较低水平时,对每例病例、发现的规划覆盖面方面的差距、技术方法效率的下降或者疟疾暴发的发生,疟疾监测系统应当能够进行快速高效、有针对性的反应。

2. 支持性要素

(1)利用创新并扩展研究:通过开展基础研究、临床研究和实施性研究为疟疾控制和消除疟疾提供创新方法和手段。在抗疟产品、诊疗服务等方面开展的科研创新将加快疟疾控制和消除疟疾进展。开展基础研究以更充分了解疟原虫和传播媒介按蚊的生物学特性,开发更有效的诊断试剂和抗疟药物、改良和创新病媒控制方法以及疟疾疫苗等产品是至关重要的。实施性研究对优化疟疾控制和消除疟疾的影响和成本效益,以及促进在高危人群中迅速使用抗疟产品具有根本性的意义。

(2)强化保障措施:有力的政府政治承诺、稳定的资金投入和强化多部门合作是疟疾控制和消除的关键因素。为了优化国家疟疾控制和消除的应对措施,必须全面加强卫生系统建设并改善有利的疟疾防控环境。建立包括公共和民营部门在内的强大卫生体系,对减轻疟疾负担和减缓疟疾进一步传播都很重要,并尽快采用和引进新的抗疟产品和战略。反之,疟疾干预措施的推广也可以被用作为加强卫生系统(包括妇幼卫生规划和实验室检测服务)的切入点,并可用以建设更强大的卫生信息系统以及疟疾和媒介按蚊监测系统。最后,社区参与、疟疾防控队伍的稳定和能力建设、疟疾项目管理和监督对确保实现疟疾控制和消除疟疾战略的愿景、主要目标和分阶段目标具有重大意义。

二、疟疾高负担地区的防控策略:"高负担到高影响"计划

自 21 世纪初以来,全球抗击疟疾进程取得稳步进展,然而,2017 年的 WHO 世界疟疾报告数据显示,在疟疾负担最重的 10 个非洲国家中,病例比上一年增加了 350 万例。为减少受疟疾影响最严重国家的病例数和死亡人数,WHO 与遏制疟疾伙伴关系(Roll Back Malaria Partnership,RBM)于 2018 年共同发起了一项由国家主导的应对计划——"高负担到高影响(HBHI)"计划。

该项计划由 11 个国家牵头执行,包括:布基纳法索、喀麦隆、刚果民主共和国(刚果金)、加纳、印度、马里、莫桑比克、尼日尔、尼日利亚、乌干达和坦桑尼亚。这些国家疟疾负担约占全世界疟疾总负担的 70%。

根据 WHO 发布的《高负担到高影响:一项针对性的疟疾策略》(*High burden to high impact: A targeted malaria response*),HBHI 计划具有四个关键要素:

1. 降低疟疾死亡率的政治意愿　该计划呼吁高负担国家和全球合作伙伴将其公开的政治承诺转化为资源和实际行动,以拯救更多的生命。呼吁受疟疾影响最严重的政府调动手中的资源主导疟疾控制、增强人们采取行动保护自己免受疟疾侵害的能力的基层举措,如零疟疾从我做起运动(Zero Malaria Starts with Me),营造问责和行动的环境。

2. 推动影响力的战略信息　摆脱"一刀切"的疟疾治疗方法。通过更好地分析和战略性地使用高质量数据,确定如何运用最有效的疟疾控制工具,来取得最优效果。他们还可以使用数据来优化服务提供渠道,包括改善初级卫生保健服务。

3. 更好的指导、政策和战略　WHO 利用最优的证据来建立全球指南,高负担国家根据当地情况加以调整。该指南将根据国家经验和新工具的开发不断更新和完善。

4. 协调一致的国家疟疾应对措施　成功的关键是卫生部门采取更加协调的应对措施,包括协调环境、教育和农业等其他部门,这一让合作伙伴支持这种国家主导的方法将确保稀缺资源得到尽可能高效地利用。

HBHI 计划遵循以下原则:由国家所有、由国家领导,符合 GTS、与卫生相关的可持续发展目标、国家卫生目标、战略和优先事项;关注高负担地区;能够展示其影响,加强降低死亡率的方法,同时确保在实现减少疟疾病例的 GTS 目标方面取得进展;以一揽子疟疾干预措施为主要特点,优化初级保健在内的服务提供。

三、大湄公河次区域疟疾消除策略

大湄公河次区域是指湄公河流域的 6 个国家和地区,包括柬埔寨、越南、老挝、缅甸、泰国和我国云南省。该地区曾是疟疾严重流行地区,且自 2008 年在泰国和柬埔寨边境发现青蒿素抗性后,疟疾消除形势严峻。

2015 年,WHO 发布了《大湄公河次区域疟疾消除战略(2015—2030)》[*Strategy for malaria elimination in the Greater Mekong subregion*(2015—2030)],该战略以《2016—2030 年全球疟疾技术战略》为基础,通过与六国的国家疟疾项目、WHO 专家咨询等方式而形成。该战略制定了于 2030 年在大湄公河次区域六国全面消除疟疾的目标,并考虑到该区域急需应对抗疟药多重抗性问题,计划于 2025 年在此区域消除恶性疟。该战略强调在高传播地区减少疾病负担,并在消除阶段严格执行监测和活动性疫点的管理规范。此外,其明确了优先工作领域为迅速阻断具有青蒿素联合疗法多重抗性地区的疟疾传播(表 2-2)。

该战略要求大湄公河次区域所有地区加强卫生体系,能够提供基本卫生服务,包括消除疟疾的干预措施;迅速实现和保持疾病管理的全民覆盖;在传播地区迅速实现并保持适当病媒控制的全民覆盖;流动人口充分获得卫生服务;建立基于病例的疟疾监测和昆虫学数据收集系统,并充分发挥作用。

对于已进入消除的地区以及无疟疾传播地区,该战略要求必须通报每一个疟疾病例;基于对每个疟疾病例和重点的流行病学调查和分类开展工作;根据昆虫学数据,采用已证实的病媒控制措施,全面有效地覆盖所有活动性疫点;建立并运行国家消除疟疾数据库。

表 2-2 《大湄公河次区域疟疾消除规划（2015—2030）》主要内容一览表

内容

愿景	成为无疟、无抗疟药抗性的地区
总目标	• 区域战略的最终目标是到 2030 年在大湄公河次区域所有国家消除疟疾，并考虑到大湄公河次区域应对多药耐药性所需的紧急行动，到 2025 年消除恶性疟 • 在疟疾传播已被阻断的地区，目标是保持无疟疾状态并防止再次传入
原则	• 所有国家都可以通过结合适合当地情况的干预措施，加快消除疟疾的努力 • 国家主导和领导，加上社区的参与，对于通过多部门方法加速进展至关重要 • 需要改进疟疾病例和昆虫学监测、监测和评价以及按疟疾病负担分层，以优化疟疾干预措施的实施 • 平等获得服务至关重要，特别是对最脆弱和最脆弱的群体而言 • 难以接触到的人群 • 工具和实施方法的创新将使各国能够最大限度地取得进展
分目标	• 不迟于 2020 年，在包括青蒿素类联合疗法耐药性在内的耐多药地区阻断恶性疟原虫的传播，并在 2025 年之前在大湄公河次区域所有地区阻断恶性疟原虫的传播 • 到 2020 年，在所有高传播地区将疟疾减少到每 1000 名有风险人口不到 1 例，并启动消除疟疾活动 • 防止疟疾在已中断传播的地区重新传播
优先领域	在区域层面： • 在柬埔寨 - 泰国边境周围的耐多药地区（包括青蒿素联合疗法耐多药地区）消除疟疾 • 减少缅甸高传播地区的传播 • 预防和应对疟疾死灰复燃 在国家层面： • 在多药耐药地区（包括青蒿素联合疗法耐药地区）消除疟疾 • 通过减少高流行地区的传播，使流行病学趋势趋于平缓

续表

内容

重点干预措施	• 病例侦查和管理 • 在传播地区开展预防 • 疟疾病例和昆虫学监测
支持性要素	• 扩大对创新和改善服务提供的研究 - 开发新的工具和方法，以应对现有和新的挑战，如杀虫剂耐药性、室外叮咬和不同的人口流动模式 - 运营研究，优化现有和新工具、干预措施和战略的影响和成本效益 - 采取行动，促进迅速采用新工具、干预措施和战略 • 加强有利环境 - 强有力的政治承诺和充足的财政支持 - 与实施战略相适应的能力建设 - 加强卫生系统，促进消除疾病 - 满足流动人口和流动人口需求的服务提供政策 - 跨部门合作和社区参与 - 倡导支持集体行动 - GMS 区域职能（包括协调、技术支持、能力建设、跨境或区域合作、监测进展、优先研究和信息共享）

2017 年，为进一步推动 2013 年启动的大湄公河次区域遏制抗性疟原虫的高层计划，WHO 成立了湄公疟疾消除项目（Mekong Malaria Elimination，MME）。该项目通过开展伙伴关系协调、宣传和交流，为跨国项目、区域和国家监测、国家消除疟疾强化计划和积极方法（aggressive approaches）提供技术支持，推动次区域疟疾消除进程。

近年来，通过国际合作伙伴和各国政府协力抗疟，大湄公河次区域抗疟成果显著，疟疾发病率大幅下降，各国逐步迈入疟疾消除阶段。据《2022 年世界疟疾报告》统计，2000 年至 2021 年期间，大湄公河次区域六国所报告的本地疟疾病例数减少了 76.5%，本地恶性疟病例数减少了 94.1%。

在 2022 年 MME 发布的《加速大湄公河疟疾消除》（Acclerating Malaria Elimination in the Greater Mekong）报告中，重点提到了两方面工作：一是优化

疟疾监测工作。随着次区域进入疟疾消除的最后阶段,各国正在努力整合监测系统,以支持病例和重点调查和响应,并精减其人力资源、政策和数据收集机制。柬埔寨、中国、老挝和泰国均采取"1-3-7"管理模式,即1天内报告病例,3天内完成病例调查,7天内完成疫点调查和响应,防止进一步传播。越南采用2-7方法,要求在2天内进行疫点调查,并在7天内作出疫点处置。缅甸采用1-7方法,要求在24小时内通报病例,并在7天内对病例和疫点进行调查、分类和响应。二是"覆盖未惠及人群(reaching the unreached)"。大湄公河次区域感染疟疾风险最大的人群生活或工作在偏远、森林或山区。他们主要包括流动人口、森林住民和少数民族。随着次区域各国进入消除阶段,国家疟疾项目被动病例侦查基础上增加了主动病例侦查——通过现有的社区疟疾工作者网络,将疟疾服务扩大到早期诊断、治疗和交流。许多社区疟疾工作人员还承担了分发疟疾物资、检测疟疾、报告病例以及为当地提供预防和治疗多重服务。

四、进入消除疟疾阶段地区的策略

为疟疾流行国家消除疟疾提供参考,WHO于2017年发布了《疟疾消除框架》(*A Framework For Malaria Elimination*),该框架基于2007年发布的《疟疾消除——中低流行地区现场手册》(*Malaria elimination - A field manual for low and moderate endemic countries*),就阻断传播和防止疟疾再传播所需的工具、活动和动态战略提供了指导。该框架强调,无论传播强度如何,所有国家都应努力实现消除疟疾的目标。各国应建立工具和系统,使它们能够减轻疾病负担(在传播高发的时间和地点),并在尽快消除疟疾方面取得进展。虽然消除疟疾应该是所有疟疾流行国家的最终目标,但该框架提供的指导主要是针对正在逐步实现零传播的低传播地区。

(一)消除疟疾的关键原则

该框架罗列了以下消除疟疾的关键原则:

1. 国家消除疟疾是指在全国范围内阻断特定疟疾寄生虫物种的当地蚊媒传播(本地病例的发病率降至零)。

2. WHO对一国消除疟疾的认证要求证明所有人类疟原虫的本地传播已

被阻断,并在过去三年连续报告零本地病例。在实现根除前,需长期采取措施防止再传播。

3.没有任何一项干预措施或一揽子干预措施能够使所有国家消除疟疾;相反,各国根据每个国家的疟疾传播强度和动力,确定一套消除疟疾的干预措施。由于干预措施的有效性因地点和时间而异,应定期评估有效性,及时调整国家疟疾战略。

4.完善的监测和响应是实现和保持消除疟疾的关键;信息系统必须精准化,能够识别、跟踪、分类、处置所有疟疾病例(例如,输入、引入、本地)。

5.消除疟疾要求一国的卫生系统不仅有强有力的领导,还需要有能力全面深入社区(例如,卫生系统能够确保服务获得、提供优质服务、跟踪进展和迅速有效应对流行病挑战)。

6.应研究有关工具、战略和服务提供的业务知识,以改进规范和未来的消除活动。

7.WHO消除疟疾认证过程和要求是全球性的。包括高疟疾负担在内的各国,都可将消除疟疾作为目标,调整其干预措施,加快消除疟疾的进展。

8.各国都可将国家以下一级的消除目标作为内部里程碑,以维持公众和政治承诺,并增加获得国家认证的资金。

(二)消除疟疾准备

1.评估疟疾传播强度,开展国家分层。准确地对疟疾传播强度进行分层,能够提升干预措施的针对性。在高传播地区,疟疾控制项目通常对地区或省等国家以下地区进行分层。在消除疟疾取得进展的地区,需要采取更精细的大规模测绘,在地方或卫生机构一级进行分层。精确的地方分层依赖于可靠的监测系统发现病例,在该系统中,卫生机构能够每周或每月定期收到确诊病例报告。

分层应根据地理单位通过当前的传播强度进行分类。传播强度通常以病例发生率或感染流行率来评估。多数国家通过常规监测、传播高峰期间或之后开展调查,收集年寄生虫发病率(API)。确定传播强度后,根据该地区对疟疾的脆弱性和易感性进行分类,即输入性风险和该地区蚊媒与人类生态系统的疟疾传播风险。该框架提供了传播强度的分类,供各国参考:①高度传播地区:API≥450/1000,且恶性疟流行率≥35%;②中度传播地区:API

在（250～450）/1000之间，且恶性疟或间日疟流行率在10%～35%之间；③低度传播地区：API在（100～250）/1000之间，且恶性疟或间日疟流行率在1%～10%之间。由于在低流行地区难以准确计算流行率，因此在实际工作中往往计算发病率；④极低传播地区：API<100/1000，且恶性疟或间日疟流行率大于0但小于1%。

疟疾发病率、疟疾流行率和每周赴卫生机构就诊的病例数之间的关系可使用模型进行估算。地方项目必须了解各卫生机构每周病例数，只有在传播极低地区，报告病例数很低（每周少于2～3例）且有足够时间时，才有可能开展病例和疫点调查。

在设计消除策略时，人文地理环境和季节都是重要的考虑因素。从一地到另一地传播的差异可能是由于地理特征，如海拔高度、温度和湿度、降雨模式、靠近水体、土地利用、病媒分布、社会人口特征、抗疟疾治疗的获得和病媒控制的实施。大多数流行地区都存在季节性传播，在一年中部分时间传播率较高。

2. 国家行动向《全球疟疾技术战略2016—2030（GTS）》看齐。根据传播强度精准分层，并充分了解各地区的流行病学、生态和社会特征，国家疟疾项目可确定一揽子干预措施，并定期重新评估。图2-2是一套干预措施与GTS的支柱和支持要素以及WHO消除疟疾的愿景看齐的示意图。随着疟疾传播强度的系统性降低，逐步部署并加强各组成部分。

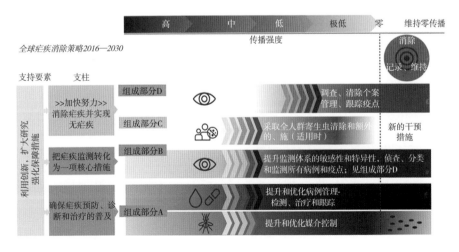

图2-2　与《全球疟疾技术战略2016—2030》支柱和要素一致的国家干预措施示意图

（1）组成部分 A：优化媒介控制和病例管理。病媒控制战略，包括使用药浸蚊帐和室内滞留喷洒，结合病例管理（迅速获得诊断和有效治疗），对于降低疟疾发病率和死亡率以及减少疟疾传播至关重要。在所有情况下，尤其在接近消除时，必须确保高危人群普遍获得疟疾预防、诊断和治疗（GTS 支柱1）。即使在传播显著减少的情况下，仍需要继续提供核心的疟疾预防服务：易感性减少的很大一部分原因是病媒控制。一旦实现消除，病媒控制应当有重点地开展，而非缩小规模，应向确定的高危人群提供干预措施，以防止重新引入或恢复当地传播。

（2）组成部分 B：提升监测体系的敏感性和特异性，侦查、分类和监测所有病例和疫点。根据 GTS 支柱 3"将疟疾监测转变为核心干预措施"，各国无论处于消除疟疾的哪个阶段，都应将疟疾监测升级为核心干预措施。传播强度较高或中等地区应尽早建立监测系统；在传播强度降低时应识别每个病例和疫点的特征、开展分类和调查，例如：检测所有疑似病例，记录所有确诊病例；通过培训、督导和再培训（以防人员流失），提高病例报告的质量和及时性；纳入社区报告病例及卫生系统所有部门如公共、民营、非政府组织、军队等发现的病例；发展参比实验室能力，复核病例等。

随着传播和病例数的减少，监测还包括由病例和疫点调查引发的响应：建立反应式病例调查系统；收集旅行相关信息，确定本地感染还是输入性感染；通过持续监测和报告记录消除情况，防止再次引入。

（3）组成部分 C：大力度减少传播。作为 GTS 支柱 2"加快努力消除和实现无疟疾地位"的一部分，组成部分 C 指的是在高危人群中实现核心疟疾干预措施的全民覆盖的速度以及监测系统生成详细、动态信息的速度。根据当地情况，组成部分 C 还可能包括采取额外、及时和有效的干预措施，将传播强度降低到足够低的水平，以便在出现剩余的少量感染时立即发现、治疗和清除。

可能的加速手段包括：在接近消除寄生虫的地区考虑通过大规模给药在人口范围内清除寄生虫、采取额外的媒介控制和接种疫苗。在对传播强度和系统准备程度等因素进行仔细评估后，确定是否使用这种加速方式。

（4）组成部分 D：调查、清除个案，管理、跟踪疫点。组成部分 D 是 GTS 支柱 2"加快努力消除和实现无疟疾地位"的另一部分，一旦一项规划通过加速战略使疟疾传播强度达到非常低的水平，就可以有效地实施这一支柱。

项目必须能够发现少数剩余的感染和任何持续传播的疫点,并通过适当的治疗和可能的额外媒介控制进行调查和清除。

零感染和无本地传播的记录对于核实地区级并最终证明国家级已实现消除疟疾至关重要。一旦实现消除,监测就成为未来卫生系统维持消除工作的支柱,继续保持监测和信息系统,有能力发现任何传入或输入的病例,确保病例无本地传播。

(三)疟疾消除策略和干预措施

在开始消除前,应已经制定一套核心干预措施,包括媒介控制的最佳覆盖范围、高质量、及时的病例管理,以及能够确认和描述病例、衡量干预措施覆盖范围和传播动态的不断改进的信息和监测系统。下面总结了消除疟疾的主要策略和干预措施:

1. 大多数国家的传播强度各不相同,生态、免疫、媒介行为、社会因素和卫生系统特征等因素既影响传播的多样性,影响每个地方的工具、一揽子干预措施和战略的有效性。

2. 为了解决不同地理区域传播强度的内在复杂性,国家疟疾项目应根据疟疾分布的不同区域进行分层。

3. 分层应当区分易感区和非易感区;确定疟疾传播已被当前干预措施遏制的易感地区;区分广泛传播地区和仅在离散疫点传播的地区;按传播强度分层,不同的强度采取不同的干预措施;确定与脆弱性相关的地理差异和人口特征。

4. 分层可更好地确定目标和提高效率,将具体的一揽子干预措施和部署战略分配给指定的地区。

5. 分层可包括:加强和优化媒介控制;加强病例的及时发现、高质量诊断和管理及跟踪;加快清除疟原虫或传疟媒介的战略,尽可能迅速减少传播;信息、检测和响应系统用于确定、调查和清除剩余的疟疾疫点。

6. 应确保并保持在疟疾易感地区使用长效药浸蚊帐或 IRS 的最佳覆盖率。

7. 根据媒介综合管理原则和世卫组织推荐的循证战略,除使用长效药浸蚊帐或 IRS 外,还应采取额外的媒介控制干预措施。

（四）疟疾消除的管理和规划

消除疟疾需要训练有素的工作队伍、多部门参与、社区参与以及最高领导层的承诺。消除项目不是"扩大影响"方法的强化版本。干预措施的部署变得更加复杂，项目必须增加对疟疾传播的生物、环境和社会决定因素的理解，为特定地区项目确定最佳干预措施组合。下面列出了消除阶段管理和规划的注意事项：

1. 消除规划应从评估疟疾规划的流行病学、业务和财政状况开始。

2. 应制定若干计划：战略计划、消除计划、业务计划以及监测和评估计划。

3. 应计算战略计划的成本，为资源调动提供信息和便利。

4. 必须不断监测关键指标，定期验证和分析收集的数据，相应地调整计划。

5. 需要强有力的管理和结构，鼓励招聘、培训和留住拥有核心技能和可靠供应链的员工。

6. 建议建立独立的国家消除疟疾咨询委员会，从外部提供指出进展和不足。

7. 消除规划受益于支持性的有利环境，包括国家领导人的政治承诺、制定必要的立法、跨部门的战略伙伴关系和社区参与。

（五）E-2020 和 E-2025 倡议

《全球疟疾技术战略（2016—2030）》制定了高远的目标，旨在 15 年内大幅降低全球疟疾负担，并在每五年设置里程碑，以跟踪进展。2020 年的关键里程碑是至少在 2015 年有疟疾的 10 个国家消除疟疾。2016 年，WHO 确定了五个区域的 21 个可能实现这一里程碑的国家。国家的选择主要基于以下三个关键指标：2000—2014 年疟疾病例发病率趋势；受影响国家宣布的消灭疟疾目标；WHO 该领域专家的知情意见。2017 年 WHO 发起了 E-2020 倡议，表示支持这 21 个国家在 2020 年时间表内实现本地零疟疾病例。2021 年 4 月 21 日，WHO 在 E-2020 倡议的基础上发起了 E-2025 倡议，旨在到 2025 年在 25 个确定的国家遏制疟疾传播。

五、疟疾消除地区预防输入再传播策略

疟疾输入到无疟疾国家或地区的后果主要是临床方面的——从无并发症到严重疾病、死亡和残疾,但也有流行病学方面的——可能导致传入和本地病例,以及经济方面的——因疾病损失的工作日和疟疾控制活动的费用。下面总结了防止疟疾再传播的主要措施:

1. 再传播的定义是,连续三年在同一重点地区每年发生三例或三例以上同一疟原虫的本地疟疾病例。

2. 疟疾消除后,应继续实施防止再输入的方案,直至实现消灭疟疾,即全世界完全中断各种形式的人类疟疾传播。

3. 防止疟疾再传播需要对生态系统的易感性(生态系统允许疟疾传播的能力)和脆弱性(疟原虫输入一个国家或地区的概率)进行适当管理。

4. 为有效管理疟疾再传播风险,应维持高效的卫生系统,确保所有疟疾病例的早期发现、强制通报和及时治疗;找出再传播的可能原因;一旦发现当地疟疾传播,立即采取行动;并通过监测易感性和脆弱性来衡量疟疾再传播的风险。

5. 一旦在一个国家或地区消除了疟疾,就应继续在国家和国家以下各级作出政治和财政承诺。

6. 一旦实现消除疟疾,应将疟疾方案纳入公共卫生方案,维持必要的技术知识,即使负责人员不再只从事疟疾工作。

第三节　世界卫生组织疟疾防控技术与措施

本节主要介绍 WHO 的病例管理技术方案、媒介控制与监测技术方案和人群预防技术方案。病例管理技术方案包括疟疾的诊断、治疗和报告。媒介控制与监测技术方案包括传疟媒介按蚊控制策略与措施和传疟媒介按蚊种类、密度及抗性监测。人群预防技术方案包括监测与响应、暴发与处置、预防性化疗和疫苗。

一、病例管理技术方案

（一）病例诊断

1. 疑似病例诊断 疟疾的体征和症状是非特异性的。临床上主要根据发热或发热史来怀疑疟疾。没有任何体征或症状的组合能够可靠地将疟疾与其他发热原因区分开来；仅根据临床特征进行诊断的特异性非常低，而且会导致过度治疗。必须始终认真考虑其他可能的发热原因以及是否需要替代或额外的治疗。疟疾诊断的重点应该是确定真正患有疟疾的患者，以指导合理使用抗疟疾药物。

在疟疾流行地区，任何有发热史或体温≥37.5℃的患者都应怀疑是疟疾。在疟疾传播稳定的地区（或在季节性疟疾的高传播期），如果儿童出现手掌苍白或血红蛋白浓度低于 8 g/dl，也应怀疑是疟疾。高传播环境包括撒哈拉以南非洲的许多地区和大洋洲的一些地区。

在疟疾发病率很低的情况下，对所有发热病例进行寄生虫学诊断可能会导致大量开支，而只能发现少数疟疾患者。在这些环境中，卫生工作者应接受培训，以便在进行寄生虫学检测之前，识别可能接触过疟疾（例如最近在没有采取保护措施的情况下前往疟疾流行区）并有发热或无其他明显原因的发热史的患者。

在所有情况下，疑似疟疾应通过寄生虫学检测来确认。寄生虫学诊断的结果应在患者就诊后的短时间内（<2 小时）得到。在无法进行寄生虫学诊断的情况下，必须根据该疾病是疟疾的可能性来决定是否提供抗疟治疗。

5 岁以下儿童应采用 WHO- 联合国儿童基金会（United Nations International Children's Emergency Fund，UNICEF）儿童疾病综合管理策略提供的患病儿童管理实用算法，以确保在初级卫生机构和社区层面进行全面评估和适当的病例管理。

2. 检测与诊断 常规用于疟疾寄生虫学诊断的两种方法是：显微镜检查血涂片法和快速诊断试验。在几乎所有有症状的疟疾病例中，由合格的显微镜专家对厚薄血片进行检查会发现疟原虫。如果不能随时进行有质量保证的疟疾显微镜检查，就应该使用疟疾 RDTs。检测 PfHRP2 的 RDTs 对于接受过不完全抗疟治疗的患者是有用的,他们的血片可能是阴性的。如果患者最近接受了一剂青蒿素衍生物,这种情况尤其可能。如果有符合严重疟疾表现的患者,最初的血片检查是阴性的,应在6～12小时内检查一系列血片,或进行RDT(最好是检测PfHRP2的RDT)。如果血片检查和RDT的结果都是阴性,则疟疾的可能性极小,应寻找和治疗其他病因。

免疫诊断和核酸扩增试验方法检测寄生虫抗体可能对流行病学研究有用,但其敏感性和特异性都不足以用于管理疑似疟疾患者。检测寄生虫核酸的技术,如聚合酶链反应和环路介导的等温扩增法灵敏度高,对检测混合感染非常有用,特别是在传统显微镜或RDT无法检测的低寄生虫密度下。它们对于抗性研究和其他专门的流行病学调查,以及消除疟疾计划中的人口调查和重点调查有用;但是,它们一般不能在疟疾流行地区大规模实地使用,也不适合在流行地区进行常规诊断,因为那里有很大一部分人口可能有低密度的寄生虫血症。

(1)显微镜检查血涂片法:显微镜检查血涂片法被认为是"金标准",其他方法的敏感性和特异性必须根据这一标准进行评估。显微镜不仅能提供可靠的病原学诊断,而且还能对疟原虫进行量化,并确定感染的物种。显微镜检查的优势包括:有实验室基础设施来维持服务的情况下直接成本较低;在显微镜的性能高的情况下具有高灵敏度;能够区分疟原虫种类;能够确定疟原虫的密度,尤其是确定高寄生虫血症;检测配子血症;可监测对治疗的反应;可用于诊断许多其他疾病。显微镜检查的缺点包括:人员培训和监督成本相对较高,诊断的准确性在很大程度上取决于显微镜技术人员的能力。

显微镜检查血涂片法是通过对玻璃片上制备的染色血液涂片进行显微镜检查来进行的。可用于疟疾诊断的血液涂片有两种:①厚血涂片,这是一种通常用于估计感染负荷的寄生虫浓度方法,特别是在疟原虫密度较低(≤16000个寄生虫/μl)的患者中;②薄血涂片,通常用于识别寄生虫种类,并更准确地确定重度感染者的感染负荷(>16000个寄生虫/μl)。通常,在大多数流行地区,厚涂片和薄涂片都是常规制备的,厚涂片用于筛查寄生虫的存在,而薄涂片用于识别寄生虫种类。厚薄血涂片的区别在于每张玻片上斑点的血量以及涂片的制备过程。在薄血涂片显微镜下,红细胞是固定的,以保持细胞的形态。这样就可以根据寄生虫的大小和形状来鉴定物种。

血涂片经染色后进行显微镜检查。每微升全血的寄生虫数量（寄生虫密度）是根据患者自身的白细胞计数或估计的平均白细胞计数 8000/μl 来计算的。由于外周血液中存在疟原虫证明正在进行感染，显微镜诊断长期以来一直被认为是疟疾诊断的"金标准"方法。因此，它被广泛用于评估和验证新的疟疾诊断方法。有经验的技术人员可检查的原虫密度一般在 50 个原虫 /μl 血，当原虫密度较低或形态不典型时，容易引起漏诊或误诊。

（2）快速诊断试验：现有的基于免疫层析技术（immunochromatographic test，ICT）的疟疾诊断方法是基于在色谱试纸上使用可溶性和固定化抗体种类来检测感染的全血中的寄生虫特异性蛋白。各种试纸形式的 ICT，也被称为 RDT，已经有商品化的产品，并且根据被分析物抗原的不同表现出不同程度的敏感性和特异性潜力。RDT 目前针对的疟疾抗原包括富含组氨酸蛋白 2（HRP-2）、乳酸脱氢酶（lactate dehydrogenase，LDH）和醛缩酶。HRP-2 被证明是检测恶性疟原虫感染的高度敏感和特异的标记物，因此在目前的 RDT 中代表了最具靶向性的恶性疟原虫抗原。然而，HRP-2 抗原表现出较长的半衰期，并在成功清除血液寄生虫抗疟药后的几周内持续存在于外周血中。这在中度到高度传播地区尤其令人担忧，在这些地区，假阳性检测可能经常导致向健康人提供抗疟疾治疗。另一方面，乳酸脱氢酶是短暂的，经常与 HRP-2 平行检测，以确认是活动性感染。现有的基于乳酸脱氢酶的 RDTs 被设计用来检测所有五种感染人类的疟原虫（泛疟原虫）或特定疟原虫（PfLDH 或 PvLDH），由于 RDT 的诊断速度快（不到 10 分钟的操作时间），在门诊即可获得检测结果，WHO 积极推荐 RDT 在缺乏可靠显微镜的情况下用于疟疾的临床治疗。目前，RDT 的主要局限性是缺乏敏感性（检测下限＞100 个寄生虫 /μl 全血），特别是在低密度寄生虫感染的患者中，这就需要使用更敏感的寄生虫学或分子方法。检测假阴性也可能是由于循环寄生虫菌株中目标蛋白序列的缺失，从而阻止了所需的抗原 - 金标抗体复合物在测试带上的结合和浓缩。另一方面，假阳性 RDT 结果可能是由于抗体与非疟疾抗原的交叉反应，包括与宿主类风湿因子的反应。

（3）免疫学诊断方法：免疫学诊断方法以检测体液中疟疾寄生虫特异性抗原或抗体为基础，在疟疾诊断中起着关键作用。根据检测形式的不同，免疫学诊断化验可以提供过去感染疟疾寄生虫的信息（抗体化验）或提示现有感染(抗体和抗原检测化验)。在检测疟疾的常规免疫学方法中,主要有基于间接免疫荧光试验(indirect immunofluorescence assay,IFA)和酶联免疫吸附试验(enzyme linked immunosorbent assay,ELISA)。对于基于 IFA 的方法,被寄生虫感染的红细胞被用作捕获抗原,允许通过流式细胞术或荧光显微镜技术检测特异性抗体抗原反应。由于此类技术的实施需要高度专业的技术知识和较高的操作成本,其使用仅限于参考实验室环境。基于 ELISA 的方法需要使用寄生虫粗提物、异源表达的单一抗原或多肽抗原进行抗体检测,或使用目标特异性抗体(单克隆或多克隆抗体)来检测患者血液中的循环寄生虫抗原。基于 ELISA 方法的主要局限性是劳动强度大、周转时间长以及缺乏标准化试剂。这些限制了基于 ELISA 的方法的使用,主要局限于专门的诊断实验室或研究。然而,考虑到 ELISA 方法的中通量潜力,它在人群研究中作为初级筛查方法是非常有用的,而且通常表现出高灵敏度。

(4)分子生物学检测方法:核酸扩增技术是检测疟疾寄生虫最准确、最灵敏的方法。这些分子技术包括基于聚合酶链式反应(polymerase chain reaction,PCR)的方法,如基于巢式、实时、多重和反转录 PCR,以及等温方法,如基于核酸依赖性扩增检测技术(nuclear acid sequence-based amplification,NASBA)和基于环介导的核酸扩增(loop-mediated isothermal amplification,LAMP)的方法。PCR 的基础是使用 DNA 聚合酶,如 Taq 聚合酶,以及一对序列特异性引物,从提取的寄生虫 DNA 中扩增出目标 DNA 序列。该方法包括模板变性、引物退火和链合成步骤之间的温度循环。通过琼脂糖凝胶电泳或使用实时定量,将 DNA 结合的荧光染料或靶标特异性探针添加到反应混合物中,并随时间监测其荧光发射,从而实现对所得到的扩增产物的检测。PCR 方法可以简单地用作感染检测试验(传统 PCR),定量感染密度(定量实时 PCR),或用于寄生虫种类鉴定(多重 PCR)。与金标准显微镜相比,基于 PCR 的技术非常敏感和特异,但它们的局限性在于成本高,绝对需要电力和昂贵的设备,劳动强度大,周转时间长(2～4 小时),以及对常见实验室污染的敏感性。因此基于 PCR 的技术的使用仅限于参考实验室环境和研究。

等温核酸扩增技术,如 NASBA 和 LAMP,是非常有前景的就诊疟疾诊断方法,因为它们不需要昂贵和耗电的热循环器,快速(NASBA 约 1 小时,LAMP<30 分钟),并能够检测出全血中<1 寄生虫 /μl 的感染。NASBA 技术

常用的疟疾诊断靶标是 18 SrRNA,检测下限为 0.1～0.01 个寄生虫 /μl 全血。NASBA 检测时间短,而且具有高度的敏感性和特异性。但是,该方法价格昂贵,劳动强度大,容易出现频繁的实验室污染和假阳性扩增。LAMP 是一种基于链置换聚合酶,特别是链置换 DNA 聚合酶(bst DNA polymerase)的一步扩增技术,在恒温条件下(65℃)扩增出高灵敏度和高特异性的靶 DNA。在现有的疟疾诊断分子试验中,LAMP 在现场适用性、成本效益、诊断性能和快速方面似乎是最有吸引力的。

3. 质量控制　为保证疟疾诊断的及时性和正确性,采取有效的质量控制手段必不可少。本部分主要针对 WHO 疟原虫镜检质量控制,给读者作一简述,希望读者了解 WHO 显微镜检查质量控制包括的内容。

质量控制(quality control,QC),是为达到品质要求所采取的作业技术和活动,产品的质量检验,发现质量问题后的分析、改善和不合格品控制相关人员的总称。有效的质量控制可保证疟疾诊断的及时性和正确性。

疟疾诊断的质量保证至少应包括:中央协调员监督质量保证;一组核心镜检专家,在监督规划培训验证标准方面具有可证明的专业知识;良好的初级培训,并符合学员在临床工作前必须达到的能力标准;明确系统各级的标准操作程序;定期进修培训和能力评估,并提供有效的参考样本库;一个可持续的交叉检查系统,以发现重大的不足,及时的结果反馈系统,以纠正不充分的表现;定期、有效、结构化的各级监督;有效率的后勤管理,包括消耗品的供应和显微镜及其他设备的保养;为上述活动提供足够经费的预算。

影响镜检质量的因素有显微镜设备、染色试剂、载玻片清洁度等,更多地依赖镜检人员血片制作和疟原虫镜检水平。所有国家的长期质量控制体系都应该是一个功能完备的国家质量保证体系,对所有镜检人员的能力进行认证,提高各级镜检人员整体能力,特别是在确认疟原虫存在和识别虫种方面保持最大的准确性(敏感性和特异性)。

自 2005 年以来,WHO 西太平洋区域办事处(Western Pacific Regional Office,WPRO)和东南亚地区亚洲疟疾合作培训网络开展合作,以支持疟疾镜检的评估和质量保证。2006 年 WHO 建立了用于疟疾显微镜质量评估能力的评估方法和评分方案。2008 年进行了修订,认证课程为期 5 天,包括:课程前理论测试(25 道题);课程前的实际测试(14 张血涂片的识别和计数);对 55 张考核片进行识别和计数,每张 10 分钟;介绍疟原虫虫种鉴定和原虫计数;关于计数技术和准确性的课程;使用 WPRO 血片库,每名参与者 69 张。按 WHO 认证标准进行分级,分为 1～4 级。截至 2018 年底,WHO 疟疾镜检专家外部评估认证(External Competency Assessment for Malaria Microscopists, ECAMM)已经在西太区、东南亚地区、中东地区和非洲地区等多国成功实施了 15 年,是疟疾镜检外部质量保证的重要内容之一。

(二)病例治疗

1. 核心原则

(1)疟疾的早期诊断和及时有效的治疗:无并发症的恶性疟可以迅速发展为严重的疾病,特别是在没有免疫力或免疫力低下的人身上,而严重的恶性疟几乎总是不治而亡。因此,方案应确保在出现疟疾症状的 24～48 小时内获得早期诊断和及时有效的治疗。

(2)合理使用抗疟药物:为了减少抗药性的传播,限制抗疟药物的不必要使用,并在不断变化的疟疾流行病学背景下更好地识别其他发热性疾病,抗疟药物应仅用于真正的疟疾患者。必须促进对整个治疗过程的坚持。随着质量有保证 RDTs 的使用,现在可以普遍获得疟疾的寄生虫学诊断,这些测试也适合在初级卫生保健和社区环境中使用。

(3)联合治疗:防止或推迟抗药性对于国家和全球控制和最终消除疟疾的战略的成功至关重要。为了帮助保护当前和未来的抗疟药物,所有疟疾发作时都应至少使用两种具有不同作用机制的有效抗疟药物(联合疗法)。

(4)适当的基于体重的剂量:为了延长其有用的治疗寿命,并确保所有患者都有平等的机会被治愈,必须确保抗疟药物的质量,并且必须以最佳剂量给予抗疟药物。治疗应最大限度地提高快速临床和寄生虫学治愈的可能性,并最大限度地减少治疗后感染的传播。为了实现这一目标,剂量方案应基于患者的体重,并应在足够的时间内提供有效浓度的抗疟药物,以消除所有目标人群的感染。

疟疾治疗目的是既要杀灭红内期的疟原虫以控制发作,又要杀灭红外期的疟原虫以防止复发,并要杀灭配子体以防止传播。全球抗疟药物主要分为杀灭红内期疟原虫和杀灭肝内期疟原虫两大类。其中,因红内期疟原虫与疟疾的临床发作有关,肝内期疟原虫与疟疾的复发有关,因此,杀灭红内期疟原虫药物又被称为"控制临床发作药物",杀灭肝内期疟原虫药物又被称为"抗复发药物"。目前,除磷酸伯氨喹是杀灭肝内期疟原虫药物外,其他抗疟药物均为杀灭红内期疟原虫药物。疟疾应当及早规范的治疗,以迅速控制临床症状,减少发作,提高治愈率、防止或减少疟疾的传播。为做好疟疾病例的治疗工作,WHO 印发并不断更新《WHO 抗疟药物使用指南》《WHO 预认证抗疟药目录》,指导各国按照当地疟疾流行现状,根据感染疟原虫的类型来选择用药,并且在用药过程中要严格控制治疗用药的剂量和疗程,确保用药安全有效和延缓抗性的措施与发展。

2. 抗疟药类别　抗疟药按功用细分,可分为控制疟疾症状的抗疟药、防止疟疾复发的抗疟药,以及预防疟疾的抗疟药三大类。

（1）控制症状药:双氢青蒿素、双氢青蒿素 + 哌喹,青蒿琥酯、青蒿琥酯 + 阿莫地喹、青蒿琥酯 + 甲氟喹,蒿甲醚、蒿甲醚 + 本芴醇;氯喹、哌喹、甲氟喹、阿莫地喹、多西环素、磺胺多辛 + 乙胺嘧啶。

（2）防止复发药:伯氨喹。

（3）预防药:氯喹,乙胺嘧啶、磺胺多辛 + 乙胺嘧啶、阿莫地喹 – 磺胺多辛 + 乙胺嘧啶、哌喹、甲氟喹、氯胍。

3. 抗疟药品简介

（1）青蒿素类抗疟药:青蒿素对疟原虫各个生命阶段都是致命的,且作用迅速、高效、安全低毒,是目前临床治疗疟疾中应用最为广泛的一种药物。青蒿素类抗疟药在临床上只用其衍生物,包括蒿甲醚、青蒿琥酯及双氢青蒿素。这类药物具有吸收快、分布广、代谢和排泄迅速的特点,所以治疗时需多次给药。

1）双氢青蒿素:双氢青蒿素为青蒿素的衍生物,是青蒿素的体内活性物质,对疟原虫无性体有较强的杀灭作用,能迅速杀灭疟原虫,从而控制症状。双氢青蒿素只有口服剂型和栓剂。

主要副作用包括腹痛、恶心、腹泻等,偶见皮疹、网织红细胞下降、尿素氮及谷丙转氨酶升高、窦性心动过缓、心律不齐或室性早搏等,14 天后可消失。孕妇慎用,妊娠期在 3 个月以内的孕妇禁用。

2）青蒿琥酯:青蒿琥酯是双氢青蒿素的酯类衍生物,对疟原虫无性体有较强的杀灭作用,能迅速控制疟疾发作。该药物治疗间日疟、恶性平均原虫转阴时间快于氯喹、临床治疗中未见毒副作用。青蒿琥酯有口服片剂,也有将青蒿琥酯粉针剂临用时配制成青蒿琥酯钠注射稀释液,用于静脉或肌内注射,但不宜静脉滴注,以免因稀释而降低效价,不能发挥其速效作用。

主要副作用包括外周血液中出现中性粒细胞数减少,网织红细胞数下降,尿素氮及谷丙转氨酶升高等。孕妇慎用,妊娠期在 3 个月以内的孕妇禁用。

3)蒿甲醚:蒿甲醚是一种高效、作用持久、毒性低的抗疟药,对疟原虫红内期裂殖体作用迅速,能有效控制症状,抗疟效果显著,用于抗氯喹恶性疟及凶险型疟疾的治疗,近期疗效好。蒿甲醚有肌内注射和口服两种剂型。

口服副作用较轻,主要有呕吐、皮肤烧灼感、心动过缓或窦性心动过速、网织红细胞数下降等。少数病例在疟疾退热后仍有体温短暂上升现象。孕妇慎用,妊娠期在 3 个月以内的孕妇禁用。

(2)青蒿素类复方药或联合用药:为了保护青蒿素类抗疟药,2006 年 WHO 向制药公司发出强烈呼吁,停止销售治疗疟疾青蒿素单方药,目的是防止疟原虫对此药产生抗药性。WHO 期望通过将青蒿素类药物制成复方或与其他抗疟药联合用药,延缓疟原虫对这类药物产生抗性,或缩短其疗程、降低治疗费用。

1)蒿甲醚 + 本芴醇片:又名为复方蒿甲醚,治疗抗药性恶性疟的疗效明显优于单用蒿甲醚或本芴醇,两药毒性为相加作用。孕妇、哺乳期妇女、对复方中任何成分有过敏者禁用。该药不用于治疗严重疟疾或预防疟疾。

2)青蒿琥酯 + 阿莫地喹片:适用于脑型疟疾及各种危重疟疾的抢救,耐受性好,无明显副作用。

3)青蒿琥酯 + 甲氟喹片:适用于脑型疟及各种危重疟疾的抢救。

4)双氢青蒿素 + 哌喹片:用于治疗恶性疟和间日疟,对疟原虫无性体有较强的杀灭作用,能迅速杀灭疟原虫,从而控制症状。不良反应较少,主要由哌喹引起。

5)青蒿琥酯 + 磺胺多辛 / 乙胺嘧啶片:对恶性疟及间日疟原虫红细胞前期有效,也能抑制疟原虫在蚊体内的发育,故可阻断传播,临床上常用于预防疟疾和休止期抗复发治疗。

6)青蒿素 – 吡啶(ASPY)

(3)喹啉类抗疟药

1)磷酸氯喹:磷酸氯喹简称氯喹,作用于红细胞内期的疟原虫,能有效地控制疟疾症状发作,曾为治疗疟疾的首选药物。在抗氯喹恶性疟原虫出现和广泛扩散后才被其他抗疟药取代,但目前仍是治疗间日疟的首选药物。

主要副作用包括恶心、呕吐、腹痛、腹泻、头昏、视力模糊、头痛、耳鸣、皮疹、皮炎、皮肤瘙痒,个别病例出现颜面急性水肿等。通常服用治疗量的副作用较轻,停药后可自行消失。少数病例可出现对光敏感的光激性皮炎、皮肤色素沉积、白细胞减少,极少数病例还可发生血液再生障碍。氯喹偶有引起急性心源性脑缺氧综合征,心脏病患者慎用。过量服药可能发生急性中毒或生命危险。

2)哌喹:哌喹简称哌喹。本品的抗疟作用与氯喹相类似,哌喹最早用于疟疾症状的抑制性预防,也可用于临床现症患者的治疗。口服后吸收良好,先储存于肝脏,然后缓慢释放入血,代谢缓慢,作用持久,主要经肝脏代谢后从胆汁排出。

口服副作用包括神经系统和胃肠道反应,如头昏、头痛、嗜睡、乏力、恶心、呕吐、腹胀、腹泻、腹痛等。部分病例可出现暂时性血清谷丙转氨酶升高,有的病例可发生脸部或手足麻木感。少数病例出现心悸、胸闷和气急等较重反应。肝病患者及孕妇慎用,急性肝、肾、心脏疾病患者禁用。

3)磷酸伯氨喹:磷酸伯氨喹简称伯氨喹,能杀灭肝内疟原虫,还具有抑制配子体的作用,该药物主要用于治疗继发性红细胞外期的疟疾症状,根治间日疟和控制疟疾传播,是当前唯一被批准用于预防复发、中断传播的有效药物。

伯氨喹有明显的胃肠道不良反应,如厌食、上腹部难受、呕吐、腹痛、痉挛,还可发生头晕等,偶有腹绞痛,也会出现中性粒细胞减少等。更重要的是,对葡糖 -6- 磷酸脱氢酶(glucose-6-phosphate dehydrogenase,G-6-PD)活性较低的患者有溶血性贫血的风险,临床上出现口唇和皮肤发干、胸闷等缺氧症状。若不及时停药和采取急救措施,可造成死亡。故在 G-6-PD 缺乏的人群中使用伯氨喹,应在医护人员的监护下进行。伯氨喹禁止用于孕妇、小于 6 月龄的婴儿和哺乳期妇女(除非已知婴儿没有 G-6-PD 缺乏)。

(4)抗叶酸类抗疟药:乙胺嘧啶毒性低,作用持久,可抑制疟原虫的二氢叶酸还原酶,因而干扰疟原虫的叶酸正常代谢,对恶性疟及间日疟原虫红细胞前期有效,常用作病因性预防药。此外,也能抑制疟原虫在蚊体内的发育,故可阻断传播。临床上用于预防疟疾和休止期抗复发治疗。但因乙胺嘧啶作用环节单一,疟原虫容易产生抗性。

4.疟疾治疗方法

（1）无并发症的恶性疟的治疗：无并发症疟疾是指出现疟疾症状和寄生虫学检测（显微镜或 RDT）阳性但没有严重疟疾特征的患者。治疗无并发症疟疾的临床目标是尽可能快地治愈感染，并防止发展为严重疾病。治愈的定义是消除体内的所有寄生虫。治疗的公共卫生目标是防止感染继续传播给他人，并防止出现和传播对抗疟疾药物的抗药性。

治疗无并发症的恶性疟儿童和成人（孕妇除外），推荐下列以青蒿素为基础的联合疗法（ACT）：

1）蒿甲醚 - 本芴醇片（AL）；

2）青蒿琥酯 - 阿莫地喹片（AS+AQ）；

3）青蒿琥酯 - 甲氟喹片（ASMQ）；

4）双氢青蒿素 - 哌喹片（DHAP）；

5）青蒿琥酯 + 磺胺多辛 - 乙胺嘧啶片（AS+SP）；

6）青蒿素 - 吡啶（ASPY）（2022）。

WHO 推荐 ACT 方案应提供 3 天的青蒿素衍生物治疗，以提供足够的疗效，促进良好的依从性，并尽量减少因不完全治疗而产生的抗药性风险。为期 3 天的青蒿素成分的 ACTs 疗程涵盖了两个无性周期，确保只有一小部分寄生虫被配伍药物清除，从而减少对配伍药物的潜在抗药性的发展。因此，不建议使用较短的疗程（1～2 天），因为它们的效果较差，对配子细胞的影响较小，对缓慢消除的伙伴药物的保护也较少。在对青蒿素有抗药性的恶性疟原虫地区，可能需要更长的 ACT 治疗来达到＞90% 的治愈率。

不正确的治疗方法：①使用单一疗法：继续单独使用青蒿素类药物或任何一种伙伴药物将通过选择抗性而损害 ACT 的价值。②不完整的剂量：在疟疾流行地区，无论患者是否被认为是半免疫状态，都需要使用高效的 ACT 进行完整的治疗。只给疑似但未确诊的疟疾患者提供一个疗程的第一剂，在确诊后再给予全部治疗，这种做法是不安全的，可能会产生抗药性。

（2）非重症间日疟、卵形疟和三日疟的治疗

1）在氯喹易感感染地区，用 ACT 或氯喹治疗无并发症的间日疟、卵形疟、三日疟或诺氏疟成人和儿童。磷酸氯喹 25 mg/kg（第 1 天 10 mg/kg，第 2 天 10 mg/kg，第 3 天 5 mg/kg）。

2）在氯喹耐药感染地区，用 ACT 治疗无并发症的间日疟、卵形疟、三日

疟或诺氏疟的成人和儿童（妊娠早期的孕妇除外）。

3）为预防间日疟或卵形疟复发（妊娠早期的孕妇、6 个月以下的婴儿除外），使用磷酸伯氨喹 3.5 mg/kg（每天 0.25 mg/kg，连服 14 天）。在 G-6-PD 缺乏的人群中，考虑通过给予伯氨喹基础剂量 0.75 mg/（kg·bw），每周一次，持续 8 周预防复发，同时密切医疗监督潜在伯氨喹引起不良血液反应。

（3）混合感染的治疗：以青蒿素为基础的联合疗法对所有疟原虫都有效，对混合感染的治疗选择也是如此，治疗方案为 ACT+磷酸伯氨喹。

（4）重症疟疾治疗：重症疟疾的各种重症表现，都可见于脑型疟，且脑型疟是重症疟疾的主要致死原因。要降低脑型疟或重症疟疾的病死率，必须采取综合性的治疗措施。因此，重症疟疾的治疗，应包括抗疟治疗、支持治疗、对症处理、并发症治疗以及加强护理、防止合并感染。

1）治疗目标：治疗严重疟疾的主要目标是防止患者死亡，次要目标是预防残疾和预防复发感染。

2）重症疟疾抗疟药的使用：治疗重症疟疾患者，特别是脑型疟时，必须采用杀虫作用迅速的抗疟药，进行肌内注射或静脉给药。WHO 在《疟疾治疗指南（第 3 版）》中优先推荐使用青蒿琥酯注射剂作为治疗所有重症疟疾的首选药物，在没有青蒿琥酯注射剂情况下也可采用蒿甲醚注射剂或奎宁注射剂抢救患者。迄今对重症恶性疟疾进行的最大随机临床试验表明，与注射奎宁相比，静脉或肌内注射青蒿琥酯可显著降低死亡率，同时，青蒿素使用起来更简单和安全。

①青蒿琥脂注射液：青蒿琥酯是一种青蒿酸粉末，溶解在碳酸氢钠（5%）中形成青蒿琥酯钠，然后用大约 5 ml 5% 的葡萄糖稀释溶液，通过静脉注射或肌内注射到大腿前部。

治疗方案为：青蒿琥酯注射液 2.4 mg/kg 静脉推注，0 小时、12 小时和 24 小时各 1 次，以后若患者苏醒并能进食，则改 ACT 一个疗程 3 天口服。

②蒿甲醚注射液：蒿甲醚的活性是其主要代谢物双氢青蒿素的两到三倍。蒿甲醚可作为油基肌内注射或口服。在严重恶性疟中，肌内注射后母体化合物的浓度占主导地位，而肠外青蒿素能迅速且几乎完全水解成双氢青蒿素。肌内注射后，蒿甲醚的吸收可能比水溶性青蒿琥酯更慢、更不稳定，而水溶性青蒿琥酯在肌内注射后吸收迅速、可靠。这些药理优势可能解释了青蒿琥酯治疗重症疟疾的临床优势。

治疗剂量:初始剂量蒿甲醚为 3.2 mg/(kg·bw)肌内注射(大腿前)。维持剂量为每日肌内注射 1.6 mg/(kg·bw)。

③支持治疗:要适量输液,补充足量的葡萄糖,纠正代谢性酸中毒和水电解质平衡。红细胞<250 万 /μl 者给予输血。第 1 天使用肾上腺皮质激素(地塞米松 10～20 mg 或氢化可的松 100～300 mg),对控制高热、促进病情恢复效果颇佳,但不必每天用。

④对症处理和并发症防治:尽快控制高热和抽搐,促进患者清醒,这是预防并发症的基本措施。及早发现及时处理并发症,是提高治愈率的关键。

(5)婴幼儿疟疾的治疗:婴幼儿患疟疾,特别是患恶性疟,发作往往迅猛,治疗时可考虑选用青蒿素类复方或其联合用药。应注意儿童用药的剂量。15 岁及以下儿童的剂量,应按成人体重(一般按 50 kg 计)剂量折算成每 kg 体重的剂量后,再按儿童实际体重的剂量给药,或按不同年龄组给予不同剂量。

(6)孕妇疟疾的治疗　由于人体器官发育主要发生在怀孕前三个月,尽管神经系统的发育在整个怀孕期间持续,但这是最值得关注的潜在致畸性的时间。在怀孕的前三个月被认为是安全的抗疟药物有奎宁、氯喹等。

孕妇患间日疟,采用口服氯喹 3 天疗法,待分娩恢复后,再进行伯氨喹根治;患抗药性恶性疟,应选择对孕妇安全的抗疟药,用药时可降低剂量或延长服药时间。对有胚胎毒的抗疟药,应用要慎重。

对于无并发症恶性疟的妊娠早期妇女,最安全的治疗方案是奎宁 + 克林霉素(10 mg/(kg·bw),每天 2 次),持续 7 天(如果克林霉素不可用,则采用奎宁单药治疗)。妊娠期不宜使用伯氨喹和四环素类药物。

5.WHO 抗疟药用药方案与中国的差异

(1)WHO 关于青蒿琥酯注射剂使用剂量的建议:我国《抗疟药使用原则和用药方案》中推荐的青蒿琥酯注射剂治疗方案为青蒿琥酯注射剂 60 mg 静脉推注,每天 1 次,连续 7 天,首剂加倍(成人剂量)。WHO《疟疾治疗指南》第 3 版中,参考了我国方案,建议青蒿琥酯注射剂治疗方案为青蒿琥酯注射剂 2.4 mg/kg 静脉推注,0 小时、12 小时和 24 小时各 1 次,以后若患者苏醒并能进食,则改 ACT 1 个疗程 3 天口服。我国在新制订的《抗疟药物使用规范》中,根据我国在重症疟疾抢救治疗中的实践经验,并参考了 WHO 的方案,采取青蒿琥酯注射剂 2.4 mg/kg(成人 120 mg)静脉推注,0 小时、12 小时和 24

小时各 1 次,以后若患者苏醒并能进食,则改 ACT 1 个疗程 3 天口服治疗方案的同时,继续保留了 24 小时后改 2.4 mg/kg(成人 120 mg)静脉推注,每天 1 次,连续 7 天的替代方案,以供临床医生在重症疟疾抢救治疗时根据病情和患者情况选择使用。同样地,针对在蒿甲醚注射,我国方案继续保留增加剂量。

(2)未在中国注册的抗疟药中国未使用:WHO 在《重症疟疾管理实用手册》(第三版)推荐的口服蒿甲醚本芴醇片,青蒿琥酯片 + 甲氟喹片和青蒿琥酯 + 磺胺多辛 - 乙胺嘧啶片等 ACT 药物没有在我国注册,因此,我国《抗疟药物使用规范》中推荐的口服 ACT 药物只包括双氢青蒿素 / 哌喹片,青蒿琥酯 / 阿莫地喹片和青蒿素 / 哌喹片,其他未注册的药物未予以使用。

(3)中国磷酸氯喹的使用剂量和 WHO 存在差异:WHO 在早期的《疟疾治疗指南》中采用的氯喹 1.5 g 剂量时,可同时用于恶性疟和间日疟的治疗。中国在实践发现治疗恶性疟需 1.5 g,治疗间日疟仅需 1.2 g,所以当恶性疟对氯喹耐药后,我国保留了治疗间日疟 1.2 g,WHO 早期没有区分恶性疟和间日疟的治疗方案,当恶性疟原虫对氯喹产生耐药后,仅保留了间日疟的治疗方案。WHO 在《疟疾治疗指南》第 3 版中,对非重症间日疟和卵形疟患者治疗时,推荐采用磷酸氯喹加磷酸伯氨喹的治疗方案,其中磷酸氯喹按 25 mg/kg(第 1 天 10 mg/kg,第 2 天 10 mg/kg,第 3 天 5 mg/kg),磷酸伯氨喹按 3.5 mg/kg(每天 0.25 mg/kg,连服 14 天)。由于 WHO 的伯氨喹 210 mg/14d 疗法的依从性不好,我国在长期实践中选择了效果相似但依从性较好的 180 mg/8d 疗法,即磷酸伯氨喹的剂量和疗程采用成人总剂 180 mg(每天 22.5 mg,连服 8 天),并在第 2 年春季再次给予成人总剂量 180 mg(每天 22.5 mg,连服 8 天)进行抗复发治疗。

近年来,东南亚地区出现的恶性疟原虫对青蒿素类药物敏感性下降的问题,已引起 WHO 等国际社会的高度重视,WHO 认为抗疟药的不规范使用是导致疟原虫抗药性扩散和蔓延的重要原因之一。为此,WHO 分别公布了《WHO 抗疟药物使用指南》《WHO 预认证抗疟药目录》和《WHO 推荐抗疟药目录》,并要求所有疟疾流行国家参照执行。目前,国际上绝大多数疟疾流行国家均已结合本国疟疾防治的需要和抗疟药的实际供应情况,制定了本国的《国家抗疟药使用规范》或《国家抗疟药使用政策》,并以国家法规或国家标准的形式公布。我国于 2016 年以《抗疟药使用原则和用药方案(修订稿)》为基础,参照《WHO 抗疟药物使用指南》《WHO 预认证抗疟药目录》和《WHO 推荐抗疟药目录》中的具体要求,制定并发布了 WS/T 485—2016《抗疟药使用规范》。这些抗疟药使用规范的制订,不仅有利于规范疟疾病例的抗疟治疗,减少死亡,而且对阻断疟疾传播和避免抗性疟原虫在全球及我国的蔓延,推进全球消除疟疾进程有着非常重要意义。

(三)病例报告

在实施消除疟疾行动的国家和地区,需保证所有的私立和公立医疗卫生机构具备对发现的疟疾病例进行及时准备报告的能力。各国可根据自身的基础卫生设施和社会发展情况制定适合本国的病例报告机制。在上报的过程中可采用不同的上报形式和频次。例如在相对偏远落后的地区可每周以纸质表格汇总上报至上级责任机构,上级责任机构审核汇总后再通过电子信息系统逐级审核并上报。WHO 对消除疟疾的过程中病例报告的频次和要求提出以下建议(图 2-3):

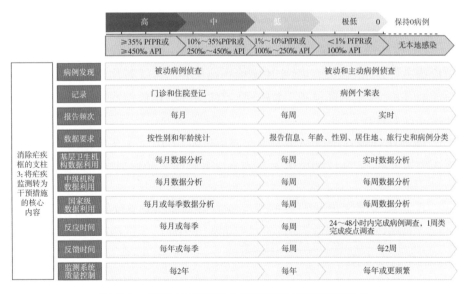

图 2-3　消除疟疾进程中监测系统病例管理要求

注:PR,疟原虫感染率,API:年疟疾发病率。
主动病例侦查包括反应性主动病例侦查 (RACD) 和实施性主动病例侦查 (PACD)

图源:Malaria surveillance, monitoring & evaluation.Geneva:World Health organization; 2018 (https://apps.who.int/iris/handle/10665/272284.accessed 16 April 2021)

值得注意的是由于多数疟疾流行国家基础医疗设施不健全,在基层数据收集时存在医疗卫生机构报告的疟疾病例数与社区卫生工作者收集报告病例数存在不一致的情况,建议这两种渠道收集的数据需要分别上报和统计。

(四)个案调查

疟疾病例个案调查指收集病例相关的流行病学、实验室检测和临床表现等信息,判断病例感染来源对其进行准确地分类,如:输入性病例、本地感染病例、非蚊传病例、复发或再燃等。其主要目的是通过对报告的疟疾病例及其病家、周边环境、传播媒介等内容进行流行病学调查,查明病例发生的原因及疫源地现状,以指导后续的预防和控制措施的制定。

1.方法和步骤

(1)组织实施:调查人员在收到病例报告,确定需要开展病例个案调查工作时,首先要做好组织和后勤保障工作。比如组成调查队伍,安排人员分工,准备现场调查需要的物资和设备,包括:经费、交通工具、调查表、实验室物资等内容。

(2)核实诊断:对病例的原有诊断进行核实。调查人员到达现场后首先应检查患者,根据临床表现、实验室检查结果并结合流行病学相关资料进行全面的分析,核实诊断结果。WHO推荐的两种疟疾病例病原学诊断方法及其优缺点主要有:

1)RDT快速检测试剂条检测疟原虫抗原:RDT试剂条具备便捷、快速,操作简单的优点,社区的医务人员或志愿者经简单的培训后便可进行使用,但仅有部分产品能对虫种进行大致的区分。

2)疟原虫血涂片镜检:疟原虫血涂片镜检可直接检查到疟原虫并鉴别虫种,还可对原虫密度进行定量分析,但需要训练有素的镜检员和设施材料完善的实验室支撑。

(3)病例分类:调查人员在对现场有初步的了解后,应结合现场情况,建立需要开展调查的病例定义。如在疟疾高流行地区,病例的定义范围可适当扩大,可以调查现场区域内近期有发热症状的患者。在消除疟疾地区病例的定义可以适当的更精确,以具备流行病学史,出现典型疟疾症状或者病原学诊断的病例为主。

病例分类是通过流行病学调查,在综合考虑病例特征和疟原虫生活史特点的基础上对病例感染来源进行准确判断,以评估该病例可能导致继发病例的风险。病例的准确分类要求调查人员具备专业的流行病学知识,一般情况下对病例的分类要遵循从严原则。例如,如果病例的流行病学史既支持为输入病例,也支持本地病例,那么本地是否还有其他疟疾病例是其分类的重要依据。对于不同分类的病例应采取相应的处置措施以阻断疟疾传播。WHO推荐的病例分类如下:

1)本地病例:本地病例包括输入继发病例和本地原发病例,多数时候二者很难准确的区分。

本地原发病例:没有证据证实为输入或输入继发的蚊传疟疾病例。

输入继发病例:在当地感染的疟疾病例,并有足够的流行病学证据证实是由被输入性疟疾病例感染的按蚊叮咬而感染的病例(本地第一代继发病例)。

2)输入病例:在境外经按蚊叮咬感染的病例。病例感染来源可溯源至境外已知的疟疾流行国家或地区。对于处于消除阶段的国家,如果病例发生在本地的流行季节应谨慎地以本地病例作为首要假设。(我国对边境地区由境外飞入的阳性按蚊叮咬导致的病例也归为输入病例)

3)复发或再燃病例:这类病例可能源于输入病例或本地病例,源于输入病例的复发和再燃病例在流行病学上归类为输入病例。

复发病例:由曾经感染间日疟或卵形疟,经数月或数年后由肝内期疟原虫休眠子引起的疟疾病例。

再燃病例:疟疾病例初发停止后,患者若无再感染,仅由于体内残存的少量红细胞内期疟原虫在一定条件下重新大量繁殖,经数周到数月再次发病的疟疾病例。

4)非蚊传病例:经母婴传播(垂直传播)的先天性疟疾和输血感染,而非经按蚊叮咬感染的疟疾病例。

5)其他病例:某些病例无法分类,应单独报告,如被经空气或海洋携入的有传染性的按蚊叮咬感染或由实验室意外引起的病例。当某个病例难以准确分类时,应遵循从严原则保守分类。

2. 调查内容　疟疾病例流行病学调查内容包括病例的一般信息,发病时间,诊断时间,发现方式,临床表现,诊断和治疗等方面的内容。调查人员可以通过面对面询问、查阅资料、关键人物访谈、实验室检测、社区走访等方式获取相关信息。

（1）基本情况:调查病例的基本情况,包括:性别、年龄、民族、职业、户籍地址、现住址、家庭其他成员数量和基本情况。同时收集病例居住地社会经济发展情况,病例居住房屋类型、房屋结构,防蚊设施等情况。

（2）发现经过:病例的发现经过,包括从初次发病就诊,到最后确诊报告的整个流程,注意对病例外出时间、返程时间、发病时间、就诊时间、诊断试剂、治疗时间等时间节点一定要准确描述。

（3）主要临床表现:分阶段或按病例就诊机构的不同,收集患者出现的与疟疾有关的主要临床症状和体征出现时间节点。

（4）感染来源调查:病例既往疟疾感染情况和流动情况调查等内容:

病例流动情况:恶性疟、三日疟收集过去 1 年内境外、境内疟疾流行地区活动史,居留史。间日疟、卵形疟收集过去 3 年内境外、境内疟疾流行地区活动史,居留史。了解病例在外出流行区详细居留地点,外出事由等内容。

外出地媒介情况:当地传疟媒介种群、密度资料,所采取的预防措施,蚊虫叮咬史,防蚊设施使用情况。

外出地疟疾流行情况:收集病例外出地近 5 年疟疾流行情况。

其他感染途径:调查患者是否有输血、母婴、境外蚊传等其他可能感染途径。

（5）实验室检查结果:收集病例已开展的实验室检查结果,包括检测时间、方法、检测机构和结果。

（6）病例管理和处置情况

1）病例治疗:收集病例在确诊疟疾后的详细治疗过程,包括,所使用药物名称、剂量和天数以及预后情况。

2）同行人员调查:调查与病例有相同流行病学暴露史,同期返回人员的疟疾感染情况。

3. 病例分类要点 在收集到相关信息,需根据病例的流行病学史,临床症状,实验室检测结果等资料,进行综合分析,对病例进行准确地分类(图2-4)。在对病例进行分类时以下分类依据可供参考:

（1）疟疾病例被感染性按蚊叮咬到初次出现疟疾临床症状之间的间隔

时间通常为 7～30 天。一般情况下,恶性疟最短潜伏期为 7 天左右,间日疟最短潜伏期 10 天左右。因此如果病例在旅行开始的 0～5 天内检测出疟原虫则很大的可能该病例在出发前已被感染。

（2）在疟疾非流行地区生活 2 年以上,且免疫力较弱的人在感染疟疾后出现临床症状的时间较短。

（3）一般情况下病例从疟疾流行地区返回,到发现疟疾感染的间隔时间如果超过 6 个月,则该病例为输入性病例的可能性较低。从多数国家的数据中发现,约有 50% 的输入病例发生回国后的 1 个月内,在回国后 3 个月内发病的病例占全部病例的 75%。

（4）恶性疟原虫感染的病例可以出现持续 18～24 个月症状不典型期。在此期间,病例体内疟原虫密度会间歇性增加,从而导致数次发热或其他疟疾症状。长期无症状恶性疟病例在疟疾免疫力较弱的人群中发现的可能性很小。由间日疟迟发性子孢子激活引起的间日疟原虫感染最长可导致 5 年的复发,但大部分复发会在 3 年内发生。

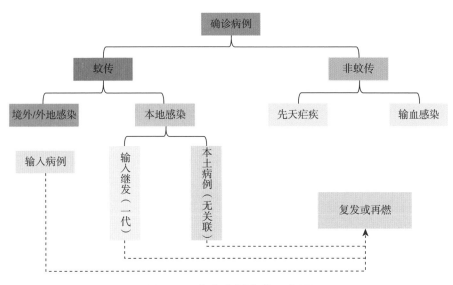

图 2-4　疟疾病例分类示意图

在病例个案调查方面,我国目前发布的方案中,在病例分类方面基本是参考 WHO 的相关指南制定,二者大同小异。调查的方法和内容在原则上是一致的,仅有的区别在于我国在对有传播风险病例的调查内容要求更为严格,更适合我国现阶段疟疾流行情况的主要病例类型,而 WHO 的定义更为细化和广泛(表 2-3)。

表 2-3　现阶段中国与 WHO 疟疾病例个案调查的比较

	中国	WHO
病例分类	1. 本地原发病例 2. 输入病例 3. 输入继发病例 4. 复发病例 5. 非蚊传病例	1. 本地病例(包括输入继发病例) 2. 输入病例 3. 复发或再燃病例 4. 非蚊传病例 5. 其他病例
实验室诊断	1. 镜检发现疟原虫 2.RDT 检测疟原虫阳性 3.PCR 检测疟原虫阳性	1. 镜检发现疟原虫 2.RDT 检测疟原虫阳性
实验室复核	医院、县级疾控中心、省级疾控中心三级复核	没有严格的复核规定,视不同国家疟疾和基础设施情况而定

(五)疫点调查与处置 ①

疟疾疫点是指当前或曾经具备疟疾传播流行病学和生态学特征的特定区域。我国对疟疾疫点的定义是有疟疾本地病例、输入病例、输入继发病例、复发病例和非蚊传病例报告的自然村(居民组)。疫点可以不具备传播能力,其范围可基于病例数量、传疟媒介种群和密度、卫生资源等信息结合各国家或地区的具体情况进行精确的定义和划分。

疫点调查的步骤和主要内容有:

1. 疫点核实　完成前期的组织和准备启动疫点调查工作后,首要任务是要对疫点进行核实,确认疫点的存在,及其数量和范围。核实疫点有很多方法,如对某一病例的调查,可以发现病例周围的另一个当地传播的病例。如

---

① 注:WHO 疫点的分类在不同年份,不同类型文件中的分类不同,有 7 类、6 类、3 类的。本书主要参考 2017 年 WHO 发布的《消除疟疾框架》中划分为 3 种类型疫点。在疫点处置措施中,WHO 各类指南和文件中都有涉及,主要内容都是围绕病例发现、治疗和媒介控制措施来开展相应的措施。由于 WHO 文件内容分布较分散,本节将其整理合并,参考国内目前的疫点处置环节撰写。

果进一步的调查显示传播范围限定在一定的区域内,则该区域可定义为一个疫点。一个病例可以导致一个或多个疫点。

2. 调查内容　一旦确定了疫点存在,就需展开疫点调查,明确疫点的数量、范围、特征和受威胁人口等内容,完成疫点调查表填写和报告(附录三)。对新发现的疫点应开展更详细的调查。在已知的活动性疫点发现新病例,只有当新病例的特征(如疟原虫种类或病例发生地)与历史记录不同时才将其视为新疫点启动调查工作。疫点调查的范围需通过主动病例侦查、媒介调查、人群行为习惯收集等资料进行快速评估后确定。疫点调查还需确定当地的一些主要流行特征,包括受威胁人群、现存的或潜在的媒介孳生地、传疟媒介种群和密度。在条件允许的情况下还可对当地媒介按蚊的活动规律和对杀虫剂敏感性进行调查。收集疫点及四邻所处的位置,与疟疾传播相关的地理特点(如水体、森林、海拔等),周边其他的人群居住地,医疗机构分布和交通设施状况和疫点处置的范围等内容,绘制疫点流行病学地图(纸质或电子地图)。疫点流行病学地图需根据疫点调查处置工作的持续推进而同步更新和完善。

3. 疫点分类[①]　发现病例后应快速识别疫点,并根据收集的疟疾流行情况,传疟媒介分布等内容对疫点进行及时分类。疫点的重新划分需基于定期的评估结果,通常在年终或传播季节末期开展。

活动性疫点:近1年有本地病例发生,具备疟疾传播条件。

残存非活动性疫点:近1～3年有本地病例发生但现阶段传播途径已被阻断。

已清除的疫点:超过3年没有本地病例发生。

4. 完善现场调查　在对疫点分类后结合各国消除疟疾工作要求,可视情况开展进一步的调查工作,以进一步明确病例传播范围,评估传播风险。

(1)传染源调查

1)需要进行传染源调查的疫点:当地存在传播媒介,流行病学个案调查和疫点近5年流行情况均无法排除本地感染可能,需要通过疫点调查补充证据。

2)调查对象和范围:在常住人口小于100人的疫点,对所有居民进行采

---

① 注:我国在疫点分类和处置中与WHO有所不同,请参考我国《消除疟疾技术方案(2011)》。

血;若疫点常住居民超过 100 人,则对病家、四邻及病家与可能媒介孳生地范围内居民(不少于 100 人)进行采血。

3)调查方法:采用镜检、RDT 或 PCR 对样本进行检测,镜检或 RDT 阳性按确诊病例进行上报、规范治疗和流行病学个案调查。仅 PCR 阳性则需要进行镜检、RDT 检测和流行病学个案调查补充病例判定依据。

(2)媒介调查

1)需要进行调查的疫点:疫点所在行政区近 5 年内没有媒介调查资料、出现疑似本地疫情等其他特殊情况的疫点。

2)成蚊调查方法:成蚊媒介种群调查采用诱蚊灯法,根据不同按蚊生态习性,必要时也可采用人帐法或人工捕获法。采用诱蚊灯法分别在病家周围室内外和可能的孳生地附近等地点布灯通宵诱蚊,调查需要至少连续 3 晚。采用人帐法分别在病家周围室内外设点,一般需要通宵诱蚊至少连续 3 晚。通过形态学方法对捕获按蚊种类进行初步鉴定。

3)幼虫孳生地调查:孳生地调查采用勺捕法,可在按蚊活动高峰时间内开展,每次调查应选取户外大中型水体(如:河流、池塘/水坑、湖泊、水渠等),且包括调查地的主要水体类型。

(3)疫点示意图

1)需要疫点示意图的疫点:需要通过疫点调查补充病例判定依据的疫点以及需要采取疫点处置措施的疫点(已出现传播的疫点和具备传播可能的疫点)。

2)疫点示意图重点内容:主要包括疫点与疟疾传播相关的主要地理特征、病家及四邻房屋的分布情况、病家周围主要媒介孳生地的方位和距离、近 5 年疫点病例分布情况和采取疫点调查(传染源调查和媒介调查)和处置的范围等。

5. 调查要求　规范的疫点调查步骤首先应明确疫点调查的起止时间,包括疫点各项干预措施实施的时间节点。例如,主动病例侦查应在 7 天内完成。现场调查结束后,应明确本地传播的范围、流行因素及疫点特征,并根据调查结果对疫点分类,制定合适的疫点处置方案。将个案调查表、疫点调查表、疫点内确诊病例记录表等资料复印并上报至国家疟疾项目办。调查人员还需与当地工作人员、社区领导、社区工作人员及其他相关人进行交流和访谈,了解与疫情相关的信息。疫点所在地相关卫生机构负责建立疫点登记册,调查所有疫点，留存调查报告，并及时更新。

6. 疫点处置　根据疫点调查结果对疫点进行分类后，对不同类型疫点开展相应的处置措施。

（1）活动性疫点

1）发热患者筛查：在疫点所在社区医疗卫生机构开展发热患者监测，采用镜检或 RDT 进行疟原虫检测，必要时可扩大范围。

2）居民人群治疗措施：出现本地原发病例的疫点，在一定情况下可选择对疫点全部居民采取清除可能传染源的措施，并对已出现间日疟传播的疫点，在下一个传播季节前，采用伯氨喹对疫点全人群进行抗复发治疗。

出现输入继发病例的疫点，对疫点重点人群（病例家属和四邻）采取清除可能传染源的措施（间日疟采用氯 / 伯八日疗法，恶性疟采用 ACT），并对已出现间日疟传播的疫点，在下一个传播季节前，采用伯氨喹八日疗法对间日疟或卵形疟疫点重点人群进行抗复发治疗。

3）媒介控制措施：疫点内采取杀虫剂室内滞留喷洒（IRS）措施，清除具有传染性的按蚊成蚊。

4）人群健康教育：结合疫点调查和处置，采用多种方式对疫点居民进行健康教育，重点提高当地居民自我防护和及时就医意识，避免露宿，提倡使用蚊帐、纱门纱窗等防蚊设施，支持与配合疫点调查和处置的积极性。

（2）残存非活动性疫点

1）媒介控制措施：在疫点重点范围（以病例家为中心，半径≥500 m）采取 IRS 措施，清除可能具有传染性的按蚊成蚊。

2）人群健康教育：同活动性疫点。

（3）已清除疫点：仅结合个案流行病学调查对疫点居民进行健康教育，提高疫点居民防蚊和就诊意识。

二、WHO 媒介控制与监测技术方案

有效的病媒控制计划可以为推动人类和经济发展做出重大贡献，2017年，WHO 发布了《2017—2030 年全球病媒控制对策》（*Global vector control response 2017–2030*，GVCR），并通过了一项决议，推动采用综合方法控制病媒传播疾病。该方法以综合病媒管理（integrated vector management，IVM）为基础,关注人的能力提升,加强基础设施和系统,改善监测,以及更好地协调跨行业疾病的综合行动。建设类的项目,例如灌溉农业、水电大坝建设、道路建设、森林清理、住房开发和工业扩张,都有可能影响病媒传播的疾病,因此,为部门间合作和采用基于杀虫剂以外的战略提供了机会。GVCR 的目标是通过有效的、适合当地的、可持续的病媒控制来减少病媒传播疾病的负担和威胁。

(一)传疟媒介按蚊控制策略与措施

媒介防制应以媒介生态学为基础,从实际情况出发,与社会经济发展紧密结合,以经济、安全和对环境无害为原则,针对不同蚊媒发育的不同阶段,因地、因时、因蚊种制宜,采用环境、药物、生物等综合防制措施,降低媒介种群数量与寿命,以达到控制流行、阻断疟疾传播的目标。长效药浸蚊帐和室内滞留喷洒是 WHO 推荐疟疾流行区采用的两类病媒控制核心措施。

1. 杀虫剂浸泡蚊帐或长效蚊帐

(1)长效 / 药浸蚊帐原理:睡觉时使用经过有效杀虫剂处理的蚊帐可以提供实体障碍并起到杀虫作用,从而减少蚊虫与人之间的接触。当这种蚊帐在一个社区的可及性和使用率很高时,大规模杀灭蚊虫可以对全体人群起到保护作用。

(2)适用范围:高流行区的全部村庄可采用杀虫剂浸泡蚊帐或使用长效蚊帐作为媒介控制措施,以减少人蚊接触,降低疟疾发病率。使用杀虫剂浸泡蚊帐或长效蚊帐的人群覆盖率以自然村为单位不得低于85%。

(3)长效蚊帐的选择和使用:WHO 目前推荐两种用途的长效蚊帐:

1)在大规模蚊帐发放中,推荐使用经其预认证审核通过的仅含有拟除虫菊酯的蚊帐。

2)在有抗拟除虫菊酯蚊媒的地区,推荐使用由拟除虫菊酯和增效剂如胡椒基丁醚(piperonyl butoxide,PBO)处理的蚊帐。PBO 的作用主要是抑制氧化酶,因此有单氧酶的杀虫剂抗性蚊媒地区,使用 PBO 更有效。该类蚊帐的缺点是成本较高,耐洗性较差,使用寿命较短。

由于传疟蚊媒习惯在夜间叮咬人类,因此长效蚊帐在夜间使用最为有效。长效蚊帐在室内和室外都可以使用,但需进行适当地悬挂。应避免在阳光直射下悬挂蚊帐,因为阳光会影响杀虫活性。

（4）长效蚊帐发放策略

1）社区首次全覆盖式发放长效蚊帐：通过无线电广播、海报和公开会议等进行社区动员。确保社区人群了解该活动，确保群众认识到持续使用长效蚊帐的重要性，并通过社区全覆盖式长效蚊帐发放活动获得免费蚊帐。

2）后续补充式发放长效蚊帐：保持社区长效蚊帐高覆盖率，在社区首次全覆盖式发放长效蚊帐之后，后续补充式免费发放长效蚊帐的渠道包括孕检诊所和扩大免疫接种诊所机构，同时通过中小学校（每年从一年级到七年级轮流）补充发放长效蚊帐。

在分发长效蚊帐时，必须优化覆盖范围，使个人和社区层面的效果最大化，并在流行环境中坚持使用。蚊帐发放后的监测是必不可少的，应报告其耐用性、使用情况和覆盖范围。应评估蚊帐使用对蚊媒的影响，如蚊媒数量、EIR 和行为，以及杀虫剂抗性，指导未来的分发策略。在人道主义紧急情况下分发长效蚊帐时，需考虑基础设施、交通、后勤保障和相关资源，这些因素可影响采购和分发蚊帐的可行性和成本。

（5）旧蚊帐的处理：应适当处理和处置旧蚊帐，减少对人类和动物健康以及环境污染的风险。长效蚊帐的使用寿命为 3 年。在使用 3 年后，如没有替代蚊帐，无论蚊帐的状况如何，都应建议使用者继续使用原有蚊帐。仅在以下情况下建议回收旧蚊帐：①已保障社区的蚊帐供应，即分发新的驱虫蚊帐以取代旧的蚊帐；②采用环保手段安全处理旧蚊帐。较推荐的做法是将驱虫蚊帐及其外包装可在高温炉中安全焚烧，但不应在露天焚烧，露天焚烧可导致二噁英的释放，有害人类健康。在缺乏适当设施时，应将蚊帐掩埋在远离水源、不透水的土壤中。应告知长效蚊帐的使用者，勿将蚊帐丢弃在任何水体中，因为蚊帐上残留的杀虫剂可能对水生生物有毒。

2. 杀虫剂室内滞留喷洒

（1）室内滞留喷洒原理：采用滞留喷洒主要是为了毒杀夜晚侵入室内吸血的媒介按蚊，从而减少或阻断疟疾的传播，来达到防治或控制疟疾的目的。这主要是通过缩短媒介按蚊的寿命（生理年龄）及减少媒介按蚊种群的数量来实现的。

（2）适用范围：疟疾流行区经调查确认主要传疟媒介具有室内栖息或室内吸血习性，媒介对所选杀虫剂尚未产生抗药性。

高等流行区（带虫发病率 API＞5/1000 或流行率 PP＞1%）：居民区开展

地毯式室内滞留喷洒。

中等流行区：开展靶向室内滞留喷洒。即对特定热点村庄居民区开展地毯式室内滞留喷洒。

低等流行区：对散发病例（活动性疫点）及其邻居的房屋和畜舍开展焦点式室内滞留喷洒。

（3）杀虫剂的类型：WHO 建议根据当地蚊媒对杀虫剂的敏感性，选择经 WHO 认证的杀虫剂进行喷洒。目前，根据用于室内滞留喷洒的杀虫剂配方在病媒中的主要目标部位，有钠通道调节剂、乙酰胆碱酯酶抑制剂和烟碱型乙酰胆碱受体竞争性调节剂三种作用方式，共分为五大类：

1）拟除虫菊酯类：高效氯氟氰菊酯、溴氰菊酯、氰戊菊酯、乙丙菊酯、联苯菊酯。

2）有机氯（如 DDT）。

3）有机磷类：马拉硫磷、杀螟丹、甲基吡蚜酮。

4）氨基甲酸酯类：苯敌克星、丙溴磷。

5）新烟碱类药物：氯噻尼丁。

上述五大类杀虫剂所制成的室内滞留喷洒产品，除 DDT（已被列为持久性有机污染物，未通过 WHO 预认证）外，均已通过 WHO 的预认证。

（4）室内滞留喷洒技术操作：在疟疾持续传播的地区，应保持室内滞留喷洒的最佳覆盖率。建议在每年传播高峰期前进行喷洒。喷洒后，应监测其滞留情况。具体杀虫剂室内滞留喷洒技术操作规范见附录四。

3. 室内滞留喷洒和药浸蚊帐 / 长效蚊帐适用条件与可推广性　室内滞留喷洒和长效蚊帐两种核心防治措施仅适用于针对内食和内栖型的媒介按蚊控制，且需媒介尚未产生相应的抗药性。而全球高传播能量的传疟媒介种类大多具有内食和内栖的习性。

药浸蚊帐 / 长效蚊帐具有安全、有效、简便、快捷和经济的优点，深受抗疟人员以及防治区居民的欢迎。相对而言，实施室内滞留喷洒的主要障碍是社区接受度较低。由于喷洒要求户主允许喷洒人员进入房屋，并在喷洒前将个人物品从屋内取出。此外，一些杀虫剂配方会在喷洒的表面留下残留物。长期重复、频繁地对房屋进行喷洒，易导致房主拒绝配合。因此，必须制定信息、教育和交流（information education communication，IEC）策略，让社区了解情况，充分支持和配合喷洒。

鉴于疟疾流行国家的资源有限,WHO 建议将高质量地采取一种媒介控制措施,而不是在同一地区同时采用两种措施。如有足够资源,再考虑将两种干预措施结合起来进行抗药性预防、缓解或管理。

(二)传疟媒介按蚊种类、密度及抗性监测

媒介按蚊监测是疟疾监测的重要内容,其目的在于了解当地按蚊的种类、生态习性、传疟作用以及杀虫剂的抗药性水平等,为制订疟疾防治措施提供依据,并对媒介防制措施的效果做出正确评价。WHO 按蚊种类、密度监测方法较多,如:人工小时法、帐内捕蚊法、宿主诱捕法(人诱和动物诱法)、灯诱法、窗阱诱捕法等方法。按蚊监测分成蚊监测和幼虫监测,但为监测工作方便执行,通常对成蚊进行监测。传疟按蚊成蚊密度监测常采用 CDC 诱蚊灯法、诱蚊桶法和人诱法(帐篷法以保护监测人员免受蚊虫叮咬),抗性监测使用 WHO 推荐的成蚊接触筒法。

1. 疟媒介按蚊种类、密度等监测

(1)现场监测

1)监测点选择:监测点选择 3 户作为哨点。按照村内疟疾风险高中低,每层各选 1 家靠近按蚊孳生地的住户。要求其房屋结构特征具有代表性,屋檐或窗户至少 1 处无纱窗封闭,且至少有两间卧室,居住人口数不少于 3 人。

2)监测频次:蚊虫活动每月开展监测工作不少于 2 次,相邻两次的测定时间间隔不少于 10 天。

3)监测方法:CDC 诱蚊灯、诱蚊桶和诱蚊帐篷设置于同一住家。CDC 诱蚊灯设置于室内用于捕捉室内觅血按蚊;2 只诱蚊桶分别设置于室内和室外,同时诱捕室内、外栖息按蚊;诱蚊帐篷设置于室外院子里,志愿者睡帐篷内作为诱饵,诱捕室外觅血按蚊。3 种方法同步进行监测,从而获得室内外按蚊叮人率,以及分析按蚊栖息习性。

① CDC 诱蚊灯法:卧室内悬挂 1 台 CDC 诱蚊灯,当晚要求有人睡在经药浸处理蚊帐下,诱蚊灯悬挂在靠近床尾端蚊帐旁。诱蚊灯光源离地 1.5 m。日落前 1 小时接通电源,开启诱蚊灯诱捕蚊虫,直至次日日出后 1 小时。密闭收集器后,再关闭电源,将集蚊袋取出,乙醚麻醉或处死,鉴定种类、性别并计数。分别将每台灯每晚的监测结果。统计与计算密度指数。

②诱蚊桶法:1 只诱蚊桶(诱蚊桶是 20 L 的塑料桶,内壁衬有黑布,桶里

放一小块湿布,增加湿度)放置于哨点另一卧室内,另 1 只诱蚊桶放置于距离房间约 5 m 荫蔽的植被层里。日落前 1 小时开始诱捕蚊虫,直至次日日出后 1 小时,盖住桶顶。用吸蚊器收集诱蚊桶内的蚊虫。乙醚麻醉或处死,鉴定种类、性别并计数。分别记录每晚的监测结果。

③诱蚊帐篷法:蚊帐篷将设置在哨点房屋外院落里,志愿者睡在帐篷内作为诱饵。诱蚊灯、诱蚊桶和诱蚊帐篷同步监测。

(2)蚊虫样本储存与实验室检测:实验室里,所有的蚊虫都进行形态鉴定,分类为雄性或雌性,以及按蚊种团,库蚊属或者伊蚊属。按蚊将被分装成单个储存,其他蚊种将被集中储存。硅胶干燥,室温下保存,以便之后进行 PCR 和酶联免疫吸附试验。所有的计数数据将记录在标准的纸质表格上,然后将数据录入标准化的数据库中。根据需要选取一定比例的按蚊运送到主实验室进行 PCR 和 ELISA 检测(图 2-5)。

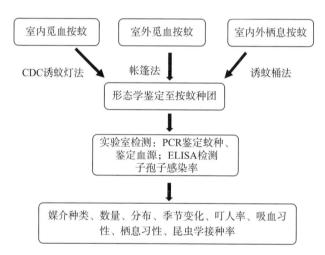

图 2-5　按蚊监测流程图

(3)数据分析

1)按蚊密度:室内密度(D)= 雌性按蚊数量 ÷ 户数 ÷ 夜数

2)按蚊昆虫学接种率:昆虫学接种率 = 感染孢子虫的雌蚊数 ÷ 诱蚊者数 ÷ 年 / 月 / 日

3)不同按蚊吸血及栖息习性:

室内诱蚊桶按蚊密度(D)= 雌性按蚊数量 ÷ 户数 ÷ 夜数

室外诱蚊桶按蚊密度(D)= 雌性按蚊数量 ÷ 室外诱蚊点数 ÷ 夜数

室内叮人率 mbr(i)=雌性按蚊数量 ÷ 室内诱蚊者数量 ÷ 采集时间=咬伤/人/h

室外叮人率 mbr(o)=雌性按蚊数量 ÷ 室外诱蚊者数量 ÷ 采集时间=咬伤/人/h

2. 传疟媒介抗药性监测　为方便监测工作的执行,通常采用 WHO 推荐的成蚊接触筒法分别测定按蚊成蚊的抗药性。WHO 推荐了 4 类(有机氯、有机磷、氨基甲酸酯、拟除虫菊酯 9 种杀虫剂)杀虫剂用于按蚊抗药监测,不同杀虫剂剂量及接触时间参考表 2-4。

表 2-4　WHO 推荐的几种杀虫剂对成蚊的区分剂量

杀虫剂类型	杀虫剂	区分剂量
有机氯	DDT	4%（1）
	狄氏剂	0.4%（1）
有机磷	杀螟硫磷	1%（2）
	DDVP	—
	马拉硫磷	5%（1）
氨基甲酸酯	残杀威	0.1%（1）
拟除虫菊酯	高效氟氯氰菊酯	—
	氯菊酯	0.25%（1）
	溴氰菊酯	0.025%（1）

（1）监测传疟按蚊种类:当地优势传疟按蚊,一旦选定,应持续监测。

（2）监测按蚊来源:选择监测县(区)辖区内高中低 3 类流行区,在当地有代表性的区域(如东、西、南、北、中不同方位,或者某一个特定区域),根据蚊虫的吸血活动、栖息和孳生环境采集蚊虫。移入实验室饲养,进行抗药性测定。不同年度间抗药性监测试虫采集点应相对固定。

（3）监测频率和时间:至少每两年开展一次抗药性监测。各类试虫应在其活动高峰期采集。

（4）按蚊抗药性测定方法

1）成蚊抗药性测定操作:把复筒与隔板连接,用吸蚊管取 20～30 只羽化后 3～5 天的健康雌蚊（中华按蚊用采自野外的健康雌蚊）放入恢复筒中，平行放置 15 分钟，剔除不健康蚊虫。在隔板另一面装上已衬贴药纸（可自制、购买，或由 WHO 提供）的接触筒（图 2-6）。使恢复筒在下面，竖直放置，轻轻拍打使蚊虫聚集于恢复筒底部，然后瞬间把隔板抽开，颠倒接触筒与恢复筒位置，将恢复筒内蚊虫轻吹入接触筒，迅速关上隔板。将筒平放，即开始计算接触时间。

世界卫生组织（WHO）推荐使用的接触筒：每两个筒组成一套，一个用浸药滤纸衬垫于其内壁作为接触筒，另一个作为蚊虫接触药纸后恢复饲养的恢复筒。两个筒用有机玻璃制成，筒长 12.5cm，直径 5cm，一端用尼龙纱封口，另一端有几圈外螺纹。两个筒由一白色不透明的有机玻璃方隔板连接，隔板边长 77cm，厚约 0.5cm，中间有直径 5cm 的圆孔和高 1cm 的边圈（有内螺纹），隔板中间装有 1 块活动抽板，抽板长 15cm，开有直径 4.5cm 的圆孔，拉动抽板可使隔板两侧的圆筒封闭或打通（图 2-6）。

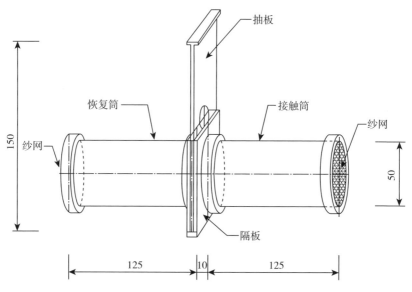

图 2-6　蚊接触筒示意图

注 1：图中尺寸单位为 mm，材料为钢化有机玻璃。
注 2：主要做法：接触筒和恢复筒一端为 1mm 钢丝纱网，一端与隔板相连，通过内外丝与筒连接；抽板夹在隔板中间。抽板高 150mm，宽 60mm，下部预留直径 45mm、15mm 回孔。
图源：GB/T 26347—2010《蚊虫抗药性检测方法　生物测定法》

2）试虫死亡的判断标准：试虫完全不动，或仅躯体、足、翅或触角等震颤而无存活的可能性,视为死亡。若对照死亡率超过 20%,试验视为无效,重新测定。测试结果记入表。

3)结果用死亡率表述:死亡率 =(死亡虫数 / 试虫总数)× 100%

对照组死亡率小于 5% 无须校正,对照组死亡率在 5%～20% 之间,用 Abbott 公式进行校正。

校正死亡率 =(处理组死亡率 – 对照组死亡率)/(1– 对照组死亡率)× 100%

抗性水平判断标准:在诊断剂量下蚊虫的死亡率在 98%～100% 表明其为敏感种群;死亡率在 80%～98%(不含)表明其为可能抗性种群;死亡率<80% 表明其为抗性种群。

3. 中国与 WHO 传疟媒介按蚊监测的差异性　WHO 文件全面介绍全球常用的按蚊种类、密度监测方法,方法较多,但实际监测常根据工作需要选择监测方法。我国经长期调查,已明确全国传疟按蚊种类、分布、生态习性及传疟作用。因此,目前我国按蚊常规监测重点放在密度监测和杀虫剂抗性监测。撒哈拉以南的非洲是疟疾重点流行区,由于当地按蚊的种类繁多、时空分布复杂、生态习性多样、传疟作用差异显著,为更好地制订当地疟疾防治措施,除进行种类、密度监测外,常涉及传疟按蚊生态习性、传疟作用等方面的调查监测。按蚊抗性监测方面全球多采用 WHO 推荐的成蚊接触筒法。

4. 适用条件与可推广性　国际上传疟媒介按蚊种类、密度常用的监测方法较为成熟,我国传疟媒介按蚊监测方法与 WHO 推荐方法大同小异。但我国使用的捕蚊诱蚊灯通过添加气味引诱剂(如碳酸氢氨、乳酸),长波紫外线光源及采用倒置光陷阱设计,增强了蚊虫收集的能力,其捕蚊效果明显优于美国 CDC 诱蚊灯,而且价格便宜优势,我国开发的双层叠帐设计人性化,通风透气好,收放简单方便,价格便宜,今后可在发展中国家可推广使用。

三、人群预防技术方案

(一)监测与响应

1. 病例发现与报告　准确识别疟疾病例并及时报告的能力是衡量一个国家或地区疟疾监测系统敏感性和当地疟疾防控能力高低的重要指标,也是实施消除疟疾行动的能力基础。

病例发现：消除疟疾工作中监测系统发现疟疾病例主要通过以下 3 种方式：

1）被动病例侦查（PCD）：PCD 是指对前往医院就诊的患者（发热患者为主）开展疟原虫检测发现疟疾病例。PCD 一般作为常规诊疗服务提供给公众，临床上发现的疟疾病例一般都是医疗卫生机构通过 PCD 发现。PCD 在医疗资源可及性较好的地区可促进疟疾患者早诊断，防止重症病例的发生。

2）主动病例侦查（ACD）：ACD 是指卫生工作者在社区高风险人群中开展病例筛查发现疟疾病例。ACD 在消除疟疾中扮演非常重要的角色，主要用于发现未被 PCD 识别的疟疾病例和无症状感染者。与 PCD 比较，ACD 需要付出额外的工作量以发现未在医疗卫生机构就诊的疟疾病例。这些人群未就诊的原因可能有：居住在医疗卫生机构可及性较差地区的居民，无法享受常规卫生服务的移民和难民，以及无症状感染者等。ACD 通常首先通过症状筛查筛选出疑似病例，然后对疑似病例进行实验室检测以确诊。当 ACD 在低流行地区或者作为专项调查实施时，其主要目标是对特定风险人群时，可以省略症状筛查步骤。ACD 对于检测间日疟有一定的局限性，这是因为现有的检测手段难以识别出间日疟原虫有肝内期休眠子（迟发型子孢子）。因此在亚热带地区或温带地区等间日疟季节性流行地区需在相应的季节加强病例检测以保证及时发现复发病例和可能延迟发病的初发病例。

3）响应式主动病例侦查（RCD）：RCD 是对 PCD 或 ACD 发现病例的主动响应，主要通过在 PCD 或 ACD 确诊本地或输入病例后，通过流行病学调查确定风险人群，然后对风险人群开展疟原虫检测发现疟疾病例。RCD 基本原理如下：在低流行区疟疾病例往往呈高度聚集，因此只要出现 1 例本地病例，势必会有更多的病例出现，在这种情况下 RCD 是发现其他病例成本效益较高的措施。

2. 监测与信息报告　疾病监测是指通过长期、连续、系统地收集、核对、分析疾病相关的数据，解释、分析、研究疾病的动态分布和影响因素，并将信息及时上报和反馈，运用在公共卫生的策略和措施的制定、实施和评估中。疾病监测通常依托国家卫生信息系统（HMIS）开展。HMIS 是一个国家卫生系统构成的六要素之一，监测是 HMIS 的重要组成部分。一套完善的监测系统包括了组织保障、监测对象、监测内容、监测方法、数据分析、物资设备、人力资源、后勤设施等内容。这些内容缺一不可，任何一方面的不足都会严重限制监测工作的有效性。

（1）监测系统应具备的基础条件：由于各国家消除疟疾工作进程不一样，因此在不同国家，应根据其疟疾流行情况和消除疟疾工作进展，选择不同的监测重点、内容、频次和干预措施。如在疟疾流行严重的国家，其主要目标是减轻疾病负担，要求其对每一例疟疾病例进行逐一调查是不切实际的，其监测工作的重心应为从常规卫生信息系统中获取数据，从人口学水平上分析疫情。

（2）监测系统的基本要求：在监测工作开展之初的重点是要保障高质量的数据。要获得高质量的数据，其监测系统应具备以下基本条件：

1）能对所有疑似疟疾患者进行病原学诊断。

2）能根据监测结果对病例进行正确分类，并按照国家疟疾计划推荐的抗疟药进行治疗。

3）能保证疟原虫镜检和 RDT 检测工作的质量。

4）能保证承担监测任务的医疗卫生机构报告的资料和数据的连续性和完整性。

5）建立了完善的监测系统质量控制机制。

6）建立了分析和反馈监测数据的机制，使监测数据能用于对疫情的响应和干预效果的评估。

（3）监测系统的质量控制：随着消除工作的推进，疟疾病例可能会呈下降趋势，对每个病例的追踪和管理工作将越来越重要。因此对病例的报告频次要求也需从每月到每周，到最后接近实时状态。在进入消除阶段时，监测系统应实现对每一个报告病例的预警、调查、追踪和响应。在消除疟疾的任何一个阶段，对于一个监测系统质量控制的重点内容包括：

1）确保监测系统的所有核心和支持功能没有缺失。

2）能追踪任何医疗卫生机构报告的信息并评估其及时性。

3）能收集已开展调查的病例和疫点占所有报告病例的比例。

4）对缺失、不完整和延迟的报告能进行追踪和补充。

5）能对报告的数据进行审核。

6）能对及时完成数据报告的卫生机构提供正反馈。

7）收集的数据有较好的完整性和准确性。

8）有完善的人员培训机制。

9）有充足的物资和后勤保障。

（4）人力资源：监测系统运行的基础是有足够为其服务的社区卫生工作

者。工作人员须进行定期的培训和考核,并给予其积极的反馈或回报以提高其工作效率和质量。在监测报告系统的每个环节上都必须对基础设施和人力资源进行足够的投入,以维持监测系统的运行和维护,并有效地利用收集的信息对防控措施进行决策。随着各国疟疾疫情的下降,监测工作的强度和频次需要随之增加。监测工作将从疫情汇总报告转变为个案报告和分析。个案调查需要更为专业的现场工作组,调查人员需具备高水平流行病学、统计学和计算机技术方面的能力。各国应通过对报告数据的反馈和沟通协调,确保非政府组织和私立部门也纳入监测系统。

3. 监测系统的构架 一个国家或地区的监测系统应覆盖所有公立、私立卫生机构。监测系统一般采用自下而上的上报流程,数据逐级审核。数据从最基层的私立和公共卫生机构收集,自下而上地逐级上报汇总,同时由上至下对数据分析结果进行反馈,以便干预措施的及时开展(图 2-7)。

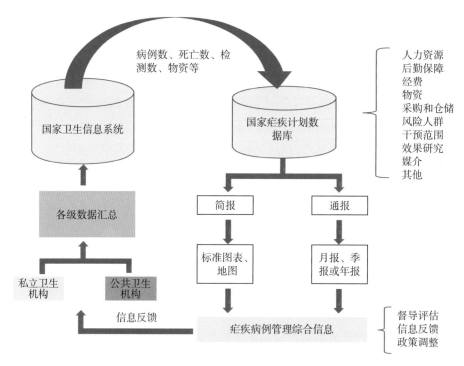

图 2-7 国家疟疾监测系统架构

图源:Malaria surveillance, monitoring & evaluation.Geneva:World Health organization; 2018
(https://apps.who.int/iris/handle/10665/272284.accessed 16 April 2021)

4. 监测内容　一个完善的监测系统应该覆盖涉及疟疾传播的每个环节，包括疟疾病例、传疟媒介、易感人群的各方面因素。WHO 推荐的监测内容包括：疫情相关信息、实验室检测、暴发疫情信息、媒介种群与密度、媒介对杀虫剂敏感性、疟原虫对药物敏感性和抗性等内容。监测系统中对监测病例的定义在不同的流行地区可以不同。如在高流行地区可以将临床诊断病例纳入监测系统。

5. 监测数据管理

（1）数据记录：监测系统收集的数据需要有稳定可靠的保存方式。WHO 的指南里提供了一系列的表格供参考，各国家或地区可根据自身实际情况对其进行修改或补充。疟疾监测系统最好是集成到 HMIS 系统中，以确保其可持续。所有收集的数据建议电子化存档保存。

（2）数据报告：监测系统要求所有私立和公共卫生机构都能准确及时地对发现的每一例疟疾病例进行报告。监测系统需具备能获取所有卫生机构的地理坐标将其在地图上标注的能力。监测数据需按照国家疟疾防控规划的要求周期性上报。社区工作者收集的数据和卫生机构的数据应该分别上报，避免数据的重复导致疫情分析错误。随着病例的减少，数据汇总到国家中心数据库的频次在进入消除疟疾阶段前应达到每周汇总，进入消除阶段后达到每日报告并汇总。各国或地区的监测系统可以借助开源软件 DSIS2（https://www.dhis2.org/）以及智能电话、平板电脑和电脑等设备达到实时监测和反馈的目标。

（3）数据分析：对监测的数据的分析和利用是监测系统的重要组成部分。通过对疟疾发病率、空间和时间等方面的趋势分析，可以发现暴发疫情，评估防控工作进展，并对干预措施的效果和监测系统的质量进行评价。电子信息化的监测系统还应具备基础的自动统计分析功能，例如采用类似仪表盘的界面分析疫情的关键指标和趋势。

（4）数据利用：监测获取的高质量的数据和分析结果，可用于国家疟疾防控政策、策略和方案的修订。WHO 推荐疟疾监测系统中的关键指标包括：过程指标（抗疟产品的数量和分布等），输入指标（室内滞留喷洒、长效蚊帐等），中间指标（媒介控制措施效果）和结果指标（疟疾发病率、病死率等）。

6. 监测系统预警和响应　监测系统应具备对疟疾流行环节数据和指标进行整理分析后，识别出当地疟疾流行趋势，对潜在的暴发风险或流行进行预警,识别疟疾流行和暴发的能力。预警系统主要依靠气象数据、病例数的变化、人群流动、传疟媒介数据等相关指标进行分析预测。

7. 与中国相关资料的异同　中国自 2005 年建成并启用了"国家传染病疫情信息报告管理系统",中国对疟疾病例的监测和报告工作主要依托该系统。经过多年的发展,该系统已深入中国每一个角落,建立了覆盖到乡镇级的电子信息系统。而 WHO 制定的监测系统指南更多的是以非洲、东南亚等国家的卫生资源现状为基础。更多的是为指导这些国家建设基础的监测系统提供指导意见(表 2-5)。

表 2-5　中国消除疟疾阶段与 WHO 疟疾监测系统基本要求的异同

	中国	WHO	备注
监测平台	国家传染病疫情信息报告管理系统	国家卫生信息系统	
基层报告单位	各级医疗卫生机构	各级医疗卫生机构和社区工作者	我国疫情报告主要通过临床医疗机构上报,在非洲部分国家疟疾疫情数据收集有医疗机构和社区两条途径
上报形式	填写每个病例的传染病报告卡,并以电子表格形式录入报告系统	根据各国现状,推荐了不同的上报形式	在非洲、东南亚等部分国家,基层数据收集以纸质表格汇总上报
上报时限	"1-3-7"工作规范	参见"图 2-5"	
数据反馈	全国疟疾疫情数据每周通报	参见"图 2-5"	

(二)暴发与处置

疟疾暴发疫情在具备疟疾传播条件的疟疾低流行区或历史疟疾高流行区均可能发生。暴发疫情尤其对儿童、孕妇、营养不良人群和多重感染(如人类免疫缺陷病毒(human immunodeficiency virus,HIV)患者会造成严重的危害。对暴发疫情的调查和处置是疟疾防控工作的重要组成部分。

1. 暴发预警　对暴发疫情的预警和快速反应是暴发疫情调查和处置的重要内容。但是在疟疾流行国家和地区精确定义疟疾暴发的阈值是一件很困难的事。WHO 开发了一个暴发阈值计算器,可根据当地 5 年或更长的历史数据来对暴发阈值进行估算。但是在紧急情况下很难获得足够的数据进行精确的计算。在没有足够可用的历史数据时,如果在某一地区与前几周或数月的疫情数比较,当地出现疟疾病例数显著增加,检测阳性率上升,病死率上升,发病率异常或突然增加的情况,就应意识到是否出现了暴发疫情。与其他疾病暴发相比,疟疾暴发持续时间更长,基于当地自然环境一般会持续 3～4 个月或者更长。

2. 制定应急预案　在疟疾暴发疫情出现前,当地政府、非政府组织、各类医疗卫生机构、国际合作部门之间需进行良好的沟通协调,制定完善的应急预案为可能到来的暴发疫情做好准备。应急预案应包含以下主要内容:

(1)明确适用范围。

(2)对病例和疫情的定义。

(3)疫情分级标准。

(4)应急响应参与人员的组织体系与职责。

(5)应急响应的启动条件和程序。

(6)疫情的分级处理原则和措施。

(7)响应级别的调整和终止条件和程序。

(8)相关机构和部门的职责。

(9)总结评估。

3. 暴发疫情现场调查　暴发疫情现场调查的主要目的是查明疫情暴发原因,采取控制措施,阻止疫情进一步发展,终止其暴发或流行。现场调查通常分为以下十个步骤:

(1)组织准备:组成现场调查组,明确调查目的和具体任务。现场调查组应由相应的专业人员组成,一般应包括流行病学、实验室和临床医学等专业人员,必要时还应增加其他卫生专业和管理人员。在非洲和东南亚等地区,当地的非政府组织、国际合作机构和卫生志愿者也是调查组的重要组成。

现场调查组在出发前应准备必要的资料和物品,一般包括:相关调查表、调查器材、便携式 GPS 仪、采样设备和试剂、疟原虫快速检测试剂条、镜检设备和耗材、现场联系资料(联系人及电话)、电脑、通信设备、相机和个人防护用品(驱蚊制剂、蚊帐等),合适的交通工具对于现场调查也必不可少。

(2)核实诊断:核实诊断的目的在于排除医务人员的误诊或实验室检验的差错。核实诊断可以通过检查病例、查阅病史及核对实验室结果开展。首先收集病例基本情况,如年龄、性别、地址、职业、发病日期,对疫情做简单的描述。其次收集病例症状、体征和实验室资料和当地传疟媒介种群和密度相关资料。最后根据临床表现、实验室检查、传疟媒介与流行病学资料结进行综合的分析做出判断。

(3)确定暴发或流行的存在:疟疾暴发疫情的早期干预至关重要,因此对在监测中发现的可疑的疟疾暴发应尽早开展调查。调查的目的是确认暴发的存在,以便决策者对是否有必要启动预案或扩大疟疾干预措施的规模(例如延长诊所的开放时间,加强病媒控制)做出正确的判断,并区分真正的暴发和正常的季节性变化。使用三间分布描述疟疾疫情的流行现状,有助于快速核实暴发疫情。

1)现场核实:确认暴发,首先要做的是开展现场调查。如调查询问本季节的疟疾病例数是否异常,最近是否有大规模的人口流动,疟疾的病死率或住院人数的变化等内容。评估的核心目的是确定是否有证据表明发病率和病死率的增加,同时在条件允许的情况下,推荐在当地开展疟疾检测和救治能力的快速评估,以明确当地卫生条件是否能够应对疟疾病例的快速增加。同时现场调查人员需寻找当地疟疾传播强度增加或者有大规模非免疫人群进入传播地区的证据。传播强度的增加一般情况下由传疟媒介数量增加导致,因此需在当地选择合适的区域开展媒介调查,以确定潜在的新媒介孳生地。在当地发热人群中开展疟原虫筛查,也能快速核实疫情暴发。

2)暴发的鉴别:值得注意的是,可能由于当地卫生事业的不断发展,获取的疟疾数据会误导调查者,导致错误预警。例如,由先进的疟疾监测系统或免费的检测活动可导致发现的疟疾病例数增加。这种情况下病例数字的增加虽然是真实的,但可归因于病例发现手段的改善而不是疟疾传播强度增加。因此,在调查潜在疾病暴发时应尽可能多地了解当地情况,对其综合分析以确定疟疾暴发原因。

（4）建立病例定义：现场调查早期,建议使用"宽松"的病例定义,以发现更多的病例。例如在检测仪器和设备匮乏的偏远地区,根据初步调查情况将病例的定义为一定时间范围内全部有发热史的患者。对所有被调查对象必须运用同一种诊断标准并保证没有偏倚。

（5）核实病例并计算病例数：核实病例的目的在于根据病例定义尽可能发现所有可能的病例,并排除非病例。通过加强已有的被动监测系统,或者建立主动监测系统,提高发现能力。发现并核实病例后,可将收集到的病例信息列成一览表,以便进一步计算病例数量和统计分析。

（6）描述性分析：暴发疫情和控制措施进行科学的描述和分析,是控制疟疾暴发疫情的重要手段,特别是确定疫情的开始的时间节点和范围。暴发疫情分析的主要内容包括：

1）与当地卫生机构和其他合作伙伴沟通交流,了解当地的基本情况,疟疾流行情况等内容。

2）分析流行病学调查中获取的数据。

3）获取当地疫情监测系统中的数据。

4）对疟疾疫情进行三间分布的描述,按照人群和地理区域进行风险评估,快速找到高风险人群和地区。

5）绘制疟疾流行曲线展示每周病例数和暴发的演变。定期更新数据,根据传播季节分析暴发是否达到高峰以及现有的干预措施是否有效。

（7）建立并验证假设：假设是利用以上步骤获取的信息来说明或推测暴发的来源,通常会考虑多种假设。在疟疾暴发中常见的暴发原因主要从其传播的三环节来推测,如：因医疗资源的匮乏大量现有病例无法得到及时治疗,传染源增加而导致的暴发,当地气候的异常变化导致当地传疟媒介密度快速增加而导致的暴发,短时间内大量的非疟疾流行区外来人口进入引起易感人群增加而导致的暴发等。

（8）采取控制措施：暴发疫情一旦核实,所有的政府部门、非政府组织和国际合作机构等应通力合作应对疫情暴发,共同制定适应当地的控制策略。在疟疾暴发疫情控制中首先要做的是根据当地的基础设施和卫生资源选择合适的诊断方法,根据当地流行的疟原虫选择合适的抗疟药物,加强疟疾病例的管理、医院监测。在条件允许的情况下,还应采取媒介控制措施。如果当地卫生资源有限,应秉持先抢救生命的原则,将工作的重心向病例的救治倾斜。控制策略的制定主要依托于当地受威胁的主要人群和高风险人群,疟疾病死率,不同地区的感染率,现有的卫生设施情况,卫生设施的可及性等信息。WHO 指南中对暴发疫情控制措施有以下建议:

1)暴发疫情中疟疾病例治疗:当地设立充足的医疗点,为疟疾患者提供规范的抗疟治疗,并对病例实施规范的管理防止传染源流动。通过延长医疗点的工作时间,减免治疗费用等手段消除卫生服务障碍,确保尽可能多的患者得到治疗。根据当地实际情况可考虑对儿童和孕妇进行预防性治疗。开展主动病例侦查,发现潜在的病例。如果当地没有足够的诊断设备和试剂,可以开展基于发热症状的主动侦查。在特殊情况下,通过专家研讨评估在当地开展大规模人群服药(massive drug administration,MDA)的可行性。在实施 MDA 时应充分咨询疟疾专家的意见,还应考虑 MDA 增加疟原虫抗性的风险。

在暴发疫情处置中,所有的实验室疟原虫检测阳性的患者都应立即接受治疗。在病例较多的情况下,由两人组成的团队采用 RDT 检测,每日可准确筛查 200 名患者。在人员和试剂都缺乏的地区,临床诊断可能是唯一的选择。在这种情况下,一旦确认暴发疫情是由疟疾导致的,就需对临床诊断进行准确的定义,以避免对过多的非疟疾病例进行治疗。尽管对未开展病原学确诊的病例进行治疗可能导致医疗机构的负担加重,但这是应急状态下降低疟疾死亡率的有效措施。在确认了疟疾暴发后,医院发热患者为疟疾患者的可能性很大,在考虑到当地人员和物资的限制后,症状治疗也是合理的。但在采用症状治疗的过程中,也应对一定比例的临床诊断患者进行 RDT 检测或者显微镜检测,以追踪疟疾疫情的变化趋势,确定暴发是否处于持续状态,避免过度治疗。在健康人群中进行 RDT 筛查也是评估暴发持续强度的有效手段。

2)媒介控制:虽然在暴发疫情处置中,病例的治疗是首要措施。但防止新病例的持续出现也至关重要。防止新病例发生的主要有效干预措施是传疟媒介的控制,如 IRS、LLIN 等。在重点地区实施媒介控制措施,可大幅度降低人群被感染的风险,挽救生命。在暴发疫情发生前或者疫情发展初期引入媒介控制措施,其成本效益是最大的。媒介控制措施中成本效益最高的是 IRS 和 LLIN。如果媒介控制措施引入太迟,可能达不到最佳效果。因为 LLIN 必须在当地居住人群达到 80% 以上的覆盖率才能影响疟疾的传播,IRS 要求至少覆盖当地 80% 的房屋才能切实有效。暴发疫情中疟疾病例的高峰通常发生在当地媒介能量达到峰值后的几周内。IRS 需要一定的时间来动员和配备物资,因此 IRS 可能不是基础设施较差地区疫情暴发时的最佳选择。LLIN 可以在覆盖率高的地区起到较好的控制传播效果,在覆盖率较低的地区仅为在蚊帐下睡觉的人提供保护,在疟疾传播控制方面的效果极小。

(9)完善现场调查:完整、准确地评价暴发疫情的特征,需发现更多的病例,准确评价流行强度,可能需要开展更详细的调查和研究。完善现场调查最重要的措施是提高病例鉴定的敏感性和特异性,以及得到真实的受威胁人群信息。通常在现场调查中需要基于不同的目的开展多次、多类型的调查以得到更多的信息。

(10)总结和报告　调查工作的最后一项任务是撰写一份书面报告,记录调查情况、结果及建议。现场调查工作书面总结报告一般包括:初步报告、进程报告和总结报告。

初步报告是第一次现场调查后的报告,包括进行调查所用的方法,初步流行病学调查和实验室结果、初步的假设以及下一步工作建议等。

随着调查的深入和疫情的进展,还需要通过进程报告及时向上级汇报疫情发展的趋势、疫情调查处理的进展、调查处理中存在的问题等。

在调查结束后一定时间内,及时写出本次调查的总结报告。内容包括暴发的总体情况描述,引起暴发或流行的主要原因,采取的控制措施及效果评价、应汲取的经验教训和对今后工作的建议。

4. 中国相关资料的异同　WHO 疟疾文献中对疟疾暴发疫情的处置内容很少,中国的暴发疫情处置预案也是 2006 年原卫生部《疟疾暴发疫情应急处理预案(试行)》,之后未有更新。因此在此部分内容主要参考 2013 年 WHO 发布的 *Malaria Control in Humanitarian Emergencies* 中部分内容,并结合我国预案和现场流行病学教材中的内容编写(表 2-6)。

表 2-6　中国与 WHO 疟疾暴发疫情处置的比较

项目	中国	WHO	备注
暴发疫情定义	（1）1个月内发现5例及以上输入性病例（2）1个月内出现有流行病学关联2例及以上来源不明病例（3）出现输入继发病例	（1）根据历史数据计算当地疫情暴发阈值判断是否暴发（2）根据监测系统收集的病例数和媒介变化情况判断	我国现阶段已经没有疟疾本地病例，因此对暴发疫情的预防和处置重心在输入性病例的防控
策略和措施	以监测和防止输入性病例再传播为主要策略，以病例搜索、病例治疗、媒介控制和健康教育为主要处置措施	以控制疫情，防止疫情扩散，减少病例，防止死亡为主要策略，以病例治疗、病例搜索为主要处置措施，辅以媒介控制	我国与其他流行国家疫情现状不同
实施机构	卫生行政部门、疾控中心、临床医疗机构、乡镇卫生院等	政府、国际合作机构、非政府组织、国家公立医疗机构、私立医疗机构、社区志愿者等	我国疫情控制以政府和公立事业单位为主，而非洲、东南亚等疟疾流行地区对疫情的控制极大程度上需要依靠国际援助、非政府组织和志愿者等其他非政府形式援助

（三）预防性化疗

化学预防通常是指使用低于治疗剂量的抗疟药物来预防新的感染，主要用于前往疟疾流行地区的非免疫人群。目前 WHO 关于化学预防的建议包括妊娠期疟疾间歇性预防治疗（intermittent preventive treatment of malaria in pregnancy, IPTp）、常年性疟疾化学预防（perennial malaria chemoprevention, PMC）（以前称为婴儿间歇性预防治疗（intermittent preventive treatment of malaria in infants, IPTi）、季节性疟疾化学预防（seasonal malaria chemoprevention, SMC）、学龄儿童间歇性预防治疗（intermittent preventive treatment of malaria in school-age children, IPTsc）、出院后疟疾化学预防（post-discharge malaria chemoprevention,

PDMC）、治疗性和预防性大规模用药（MDA）以减少疟疾负担和传播，以及大规模预防复发。

1. 妊娠期疟疾的间歇性预防治疗　怀孕期间的疟疾感染不仅对母亲，而且对其胎儿和新生儿构成实质性的风险。妊娠期疟疾的间歇性预防治疗是指在预先确定的时间间隔内服用一个疗程的抗疟药物，而不考虑孕妇是否感染了疟疾。在疟疾流行地区，WHO 推荐所有孕期的孕妇都应按预定的时间间隔服用抗疟药物，以减少妊娠期的疾病负担以及不良妊娠和分娩结果。

（1）IPTp 药物：用于 IPTp 的药物应与作为一线疟疾治疗的药物不同。磺胺 - 乙胺嘧啶（sulfa-pyrimethamine，SP）已被广泛用于怀孕期间的化学预防，并被证明是有效的、安全的、耐受性好的、可用的和廉价的。像 SP 这样可以直接观察到的单剂量用药方案比多天用药方案要好。

（2）剂量：IPTp-SP 最好以直接观察疗法（Directly Observed Therapy，DOT）的方式进行，使用三片 SP（每片含 500 mg/25 mg SP），所需总剂量为 1500 mg/75 mg SP。由于胎儿畸形的风险增加，在怀孕 13 周之前不应使用 IPTp-SP。IPTp-SP 应该在怀孕的第二个月开始使用，并且应该在每次计划的产前检查接触时给予剂量，直到分娩时为止，但剂量至少要间隔一个月。怀孕期间应至少接受三剂 IPTp-SP。

（3）服务提供：产前护理（antenatal care，ANC）接触仍然是提供 IPTp 的重要平台。在产前护理服务和覆盖范围存在不平等的情况下，可以探索其他提供方法（如使用社区卫生工作者），确保产前护理的出席率得到维持，并解决产前护理提供方面的潜在不平等问题。一般来说，IPTp 具有很高的成本效益，被广泛接受，实施起来也很可行，并有几十年来产生的大量证据证明其合理性。在实施 IPTp 之前应征得孕妇的同意，应让孕妇充分了解关于 IPTp 的相关信息。

（4）抗性 IPTp-SP：似乎选择了与低度至中度抗性增加有关的抗逆性突变。然而，没有令人信服的证据表明选择有利于关键突变，如 *dhpsA581 G*，这与 IPTp-SP 疗效的丧失有关。也没有足够的证据表明，在 *dhpsA581 G* 的流行率超过 10% 的地区，应暂停使用 IPTp-SP。虽然 IPTp-SP 清除现有感染和预防新感染的能力在高抗性或非常高的地区受到影响，但这种干预措施仍能减少低出生体重和孕产妇贫血。因此，在找到更有效的疟疾化学预防方法之前，应继续在 SP 高抗性地区使用 IPTp-SP。

（5）禁忌证：不建议将 IPTp 用于怀孕第 13 周之前的孕妇，或患有严重急性疾病的人，或不能口服药物的人，或在过去 30 天内接受过任何正在用于 IPTp 的药物剂量的妇女，或对 SP 的任何成分过敏的人。IPTp-SP 不应提供给接受磺胺类药物治疗或预防的人，包括治疗 HIV 的联合三唑醇（三甲氧苄啶 - 磺胺甲噁唑）。大剂量的叶酸（每日剂量≥5 mg）已被证明可以抵消 SP 作为抗疟药的疗效，只有低剂量的配方（即每日 0.4 mg）应该与 SP 共同使用。

2. 常年疟疾化学预防　常年疟疾化学预防是指使用一个完整的抗疟疾疗程。无论儿童是否感染了疟疾，都要按预定的时间间隔用药，以防止儿童患病。PMC 的目标是通过在血液中建立预防性的抗疟疾药物浓度，在严重疟疾风险最大的年龄段清除现有感染并预防新的感染，从而保护幼儿。以前，这项建议是指婴儿的间歇性预防治疗。该名称已改为 PMC，因为更新后的建议不再将干预措施专门局限于婴儿，而是反映了应考虑干预的疟疾传播环境。

在中度至高度常年疟疾传播的地区，属于严重疟疾高风险年龄组的儿童可以在预定的时间间隔内服用抗疟疾药物，以减少疾病负担。

（1）PMC 药物：WHO 建议，用于 PMC 的药物应与作为一线疟疾治疗的药物不同。在非洲，SP 已被广泛用于化学预防，并被证明是有效的、安全的、耐受性好的、可用的和廉价的。青蒿素综合疗法不能用于预防，关于其安全性（包括潜在的累积毒性）、疗效、对多日疗法的依从性以及在幼儿 PMC 情况下的成本效益的证据有限。SP 等可直接观察到的单剂量用药方案比多天用药方案好。

（2）年龄组：目标年龄组应由当地疟疾住院和重症的年龄分布数据来确定。此前，基于对年龄组和疾病负担的评估，PMC 被推荐用于婴儿（不足 12 个月）的间歇性预防治疗。越来越多的数据表明，在 12～24 个月的儿童中进行疟疾预防性化疗很有必要。三项研究评估了 12～15 个月儿童的 PMC 剂量，还有一项研究评估了 24 个月以下儿童的每月剂量。SMC 的目标人群年龄与 PMC 重叠，这也表明预防性化疗的剂量随着婴儿的长大而增加仍然可以降低疾病负担。然而，对于 15 个月以上儿童进行疟疾预防性化疗的安全性和有效性的信息是有限的。

（3）剂量和频率：处于严重疾病高危年龄段的儿童应该按照 PMC 的推荐治疗剂量服用一个完整疗程的抗疟药。在可能的情况下，药物剂量应根据儿童的体重来确定,只有在儿童体重不明的情况下才根据年龄来确定剂量。

PMC 计划应根据所选药物的保护效力的长短,以及提供每个额外 PMC 疗程的可行性来确定。SP 的剂量应至少间隔一个月。八项试验评估了在出生后第一年使用 3～6 个剂量的 SP 进行 PMC 的范围。四项试验评估了 1～12 个剂量的 SP 用于出生后第二年的 PMC。应当对 PMC 方案的安全性和影响进行常规监测。

(4)服务提供:扩大免疫接种规划(expanded program immunization,EPI)平台对于提供 PMC 仍然很重要,特别是在出生后的第一年,而且有可能利用 EPI 或其他常规健康访问,或建立新的联系来接触 1 岁以上的儿童。可能需要研究在扩大免疫方案之外提供 PMC 的其他方法。应考虑到各种背景因素,如最终用户的价值观和偏好、成本、覆盖面和替代性交付平台的可持续性。

关于 PMC 的信息应该让照顾者和关键的利益相关者,如政府官员和宗教领袖,都能充分了解。与所有健康干预措施一样,在实施 PMC 之前,应征得照顾者的同意。

(5)抗性:抗性对 PMC 与 SP 提供保护的影响目前还不清楚。在没有寄生虫抗性突变的情况下,SP 的保护期已显示为 42 天。在 89% 的寄生虫携带五联体突变的情况下,这个时间缩短为 21 天。在 *Pfdhps540* 突变频率高达 50% 的环境中,3～4 个剂量的 PMC 和 SP 可以在第一年将临床疟疾减少 30%。然而,在 *Pfdhps540* 突变频率为 89% 的环境中,没有观察到 PMC 的整体保护作用。SP 的治疗效果受携带突变的寄生虫的频率影响,但几乎没有证据表明分子标记的频率可以预测 PMC 的疗效。

(6)禁忌证:对于接受其他形式的疟疾化学预防措施(如 SMC 或 MDA)的人,不建议使用 PMC。尽管原则上 PMC 和 SMC 可以在同一地理区域内向不同年龄段的人提供,例如在常年有季节性疟疾传播高峰的地方,但目前还没有共同提供这些策略的操作经验。目前还没有将 PMC 与 RTS,S/AS01 疟疾疫苗共同使用的经验。

不建议对患有严重急性疾病的儿童或不能口服药物的儿童、在过去 30 天内接受过任何一种用于 PMC 的药物剂量的儿童或对任何一种用于 PMC 的药物过敏的儿童使用 PMC。含有 SP 的 PMC 不应该给正在接受磺胺类药物治疗或预防的人使用,包括联合三唑醇(三甲氧苄啶 - 磺胺甲噁唑)。

3.季节性疟疾化学预防　季节性疟疾化学预防是指在疟疾季节间歇性

地给予治疗剂量的抗疟疾药物,而不管儿童是否感染了疟疾。SMC 的目的是建立在疟疾风险最大的时期,血液中的抗疟药物浓度可以清除现有的感染并预防新的感染。建议在季节性疟疾传播地区使用 SMC。

(1)SMC 药物:WHO 推荐用于治疗 SMC 的组合药物,该药物不同于用于一线疟疾治疗的药物。组成药物应具有密切匹配的药理作用,例如,在没有其他成分的情况下,任何成分的存在时间都不能超过最低限度,以减少新的感染只遇到单一药物的风险。SP+AQ 已经在 12 项 SMC 的研究中进行了评估,并在非洲广泛用于 SMC。SP+AQ 已被证明是有效的、安全的、耐受性好的、可用的和廉价的。在西部和中部非洲的 7 个国家,SMC 实施前和实施两年后,普通人群对 SP+AQ 的抗性分子标志物的流行率很低。对其他几种药物组合的安全性和有效性进行了评估,但由于缺乏大规模的实施,因此有关累积毒性的潜在风险和对抗性的影响的数据较少。

(2)年龄组:大多数研究都对 3～59 月龄的儿童进行了 SMC 评估。在传播季节,给小于 5 岁的儿童服用 SMC 可将临床疟疾的风险降低近四分之三(风险比:0.27;95% CI:0.25-0.29)。SMC 也被证明可以减少<10 岁儿童的临床疟疾发病率。在一个国家进行的研究比较了 SMC 对<5 岁儿童和 5～9 岁儿童的影响,发现其对疟疾发病率或流行率、严重疟疾或贫血的影响大小没有区别。SMC 的目标年龄组应根据当地严重疟疾入院的年龄模式来确定。随着方案扩展到严重疾病风险较低的年龄组和疟疾传播较少的地区,SMC 的成本效益将变得不那么好。

(3)剂量和频率:对于严重疾病风险增加的年龄组的儿童,应该按照推荐的治疗剂量给他们提供一个完整的抗疟药物疗程,作为 SMC。在可能的情况下,药物剂量应根据儿童的体重确定,只有在儿童体重不明的情况下才根据年龄确定剂量。

循环次数应根据当地疟疾流行病学的高传播季节的持续时间以及所选药物组合的预防效力长度来确定。在整个高传播季节,应使用 SMC 来保护儿童。目前的证据支持在较短的传播环境中每月使用 3～4 个周期的 SMC,而在传播季节较长的环境中,已经评估了最多 6 个周期的 SMC。

(4)服务提供SMC:可以通过门到门或定点投递提供。马里的一项研究发现,上门服务的覆盖率明显高于定点服务(76.1% vs 62.2%,P=0.0028)。在马里和冈比亚的进一步研究证明,上门服务可以实现高覆盖率。研究发现,与非直接观察治疗相比,直接观察治疗的儿童的 SMC 覆盖率相似。

(5)抗性:虽然在西非对 SMC 与 SP+AQ 的一些前瞻性试验和生态学研究报告了 *dhfr/dhps* 四联和五联突变体的流行率增加,但其他研究没有发现选择的证据。据报道,没有证据表明在 SMC 之后,严重损害 SP 疗效的高水平抗性突变的流行率增加,SMC 似乎也没有选择携带与 AQ 敏感性降低有关的突变的寄生虫。

(6)禁忌证:对于接受其他形式的疟疾化学预防措施(如 MDA 或 PMC)的人,不建议使用 SMC。尽管原则上,PMC 和 SMC 可以在同一地理区域向不同年龄段的人提供服务(例如,在有季节性高峰的常年疟疾传播的地方),但目前还没有共同提供这些策略的操作经验。

不建议对患有严重急性疾病的儿童或不能口服药物的儿童、在过去 30 天内接受过任何一种用于 SMC 的药物剂量的儿童、或对任何一种用于 SMC 的药物过敏的儿童使用 SMC。如果儿童正在接受以磺胺类药物为基础的治疗或预防,包括联合三甲氧嘧啶(三甲氧嘧啶 – 磺胺甲噁唑),则不应给予 SMC,包括 SP。

4. 学龄儿童疟疾的间歇性预防治疗　学龄儿童的间歇性预防治疗是指定期服用一个完整疗程的抗疟疾药物,以治疗和预防疟疾。在足以上学的儿童中感染疟疾。

(1)IPTsc 药物:被评估为有效的 IPTsc 药物方案包括 SP 与氨基喹啉(AQ 或哌喹)相结合,SP+AS,以及包括氨基喹啉的青蒿素类联合疗法(AS-AQ 或 DHAP)。SP+AQ 已被广泛用于西非的化学预防,并被证明是有效的、安全的、耐受性好的、可用的和廉价的。为了减少拯救生命的药物出现抗药性的风险,如果有安全有效的替代品,一线和二线疟疾治疗方法不应用于 IPTsc。应考虑与作为学校健康计划一部分的其他药物发生相互作用的可能性。

(2)年龄组:应利用当地有关疟疾入院和严重疾病的年龄分布数据来确定目标年龄组。由于幼儿(≤59 月龄)最容易受到严重疟疾的影响,保护这一年龄组的化学预防措施应优先于学龄儿童的化学预防措施。如果资源允许对学龄儿童采取化学预防措施而不影响对较小儿童的化学预防,国家疟疾方案可以考虑采用 IPTsc。

大多数 IPTsc 研究都对 15 岁以下儿童的干预措施进行了评估。有证据表明,10 岁以下的儿童与 10～15 岁的儿童相比,对疟疾相关的贫血有更大的影响。然而,IPTsc对恶性疟原虫感染的影响在这两个年龄组中是相似的。

如果将年龄较大的群体纳入IPTsc,应特别考虑如何最好地将有初潮史的女孩纳入其中。在未确认怀孕状况之前,不应给予某些抗疟药物进行化学预防。

关于大多数抗疟药物在怀孕期间的安全性、有效性和药代动力学,特别是在怀孕的前三个月,没有足够的信息。在包括有初潮史的女孩的IPTsc研究中,怀孕状况是通过自我报告或使用怀孕测试来确定的。需要进一步研究如何更好地将育龄女孩纳入IPTsc。

(3)剂量和频率:学龄儿童应按推荐的治疗剂量服用一个完整疗程的抗疟药,作为IPTsc。在可能的情况下,药物剂量应根据儿童的体重确定,只有在儿童体重未知或无法确定的情况下,才根据年龄来确定剂量。

IPTsc计划应考虑到当地的疟疾流行病学,特别是传播强度和季节性、所用药物的药代动力学以及提供每个额外IPTsc疗程的可行性。IPTsc的时间安排应在疟疾风险最大的时期提供保护。大多数试验都是每月或每学期提供IPTsc。在提供PMC的环境中,IPTsc可能需要在一年中定期提供。在常年传播的环境中,传播强度越高,半衰期越长或用药越频繁的药物的预期价值就越大,这将增加IPTsc保护的风险时间比例。如果在常年传播的环境中,由于资源的限制,IPTsc不能全年维持,那么IPTsc可以在传播高峰期定时提供保护。

(4)服务提供:IPTsc可以通过学校或基于社区的方式提供。交付方式应考虑当地的疟疾流行情况,以及学校交付是否能在疟疾风险最大的时期提供保护。为目标地区15岁以下儿童提供服务的所有类型的学校都应包括在IPTsc的交付范围内。国家疟疾计划可能会与现有的针对学龄儿童的健康计划合作,以促进IPTsc的实施。不上学的儿童可能是疟疾的高危人群,如果学校的出勤率不高,可能需要特别努力针对不上学的儿童。在季节性传播地区,在学校提供服务可能与疟疾传播高峰期不一致,因此,利用现有的社区方法来帮助学龄儿童可能更合适,例如用于SMC的战略。需要注意的是,确保与社区、教师、护理人员和儿童进行充分沟通,以最大限度地提高这些关键利益相关者群体的理解和接受程度。如果将年龄较大的群体纳入IPTsc管理,与关键利益相关者的沟通应注意将育龄女孩纳入其中。

（5）抗性：抗性对 IPTsc 所提供的保护的影响目前还不清楚。对每月使用 IPTsc 后抗性标志物数据的重新分析发现，没有迹象表明 DHAP 给药后任何抗性标志物的流行率增加。

对不同的化学预防策略（IPTp、PMC、SMC、MDA、IPTsc）与药物抗性之间的关系进行的审查得出结论，迄今为止所使用的疟疾化学预防并不必然导致抗性的增加，甚至高抗性率也未必会损害化学预防的功效。然而，扩大使用抗疟药物可能会增加抗药性，并最终破坏疗效。使用不同的药物进行化学预防和治疗，并结合使用具有抗性机制的药物，可能有助于保持疗效。

（6）禁忌证：不建议接受其他形式的疟疾化学预防措施（如 SMC 或 MDA）的人使用 IPTsc。患有镰状细胞疾病的儿童应被纳入 IPTsc，除非他们已经因为镰状细胞疾病而定期接受化学预防。将 IPTsc 与其他学校健康计划共同提供，应考虑药品制造商关于 IPTsc 是否可以与其他药品安全地一起提供指导，以及是否因此有任何额外的禁忌证。此外，还需要考虑如何将育龄女孩纳入其中，因为在没有确认她们没有怀孕的情况下，不应给予她们某些抗疟药物预防。

不建议对患有严重急性疾病的儿童、不能口服药物的儿童、在过去 30 天内接受过用于 IPTsc 的任何药物剂量的儿童，或对用于 IPTsc 的任何药物过敏的儿童服用 IPTsc。IPTsc-SP 不应给予接受磺胺类药物治疗或预防的人，包括治疗 HIV 的联合曲霉唑（三甲氧苄啶 – 磺胺甲噁唑）。

5. 出院后疟疾化学预防（PDMC） 出院后疟疾化学预防（PDMC）是对严重贫血儿童定期进行完整的抗疟治疗。PDMC 的目的是防止严重贫血儿童在出院后面临再次入院或死亡的高风险期间出现新的疟疾感染。严重贫血的定义是 WHO 的血红蛋白标准。用于诊断贫血和评估严重程度的浓度。严重贫血的病因是多因素的，如果没有进一步的实验室检查，包括全血细胞计数，往往很难确定任何严重贫血发作的主要原因。即使不能确定一个人严重贫血的原因，也应该给予 PDMC。

（1）PDMC 药物：用于 PDMC 的药物可以与一线疟疾治疗相同，但首选替代药物。在三项试验中使用了 SP、AL 和 DHAP，发现所有方案对 PDMC 都有效。

（2）年龄组：在确定 PDMC 的目标年龄组时，应参考当地关于严重贫血的年龄分布数据。有两项研究评估了 59 月龄以下儿童的 PDMC 剂量，一项研究评估了 3 月龄至 9 岁儿童的剂量。

（3）剂量和频率：使用 PDMC 的儿童应该按照推荐的治疗剂量接受一个完整疗程的抗疟药。在可能的情况下，药物剂量应根据儿童的体重确定，只有在儿童体重未知或无法确定的情况下，才可根据年龄确定药物剂量。

给予 PDMC 的频率应考虑到所选药物的保护效力的长度、传播季节的持续时间以及提供每个额外 PDMC 治疗的可行性。在为该建议提供证据的三项试验中，有两项提供了三个 PDMC 治疗。一项试验从出院后 7 天开始每月使用 SP，直到传播季节结束；另一项试验在出院时使用 AL，然后在出院后 4 周和 8 周使用两次；第三项试验在出院时使用 AL，然后在出院后 14 天开始使用三次 DHAP，然后每月使用。

（4）服务提供：在一项有效性研究中对 PDMC 的两种交付方式进行了评估：基于社区和基于设施的交付策略。对于基于社区的交付，护理人员在出院时接受所有疗程的 PDMC，而对于基于设施的护理人员必须每个月从医疗机构领取 PDMC 药物。与基于医疗机构的策略相比，护理人员更喜欢以社区为基础的交付，并且与增加的依从性有关（社区 70.6% vs 医疗机构 52.0%，$P=0.006$）。护理人员认为，写在儿童健康卡上的 PDMC 管理说明已经足够，不需要通过短信或社区卫生工作者（community healthcare workers，CHWs）进行提醒。没有统计学证据表明短信提醒会带来更大的依从性（发生率比：1.03；95%CI：0.88-1.21；P=0.68）。

（5）禁忌证：个人不应同时接受 PDMC 和其他形式的疟疾化学预防措施（如 SMC、PMC 或 MDA）。如果其他疟疾化学预防方案不能有效地筛选和排除接受 PDMC 的个人，那么在提供 SMC、PMC 或 MDA 期间，不应管理 PDMC。患有镰状细胞疾病的儿童应被纳入 PDMC，除非他们已经因为镰状细胞疾病而接受常规化学预防。

不建议对出院后出现严重急性疾病的儿童、不能口服药物的儿童、在过去 30 天内接受过用于 PDMC 的任何药物剂量的儿童，或对用于 PDMC 的任何药物过敏的儿童使用 PDMC。PDMC-SP 不应给予接受磺胺类药物治疗或预防的人，包括治疗 HIV 的联合三唑醇（三甲氧苄啶 - 磺胺甲噁唑）。

6. 大规模药物管理　疟疾的大规模药物管理是指在大致相同的时间内，经常以重复的时间间隔，对特定地理区域内所有年龄段的人群进行整个疗程的抗疟疾药物使用。抗疟药物的使用不需要事先进行疟疾诊断，在药物的预防期内,任何现有的感染都会得到治疗,新的感染也会得到预防。多年来,MDA 一直是控制和消除疟疾计划的一个重要组成部分。

MDA 可能会迅速降低临床疟疾发病率,但其效果会在 1～3 个月内逐渐消失。因此,MDA 应该是强有力的疟疾控制方案的几个组成部分之一(包括有效的病例管理和适当的预防工具和战略的良好覆盖)。疟疾项目应根据预期效果、流行程度和所需资源,判断是否适合在其环境中使用 MDA。

(1)针对恶性疟原虫的 MDA:WHO 指南制定小组建议,在极低至低传播环境中,可以考虑使用 MDA 来减少恶性疟原虫的传播;而在中度至高度传播环境中,可以考虑使用 MDA 以短期减少疾病负担。在紧急情况下或卫生服务中断期间,抗疟药物可用于特定地理区域的大规模药物管理(MDA),以短期减少由以下因素造成的疾病负担。恶性疟原虫流行率(PfPR2-10)约为 10%(或感染率约为每年 250/1000),可用于区分低至极低传播地区和中至高传播地区。这些阈值不应被视为绝对的分界线,从生物学角度看,在接近 10% 阈值的环境中,MDA 可能会减少疾病负担和传播强度。在恶性疟原虫中度至高度传播的环境中,用于减轻负担的 MDA 应以中度至高度传播环境为目标,不受季节性影响。

在恶性疟原虫传播程度为中度至高度的地区,WHO 不建议通过开展大规模药物管理(MDA)来减少传播。主要基于以下原因:MDA 对中高传播环境下恶性疟原虫的影响有一定的难度,尚缺乏短期或长期效益证据;实施 MDA 需要耗费大量资源,可能影响其他疟疾预防策略的实施。

1)抗疟药物:WHO 建议对 MDA 使用不同于作为一线疟疾治疗的复合药物。组成药物应具有密切匹配的药理作用,例如,在没有其他成分的情况下,任何成分的存在时间都不能超过最低限度,以减少新的感染者遇到单一药物的风险。可以直接观察到,单剂量给药方案优于多天给药方案。目前尚无充分数据确定单剂量伯氨喹的具体效果。现有证据表明,在最后一轮干预后的 1～3 个月内可以看到最大的效益。

2)剂量和频率:在规定的地理区域内,所有符合条件的成人和儿童都应按照制造商推荐的剂量服用完整的抗疟药物疗程。在可能的情况下,药物剂量应按体重确定,只有在不知道体重的情况下才按年龄确定剂量。选择用于 MDA 的抗疟药物应该:①是 WHO 推荐的并经过预认证的;②对当地寄生虫有疗效;③与作为一线治疗的药物不同,尽可能具有更高的安全性和耐受性;④提供更长的治疗后预防时间,其组成药物的药理密切匹配,以减少新感染者只遇到单一药物的风险;⑤具有积极的公众声誉和接受度;⑥可以获得且成本低。方案可以考虑在 MDA 方案中包括单一的、低剂量的伯氨喹,以增加杀配子的效果,尽管没有足够的证据表明单一的低剂量伯氨喹有额外的好处。可以直接观察到的单剂量用药方案比多天用药方案更可取。

根据所选择的药物,某些人群可能需要被排除在 MDA 之外,例如:怀孕前三个月的孕妇;年龄<6 个月或体重<5 kg 的婴儿;最近接受过相同药物治疗的人;已知对药物过敏的人;患有严重急性疾病或无法口服药物的人;服用已知与 MDA 所用药物有相互作用的药物的人;以及对所用药物有特殊禁忌的人。不应向接受其他形式的疟疾化学预防措施(如季节性疟疾化学预防措施、常年性疟疾化学预防措施或怀孕期间的间歇性预防治疗)的人提供 MDA。

3)依从性:实现人口的高覆盖率和对抗疟药物的良好依从性是 MDA 项目的关键方面。MDA 项目要求许多无症状的健康人在没有感觉到不适的情况下服用药物,有可能会出现不良反应。要提高覆盖率和依从性,就需要对实施该计划的机构进行理解和信任。因此,社区参与是决定 MDA 成功与否的关键因素,以提高参与率和对药物整个治疗过程的依从性。

(2)针对间日疟的 MDA:在有间日疟传播的地区,可以通过大规模给药来提供抗疟药物作为化学预防,以减少传播。

考虑对间日疟实施 MDA 的方案应仔细思考如何安全和可行地实施治疗以防止复发。因许多间日疟感染可能是肝脏中的休眠阶段(次生孢子),除非使用 8- 氨基喹啉,即唯一一种治疗次生孢子的药物,否则不会被治愈。WHO 不建议单独使用 8- 氨基喹啉药物进行大规模治疗以减少间日疟的传播,因其对 G6PD 缺乏症人群可能会造成严重伤害。然而,对大量人群进行 G6PD 检测将大大增加干预的复杂性和成本,包括在治疗前进行 G6PD 缺乏症检测,建立有效的药物警戒系统和紧急输血服务,考虑是否可以实现足够的覆盖率和坚持整个疗程的根治。在一些非常特殊的情况下,大规模复发预防(massive relapse prevention,MRP)可能是合适的,例如在温带地区的小型间日疟暴发期间。然而,在这种情况下,除 8- 氨基喹啉外,提供一种杀血清剂的 MDA 方案可能是一种更好的策略。

（四）疫苗

1. 疟疾相关疫苗产品

RTS,S/AS01 疫苗是第一种也是目前唯一一种 WHO 推荐使用的疟疾疫苗。RTS,S/AS01 是 1983 年至今几十年来公私科学合作的成果，是第一个完成第三阶段评估并通过常规免疫服务向儿童提供的疫苗。RTS,S/AS01 于 2015 年获得欧洲药品管理局的首肯，2019 年获得国家监管授权，可在加纳、肯尼亚和马拉维的试点地区用于疟疾疫苗实施计划。RTS,S/AS01 的一项单独试验利用了该疫苗的高初始效力，在每月间隔的情况下施用三剂初级系列疫苗，并在密集的、长达 4～5 个月的高传播季节之前施用随后的年度单剂疫苗。该疫苗的效果并不逊于季节性疟疾化学预防；该疫苗和 SMC 的组合明显优于单独的 SMC 或单独的 RTS,S/AS01。

目前，另有两种候选疫苗即将进入后期临床评估阶段：针对 PfCSP 蛋白的 R21/MatrixM 候选疫苗和减毒的全孢子虫疫苗 PfSPZ。其他针对其他疟疾生命周期阶段的候选疫苗包括：Rh5 血液阶段的候选疫苗以及针对性阶段抗原的 Pfs25 和 Pfs230 候选疫苗，以防止人类向蚊子传播。一些新技术，如基于 DNA 和 mRNA 的疫苗，正在开发的佐剂，以及类似病毒的递送目前正在探索用于疟疾疫苗的颗粒（virus-like particle，VLPs；RTS,S/AS01 使用的递送平台）和基于囊泡的技术。WHO 已经制定了针对恶性疟原虫红细胞前期和血液阶段的重组疟疾疫苗的质量、安全性和有效性指南，并制定了一套首选产品特性（PPCs）。PPCs 包括从安全性和有效性到给药途径、产品稳定性和储存等属性，以帮助支持新疟疾疫苗的持续开发。

2. 国家疟疾免疫接种方案

RTS,S/AS01 疟疾疫苗应作为综合疟疾控制战略的一部分提供。所有的疟疾控制干预措施都能提供部分保护，当多种干预措施同时使用时，就能达到最高的效果。国家疟疾计划（national malaria plans，NMPs）根据当地的疟疾流行病学（如传播强度、严重疾病的年龄模式、病媒种类、杀虫剂抗药性模式）和背景因素（如正规卫生系统的结构和功能）来确定。在适用的情况下，应将疟疾疫苗纳入相关的免疫指南和疟疾控制战略，包括国家战略计划，以确定在一个国家优化疟疾控制和消除疟疾所需的一揽子干预措施。WHO 正在制定关于国家以下各级疟疾干预措施原则的业务指南。

　　一国引进疟疾疫苗应基于数据驱动的决策,在此过程中,国家药物管理局和扩大免疫计划工作人员会考虑寄生虫的流行情况、疾病负担、现有的疫苗接种情况、疟疾干预措施、疫苗交付、物流、免疫计划的力量和支持,以及资金支持的可用性等因素。

　　关于在哪里引入疟疾疫苗的决定应在国家规划疟疾干预措施和战略组合的背景下做出,并考虑国家以下各级对干预措施组合的需要。国家以下各级的调整考虑到了疟疾流行病学、卫生系统结构和功能的变化,以及更广泛的背景因素。

　　目前 WHO 的指导意见将中度或高度传播环境定义为年发病率高于每 1000 人约 250 例或 2～10 岁儿童恶性疟原虫感染率(PfPR2-10)约为 10% 或以上。这些都是指示性的数值,不应作为严格的门槛使用。

　　3. 疫苗的特点、内容、剂量、管理和储存　　RTS,S/AS01 是一种红细胞前重组蛋白疫苗,以 RTS,S 重组抗原为基础。它包括杂交多肽 RTS,其中恶性疟原虫周身孢子虫蛋白中已知可诱导体液(R 区)和细胞的区域。细胞(T 区)免疫反应与乙肝病毒表面抗原(S)共价结合。该疫苗目前是以两剂 RTS,S 粉剂的形式生产的,将与两剂 AS01 佐剂系统悬浮液重组。经过重组后,总体积为 1 ml(两个剂量为 0.5 ml)。RTS,S 配方和 AS01 佐剂系统中都不包含防腐剂。因此,小瓶应在接种结束后或开封后 6 小时内丢弃,以先到者为准。对于 5 个月或以上的儿童,应将重组的 0.5 ml 疫苗注射到三角肌中。RTS,S/AS01 疫苗保质期为 3 年。AS01 小瓶上有一个疫苗瓶监测器。

　　4. 接种时间表　　WHO 建议从 5 个月大开始接种第一剂疫苗。两剂疫苗之间应至少间隔 4 周。疫苗应以三剂为主,在第三剂后的 12～18 个月提供第四剂以延长保护期。然而,可以灵活安排时间以优化接种,例如,使第四剂疫苗与出生后第二年接种的其他疫苗保持一致。开始接种系列疫苗的儿童应完成四剂量的计划。

　　各国可考虑按季节提供 RTS,S/AS01 疫苗,在高度季节性疟疾地区或常年有季节性高峰的疟疾传播地区采用五剂量战略。这一策略旨在通过确保疫苗效力最高的时期(刚刚接种后)与疟疾传播最高的时期相吻合,从而实现疫苗效果的最大化。主要的三剂系列应按月提供,每年在传播高峰期之前提供额外的剂量。强烈鼓励选择季节性部署 RTS,S/AS01 疫苗的国家记录其经验,包括疫苗的有效性、可行性和免疫后任何不良事件的发生情况,作为未来更新指南的额外投入。WHO 还鼓励国际和国家资助者支持相关的学习机会。

5. 联合用药　与常规儿童疫苗一起接种的 RTS,S/AS01 已经在一些试验中进行了评估。与不使用 RTS,S/AS01 的相同疫苗相比,使用 RTS,S/AS01 的所有疫苗都符合非劣效标准。

RTS,S/AS01 可与以下任何一种单价或联合疫苗同时接种:白喉、破伤风、全细胞百日咳、无细胞百日咳、乙肝、b 型流感嗜血杆菌、口服脊髓灰质炎病毒、麻疹、风疹、黄热病、轮状病毒和肺炎球菌结合疫苗。尚未对 RTS,S/AS01 和脑膜炎球菌 A、伤寒结合疫苗、霍乱、日本脑炎、蜱传脑炎、狂犬病、腮腺炎、流感或水痘疫苗进行联合用药研究。

6. 疫苗安全性和特殊人群的接种　RTS,S/AS01 疫苗是安全的,耐受性良好。疫苗接种后 7 天内(主要是 2～3 天内)有少量发热发作的风险。与任何疫苗引进一样,应事先对工作人员进行适当的规划和培训,以进行适当的药物警戒。使用 RTS,S/AS01 疫苗的唯一禁忌证是对任何疫苗成分严重过敏。

该疫苗是为生活在疟疾流行环境中的幼儿而开发的,尚未在成人中进行全面的临床测试,也不建议用于成人。应向搬迁到中度至高度传播地区的 5～17 月龄的婴幼儿提供该疫苗,包括在紧急情况下。营养不良或 HIV 阳性的婴儿可以使用标准时间表接种 RTS,S/AS01 疫苗。这些儿童可能面临感染疟疾的特殊风险,而且该疫苗已被证明对这些群体是安全的。该疫苗不适用于旅行者,他们在前往疟疾流行地区时应使用化学预防和病媒控制方法来预防疟疾。

7. 研究重点　WHO 协调的疟疾疫苗实施方案将持续到 2023 年,并继续监测有关安全性、影响、实现的覆盖率以及第四剂疫苗额外益处的数据。在季节性很强的疟疾地区或常年有季节性高峰的疟疾传播地区,需要对疫苗剂量的季节性提供进行专门的业务研究,包括在通过常规卫生诊所提供初级系列疫苗后的年度季前剂量。需要进一步评估,以确定如何在各地区最好地提供 SMC 和季节性疟疾疫苗接种组合。应收集关于第五剂以上年度剂量的安全性、免疫原性和有效性的数据。

第四节　世界卫生组织疟疾消除后期和防止再传播阶段的干预策略

疟疾流行程度低的国家或地区需要采取额外的干预来消除疟疾。这些干预应:加速降低疟疾的传播,使其达到集中监测,即对每个病例进行跟踪,是可行的;通过预防和治疗可能无法充分覆盖到感染风险增加的特定群体;对病例和疫点做出响应以阻断传播。

如果定位到疟疾传染源的分布,那么将消除时开展的活动在减少传播方面最有效。因此,建议疟疾消除最后阶段,分为三类可能的干预:群体性策略适用于一个划定的地理区域的整个人群,无论是一个小村庄、乡镇还是地区;针对性策略适用于高风险人群,与一般人群相比;群体性策略针对单病例而实施。

在非常低的传播水平下,疟疾病例有地理聚集性和共同的风险因素。针对性和反应性策略的前提是干预适用于感染的小部分人群或小块区域能够减少整体传播。为了了解干预对传播的潜在影响,关键结果是在社区级进行衡量,而不是只在那些实际接受或参与干预的人中进行衡量。

在消除后,疟疾方案需要继续积极干预,以防止再传播。各国需要确保疟疾诊断和治疗覆盖到全民,以便在任何时候、任何地方都可以发现输入病例。然而,在消除后期,这些额外行为的程度和强度将取决于卫生系统和该地区的疟疾风险,即传播的程度和疟疾感染的风险或输入率。在消除后,针对特定的高风险地区或群体、输入或者输入继发感染识别的策略是防止再传播。

一、划定区域内群体性干预

在即将消除的地区,传播在特定区域(即地区、村庄或疫点)的人口中,策略可能需要覆盖整个人群以减少传播。这些策略包括群体性服药(MDA)、群体性预防复发(MRP)或群体性检测和治疗(MTaT)。疟疾指南化学预防章节中推荐 MDA 和 MRP 可以减少恶性疟原虫和间日疟原虫传播。在疟疾消除后,除非当地又出现本地疟疾传播,否则一般不建议群体性策略。

群体性检测和治疗(MTaT):群体性检测和治疗(MTaT)包括对一个限定区域的全部人群进行寄生虫学检测,并在同一时间对所有阳性病例进行抗疟治疗。MTaT是一种积极的病例检测策略,可以提高治疗的及时性和覆盖范围。MTaT将疟疾的诊断和治疗扩展到那些遇到护理障碍或没有感到不适的人。MTaT通常使用疟疾快速检测,但也有使用显微镜和核酸检测。只有阳性病例才接受全程的抗疟治疗。因此,干预并不像MDA一样提供群体水平的预防期。然而,仅向感染的人提供抗疟药物,可提高对治疗的依从性,人口对干预和公平性的接受程度,可减少造成意外后果的风险。

二、针对高危人群感染的干预

在任何疟疾传播水平,都可能存在这样的情况就是一些人感染风险要大于一般人群。当传播下降到低或非常低水平时,疟疾感染主要存在因工作或休闲而更容易接触传疟媒介的人群。高风险通常与户外或夜间活动有关,包括采矿、守卫、挖橡胶、森林活动、放牧、军事和警察演习、夜间运动、户外社交和户外睡觉。如果有明确的情况导致某一地区大部分感染,那么有针对性的干预可能同样有效,但对暴露人群来说更公平、可接受和具有成本效益而不是对整个人群。很明显,那些接受干预的人群将受益于治疗也可以预防感染,有针对性的策略对社区传播疟疾的影响将取决于疟疾在其他环境中传播的程度。

这里的"针对性"是用来区分高风险环境的策略和特定地理区域的"群体性"策略。有针对性的策略可能包括预防服药[如:针对性给药(TDA)]或检测和确诊的阳性病例的治疗[如:针对性检测和治疗(TTaT)]。"针对性"策略和"群体性"策略之间相似之处在于与干预的类型和覆盖的人群。

边境筛查作为一种特殊类型的TTaT,主要在过境点开展。边境筛查是一种检测和治疗策略,用于检测通过陆、海、空进入消除后或传播水平非常低地区的人员的感染情况。检测可作为所有过境人员的常规筛查。或者,有组织的或可识别的群体可以在到达或返回后的几天内通过各种方法进行测试和治疗。

在消除后,非免疫性人群到疟疾流行区,通过预防性服药可预防感染,这可能是比返回时治疗更有效的方法。预防性服药可减少前往疟疾流行地区的非免疫性人群的感染、重症和死亡。随着时间的推移,生活在即将消除或消除后地区的人们将失去对疟疾的免疫力。因此,前往疟疾流行地区的非免疫性群体预防性服药的建议适用于这些情况。旅行者预防性服药的指南可见 WHO 国际旅行和健康指南。

1. 针对性用药(TDA) TDA 是一种预防性服药形式,主要是向疟疾感染风险更高的人群提供完整的抗疟药物治疗。是在暴露疟疾传播环境之前、过程中或者之后提供 TDA,取决于暴露的频率和持续时间。TDA 期间提供的抗疟药物可治疗现有感染,并在药物治疗后预防新发感染。至少,TDA 策略有效使用了一种针对疟原虫的抗疟药(如以青蒿素为基础的药物或氯喹)。TDA 的干预包括针对肝脏内休眠子的药物(例如用于根治间日疟原虫的伯氨喹)或血液中配子体的药物(例如,治疗恶性疟原虫的单次、低剂量伯氨喹)。与 MDA 不同,TDA 是提供给特定的个人或人群,而不是一个划定的区域内的整个人群。该策略是向因职业或行为使感染疟疾风险增加的个人提供预防性服药,如果他们的感染占比高,就可以减少社区内的传播。如果有效,那么针对性策略可能比群体性策略更节约资源、更公平和可行,也更可接受。

2. 针对性检测和治疗(TTaT) TTaT 是对感染疟疾风险增加的个人进行寄生虫学检测,并使用适当的抗疟药物治疗所有阳性病例。TTaT 是一种主动筛查策略,在感染疟疾风险高的人群或者社区中主要的传染源中实施。TTaT 通常使用疟疾快速诊断检测,但也使用显微镜和核酸进行检测。与 MTaT 不同,TTaT 是提供给特定个人或人群中少数群体,而不是提供给限定的地理区域内的每个人。和 TDA 一样,TTaT 战略前提是诊断和治疗那些因为职业或行为而面临疟疾感染风险增加的个人,如果他们占社区感染者的大部分,那么可以减少社区内的传播。然而,与 TDA 不同的是,药物只提供给TTaT 中的阳性病例,这减少了在受益于预防性服药的人数。然而,仅向已确诊感染者提供抗疟药物可提高治疗的依从性、人群对干预的接受程度和公平性,同时减少意外后果的风险。

3. 在入境口岸开展检测和治疗,以减少疟疾的输入 在入境点开展检测和治疗(即边境筛查)是对通过陆海空过境的个人进行寄生虫学检测,并对所有阳性病例使用适当的抗疟药物治疗。边境筛查是为了减少进入一个地区的输入性疟疾病例数,以消除或防止疟疾再传播。边境筛查通常更适用于陆地过境点,而不是机场或海港。

在陆地过境点开展的常规疟疾检测和治疗往往在接近消除的国家与疟疾传播水平较高的邻国之间边界。然而,许多边界有非官方通道,很难实现检测和治疗的高覆盖率。消除疟疾方案里的陆地过境点监测和治疗不是针对个人,而是针对有组织的群体如军队或朝圣者,或在种植园移民劳工。这种办法可以提高该策略的可接受性和可行性,但也取决于良好的多部门合作和对旅行模式的了解。

根据国际卫生条例(IHR)和公共卫生目的,入境的国家可以要求旅行者进行非侵入性检测,将实现公共卫生目标防止疾病的国际传播,同时尊重旅行者的尊严,人权和基本自由。IHR建议共享陆地边界的国家可以考虑签订关于预防或控制地面口岸疾病国际传播的协议;可适用预防疟疾国际传播的公共卫生措施。

三、应对确诊疟疾病例检测的干预

随着传播水平的下降并趋向于零,有证据表明疟疾病例往往比在传播水平更高地区的病例更倾向于集中。这种聚集可能是地理上的,如家庭和邻里等小区域,或社会性的,即在同一时间和地点暴露的人群中间,如职业相同或曾一同前往流行地区旅行。如果这一集群能够被确定并采取有效的干预,疟疾在社区一级的传播可能会减少。

在传播水平极低的地区,对确诊疟疾病例采取跟踪随访,是识别和靶向潜在病例群的一种方法。对确诊病例,通常是由被动病例检测确定的疟疾病例,通过调查确定感染的可能位置。随后在可能的感染地点及其周围以及与先证病例具有共同暴露史的所有人中实施干预。这些策略被称为"反应性"干预,因为它们是在"应对"疟疾确诊病例识别中触发的。

围绕指示病例的干预的实施范围,需要根据所采取的策略、疟疾病例不发热的可能性和病例聚集的程度来确定周围干预的实施半径。对于应对性给药措施(RDA)和应对性病例检测与治疗(RACDT),方案可以从大一些的实施范围内开始,然后评估其数据,以确定缩小区域规模还是将活动范围仅限于指示病例家庭。对于应对性室内滞留喷洒(IRS),需要了解当地媒介按蚊的行为习惯和可能的飞行范围,以确定合理的实施半径。

由于疟疾病例,无论是输入性病例还是本地病例,均有可能在消除疟疾后的背景下被识别到,因此应对策略也与伴随防止疟疾再传播的领域相关。虽然关于这些背景下的策略有效性的数据尚极为罕见,但来自仍有疟疾传播地区的证据可以作为消除后背景下的可能影响的间接证据。下面是对应对性给药措施(RDA)、反应性病例检测和治疗(RACDT)以及反应性室内滞留喷洒(IRS)三种应对性策略相关的建议:

(一)应对性给药(RDA)

RDA 是向每个与确诊疟疾感染者生活在一起或其附近的人,或向每个可能与指示病例具有在同一时间和地点暴露史的人,提供抗疟药物作为化学性预防。RDA 期间提供的抗疟药物旨在治疗所有的现有感染,并在服药后的预防期内预防新感染。RDA 策略至少应用一种针对无性、血液期疟原虫(如ACTs 或氯喹)的抗疟药物。RDA 干预也可以包括针对肝脏中疟原虫休眠子(例如,用于根治间日疟原虫的伯氨喹)或血液中的配子体(例如,用于治疗恶性疟原虫的单次、低剂量伯氨喹)的其他药物。

应对性干预应以指示病例的可能感染地点为目标。可能的感染地点可通过病例调查确定,即应用症状出现日期和特定原虫种类潜伏期知识来确定可能的感染期间内患者的位置。如果感染的可能地点是住所,RDA 可以至少对确诊病例的家庭进行管理,但也可以扩展到邻居。如果感染是从其他地方传入的,RDA 可应用于可能与指示病例有相同暴露史的个人,如共同旅行者和同事。

(二)反应性病例检测和治疗(RACDT)

RACDT 是对每一个与确诊疟疾患者生活在一起或附近的人,或每一个可能与指示病例在同一时间和地点有暴露史的人进行寄生虫学检测,并对疟疾阳性者进行治疗。RACDT 是一种积极的病例检测策略,可以提高治疗的及时性和覆盖率。RACDT 通常使用接触点疟疾快速诊断试验进行,但也使用显微镜和核酸检测。只有被发现为阳性的人才能接受全面的治疗。因此,干预并不像 RDA 那样提供人群水平的预防期。

在 RACDT 策略中,只有当患者即将被感染时,才向其提供抗疟药物。因此,在治疗后预防期内受保护免受新感染的人口比例大大低于 RDA 干预中受保护的人口比例。然而,仅向已知感染者提供抗疟药物可以提高治疗依从性、民众对干预的接受度和公平性,同时降低意外后果的风险和耗尽药物储备。

在地理位置上应用的反应性干预应针对指示病例的可能感染地点位置。通过病例调查确定感染的可能地点,使用症状出现日期和特定寄生虫物种的潜伏期知识来确定可能感染期间患者的位置。如果感染的可能地点是住所,则至少可以在确诊病例的家庭中进行 RACDT,但也可以扩展到邻居。干预半径应根据对该地区疟疾流行病学的了解来确定。如果指示病例感染是从其他地方输入的,则应在可能与指示病例有相同接触的个人中进行 RACDT,例如共同旅行者和同事。

作为一种主动的病例检测策略,RACDT 是最终消除阶段的重要组成部分,因为它提高了监测系统的敏感性,同时保持了特异性;RACDT 通过在更有可能经历疟疾传播的地区增加检测来实现这一目标。RACDT 通过识别指示病例周围可能表明监测系统存在差距的任何其他病例,为接近消除的国家提供重要信息。一旦各国达到零土著病例,RACDT 就会向消除疟疾认证小组提供额外证据,证明该国中断了本土感染。

(三)反应性室内滞留喷洒

室内滞留喷洒(IRS)是在住宅内表面(即墙壁、天花板、窗户和门)施用杀虫剂,使药剂滞留在表面,以杀死静止的蚊子并减少疟疾传播。IRS 通常在疟疾传播季节开始之前(即主动喷洒)在一个大的地理区域或一个高风险区域开展活动。相比之下,反应性 IRS 是指在确诊病例的家中和邻居中差不多同时使用 IRS。

应在指示病例的可能感染位置实施反应性 IRS。通过病例调查,利用症状出现日期和特定寄生虫种类潜伏期的知识,确定感染的可能位置,以确定可能感染期间的人员位置。如果感染的可能地点是住所,应将反应性 IRS 部署到确诊病例的住所,并扩展到邻近的房屋。如果指示感染是输入性的,指示病例居住地的反应性 IRS 可能仍对减少进一步传播有一定影响。

反应性 IRS 实施半径的大小应根据当地媒介蚊虫的行为和可能的飞行范围来确定。

> 📖 **思考题**
>
> 1.WHO 的全球疟疾防控策略的历史演变对当前的全球疟疾防控有哪些启示？
>
> 2. 当前,WHO 在疟疾流行的不同地区分别采取了怎样的技术策略和措施？
>
> 3.WHO 推荐的用药方案与中国有哪些差异？ 有哪些错误的用药方法是需要避免的？
>
> 4.WHO 推荐的蚊媒控制方法有哪些？ 采取这些方法应当注意哪些问题？
>
> 5.WHO 推荐的疟疾的预防性化疗有哪些？ 在实施不同类型的预防性化疗时,应注意哪些事项？

参考文献

［1］ NAJERA JA. Malaria and the work of WHO ［J］. Bulletin of the World Health Organization, 1989,67（3）, 15.

［2］ PI TRIGG, KONDRACHINE AV. Commentary: malaria control in the 1990 s ［J］. Bulletin of the World Health Organization,1998, 76（1）, 6.

［3］ ANATOLI V KONDRACHINE, TRIGG P Malaria hope for the future ［J］. World Health, 1995,48（2）, 2.

［4］ 中华人民共和国卫生部地方病防治局.疟疾防治手册［M］.2 版.北京：人民卫生出版社,1988.

［5］ 中华人民共和国国家卫生和计划生育委员会.WS/T 485—2016,抗疟药使用规范［S］.北京：中国标准出版社,2016.

［6］ 高琪.《抗疟药物使用规范》的解读［J］. 中国寄生虫学与寄生虫病杂志,2017,35（05）:482-484+488.

［7］ 华海涌,孙芳,陈伟,等.WHO《重症疟疾管理实用手册》(第三版)解读

[J]. 中国热带医学, 2018, 18(07): 643-645+649.

［8］ 汤雨晴, 郑维义. 抗疟疾药物的研究现状与发展[J]. 中国新药杂志, 2019, 28(08): 961-966.

［9］ KORAM KA, MOLYNEUX ME. When is "malaria" malaria? The different burdens of malaria infection, malaria disease, and malarialike illnesses [J]. American Journal of Tropical Medicine and Hygiene, 2007, 77(6 Suppl): 1-5.

［10］ WILSON ML. Laboratory diagnosis of malaria conventional and rapid diagnostic methods [J]. Archives of Pathology & Laboratory Medicine, 2013, 137(6): 805-811.

［11］ CHANDRAMOHAN D, JAFFAR S, GREENWOOD B. Use of clinical algorithms for diagnosing malaria [J]. Tropical Medicine & International Health, 2002, 7(1): 45-52.

［12］ AHMED MU, HOSSAIN MA, KHAN AH, et al. Efficacy of immunodiagnosis of falciparum malaria at different levels of parasitemia [J]. Journal of Enam Medical College, 2013, 3: 88-90.

［13］ ALI IM, BIGOGA JD, FORSAH DA, et al. Field evaluation of the 22 rapid diagnostic tests for community management of malaria with artemisinin combination therapy in Cameroon [J]. Malaria Journal, 2016, 15: 31.

［14］ HENDRIKSEN IC, MTOVE G, PEDRO AJ, et al. Evaluation of a PfHRP2 and a pLDH based rapid diagnostic test for the diagnosis of severe malaria in 2 populations of African children [J]. Clinical Infectious Diseases, 2011, 52(9): 1100-1107.

［15］ BRITTON S, CHENG Q, MCCARTHY JS. Novel molecular diagnostic tools for malaria elimination: a review of options from the point of view of high-throughput and applicability in resource limited settings [J]. Malaria Journal, 2016, 15: 88.

［16］ KHAN SA, AHMED S, MUSHAHID N, et al. Comparison of real time polymerase chain reaction with microscopy and antigen detection assay for the diagnosis of malaria [J]. Journal of College of Physicians and Surgeons Pakistan, 2013, 23(10): 787-792.

［17］ CHANDER Y, KOELBL J, PUCKETT J, et al. A novel thermostable polymerase for RNA and DNA loop-mediated isothermal amplification (LAMP)[J]. Frontiers in Microbiology, 2014, 5:395.

[18] KEMLEU S, GUELIG D, EBOUMBOU MC, et al. A fifield-tailored reverse transcription loop-mediated isothermal assay for high sensitivity detection of plasmodium falciparum infections [J]. PLoS ONE, 2016, 11 (11):e0165506.

[19] WHO. Malaria microscopy quality assurance manual [M]. 2. Geneva: World Health Organization, 2016.

[20] WHO. Technical consultation to update the WHO malaria microscopy quality assurance manual [R]. Geneva:World health Organazition, 2014.

[21] GLOBAL MALARIA PROGRAMME. Good practices for selecting and procuring rapid diagnostic tests for malaria [M]. Genava:World Health Organization, 2011.

[22] 卫生部疾病预防控制局. 疟疾防治手册[M]. 北京:人民卫生出版社, 2007.

[23] 陆宝麟. 蚊虫综合治理[M]. 2版,北京:科学出版社,1999.

第三章

中国不同阶段的疟疾防控目标、策略和行动

学习目标

掌握中国70年疟疾防控历程不同时期的目标、策略、措施及成效；熟悉中国的疟疾监测响应体系、参比实验室网络、媒介监测控制等主要技术；了解中国抗疟策略技术与WHO技术的主要差异。

摘要

疟疾曾在中国广泛流行，严重危害人民健康。历经70年不懈努力，我国成功地将疟疾发病数从每年3000万降至0，并于2021年6月30日被WHO认证消除疟疾。从疟疾大国到消除疟疾，中国在世界抗疟史上留下了辉煌的篇章。1949年中华人民共和国成立后，中央和各级政府十分重视包括疟疾在内的严重危害人民身体健康和社会经济发展的重大传染病防治工作。根据不同时期中国疟疾流行及防治工作的形势，发布《全国疟疾防治规划》，提出防控目标，明确策略，规范措施，全面、科学地指导了中国控制疟疾和消除疟疾的进程。本章介绍了中国的疟疾控制和消除历程，阐述在不同阶段根据不同的流行病学特点采取的有针对性的防控策略，以期为参与流行程度不同国家和地区疟疾防控的各级各类人员提供参考。

第一节　中国疟疾控制阶段主要策略和成效

一、重点调查和防治试点阶段（1949—1959 年）

（一）流行概况

1949 年前，据估计每年至少有 3000 万疟疾病例，病死率约为 1%，部分县的疟疾发病率高达 94.9%，疟疾流行十分严重。然而彼时，中华人民共和国成立伊始，百废待兴，农村医务人员极少，专业疟防机构和疟防技术人员极度缺乏。但党和政府十分重视疟疾防治工作，派出医疗队抢救患者、组建专业疟疾防治机构、培训专业技术人员，广泛开展流行病学调查，为全面开展防治工作打下基础。

（二）防控策略和目标

此阶段主要通过组建疟疾防治队伍，开展重点疟区的调查和防治，开展防治试点研究，为启动全国性疟疾防治规划和技术方案做准备。

（三）主要防控措施和方法

1956 年颁布的《1956—1967 年全国农业发展纲要（草案）》，把疟疾列为限期控制和消除的病种之一。同年，原卫生部制定了《防治疟疾规划》，并把疟疾列为法定报告传染病。1950—1959 年，中国的疟疾疫情呈现地方性流行。云南、贵州、广西、广东（1988 年海南建省，之前隶属于广东省）等 4 省约有一半地区属于高度或超高度流行区。华中、北部的部分地区，都出现过疟疾暴发、流行。按照中国疟疾防治规划的要求，各地陆续建立疟疾或寄生虫病防治专业机构。至 1957 年，云南、福建、贵州、浙江、四川、湖南、广西、安徽、江苏、新疆、湖北等省的 70 个市、县建立了疟疾防治站。各地相继培训疟疾和寄生虫病防治专业人员 3000 多名。在 13 个省对 46 万余人进行了脾大和疟原虫检查：河南省儿童疟原虫带虫率为 16.67%，海南省居民脾肿率为 69.58%，疟原虫带虫率为 40.30%，云南省平均居民带虫率为 8.77%；平均脾肿率 21.66%。

各地在对调查分析的基础上,开展了防治试点研究。海南岛 1955—1957 年进行了防治疟疾试验,制订了防治方案。成立灭疟指挥部,筹备药械,培训队伍,开展全面室内滞留喷洒杀虫剂和全民服抗疟药,有效地控制了主要的高效传疟媒介微小按蚊。1959 年全岛在超高度、高度疟区,全面进行室内 DDT 或六六六滞留喷洒,全民服抗疟药;在中低度流行区,有疟史者服抗疟药。用氯胍、环氯胍和伯氨喹等抗疟药进行集体服药的达到 120 万人次。当年,全岛疟疾年发病率比上年下降 60%,居民原虫率下降 40%～60%。

同时此阶段开展了大量的培训。1956 年,卫生部邀请以依沙耶夫教授为团长的苏联保健部抗疟代表团来华指导抗疟工作,并在海南举办了抗疟干部培训班,共培训 69 人。此后全国各地相继培训高、中、初级疟疾专业人员 3000 多名,为开展全国疟防工作准备了技术力量。

通过组建队伍、开展调查、政府规划及开展疟疾防治试点、推广试点区经验、采取"现症患者治疗、间日疟病史者抗复发治疗、传播季节预防服药"等措施后。取得了一定的防治成绩,云南省发病率从 1953 年的 249.38/ 万下降到 1960 年的 22.22/ 万。1958 年全国疟疾发病率降至 215.83/10 万,较 1956 年的 505.23/10 万下降了 57.2%。

二、控制严重流行阶段(1960—1979 年)

(一)流行概况

1960 年前后因自然灾害国家经济困难导致防治经费短缺、抗疟药缺乏和农村推行旱田改水田等原因,中国疟疾疫情迅猛回升,全国报告疟疾发病人数由 1959 年的 150 多万人剧增至 1000 余万,年发病率超过 1500/10 万。南方各地也都出现了小范围的间日疟暴发,恶性疟的流行范围和程度也有明显的扩大和加重。

(二)防控策略和目标

在前期调查与重点地区防治试点取得成效的基础上,中国逐步开展了有计划的防治工作。1964 年,中国制定了《疟疾防治技术方案》,将疟疾流行区分为有传播休止期、无传播休止期和疟疾暴发性流行等类别,在不同流行区采取不同防治措施,明确了现症患者治疗、间日疟休止期治疗、预防服药和媒介控制等具体技术措施和要求。针对当时疟疾的流行特点和分布态势,确定中原地区的抗疟工作是有效地控制暴发流行,减少发病;南方则着重于控制疫情回升,降低发病率,巩固并扩大抗疟成果。

(三)主要防控措施和方法

在中华按蚊为媒介的北方地区采取消灭传染源为主的防治策略,实施两根治一预防和大力灭蚊的技术措施,即以氯、伯八日疗法治疗现症患者,每年春季以乙、伯八日疗法对上年有疟史者或发病较高的县、乡全体居民进行休止期根治或服药,在传播季节对发病率较高或有暴发流行趋势的县、乡开展每 10～15 天顿服乙胺嘧啶的全民服药,结合爱国卫生运动开展灭蚊活动。山东、河南、江苏等省加大了间日疟的传播休止期根治措施,在严重流行的县、乡实施全民根治,并于传播季节全民服用乙胺嘧啶的方法开展预防服药。为了保证防治措施的落实,在休止期根治及预防服药期间,组织医疗卫生人员深入疫区和乡村医生及生产队卫生员一起为群众"送药到手,看服到口,不咽不走"。据统计,1965 年河北、山东、河南三省共有 80 万人参加疟防措施的落实,完成了 1 亿多人次的现症患者治疗、休止期根治和预防服药任务。此外各省都结合农田水利建设和爱国卫生运动,发动群众,因地因时制宜地采用了填平集水坑洼、疏通沟渠以清除蚊类孳生地等方法消灭媒介按蚊。1963—1966 年,河南省共治疗现症患者 1148 万人次,休止期根治 1199.5 万人次,预防服药 428 万人次,1966 年疟疾发病率降到了 1.3%,较 1964 年下降 82.7%。

中国最南端的海南省根据传疟媒介和发病率不同重新划分了疟区。一类疟区(病灶区):当地的大劣按蚊常年存在,并有微小按蚊残存,地理环境比较复杂,年发病率在 5%～10%,原虫率在 3%～5% 以上;二类疟区(散发区):以残存微小按蚊为主要媒介,偶有大劣按蚊发现,发病率 1%～5%,带虫率 1%～3%;三类疟区(新控制区):过去是高度疟区,处在一、二类疟区邻近,已无微小按蚊和大劣按蚊残存,本地新感染病例不多,发病率和原虫率都在 1% 以下;四类疟区(老控制区):本地已无新感染病例。针对疟区的特点,采取不同的灭疟措施。针对一类疟区,每年春、秋两季进行喷洒灭蚊,采用25% DDT 乳剂喷洒,春、夏、秋三季进行全民集体服药,集体治疗采用氯喹 + 伯氨喹四日疗法或双四日疗法。针对二类疟区,每年在 5 ～ 6 月份采用 25% DDT 乳剂进行一次滞留喷洒灭蚊,春、秋两季用氯喹 + 伯氨喹单四日疗法全民集体服药治疗。针对三类疟区,每年滞留喷洒一次或不喷洒,重点村庄(病灶村)进行集体服药。针对四类疟区,只对有疟史者和患者(带虫者)进行服药治疗。

1969 年后,受流动人口增加、部分寄生虫病防治机构被撤销或合并等影响,疟疾发病率大幅回升并出现大范围的暴发流行。1970 年全国报告发病人数超过 2400 万例,年发病率超过 290/ 万。广东、广西、湖南、福建等省(自治区)的发病人数也出现大幅度的增加,福建西北地区发生严重暴发。江苏、山东、河南、安徽和湖北等 5 省出现了大范围暴发流行,报告患者数超过 2100 万例,占全国报告病例总数 90% 以上。

1973 年国务院批准建立苏鲁豫皖鄂五省疟疾联防机制,共同制定并同步实施疟疾防控措施,每年组织相互检查,有效解决了省间交界地区犬牙交错、防治措施不同步、防治措施落实不力的突出问题。特别是先后统一采取以全人群休止期根治及流行季节全人群预防服药为主的"两全、两服"措施,和以防蚊灭蚊、休止期根治、现症患者治疗、发热患者查治以及流行季节人群预防服药为主的"一防、三治、压高峰"等措施。据统计,1974—1979 年五省共治疗疟疾患者 2739 万,休止期根治 41688.42 万人次,传播季节预防服药60341.17 万人次,另外还逐步开展了发热患者血检疟原虫,6 年共开展发热患者血涂片疟原虫显微镜检查(以下简称镜检)83.88 万人次。大暴发流行得到了有效控制,各地发病率大幅度降低。到 1979 年疟疾发病率降至 257.54/10万,较 1970 年下降了 91.31%。

三、降低发病率阶段(1980—1999 年)

(一)流行概况

经过前期的全面防治,中国疟疾的流行程度明显减轻。在这期间,全国大部分地区的疟疾疫情呈大幅下降的趋势。恶性疟流行范围缩小,但间日疟依然在中国流行区广泛分布。

（二）防控策略和目标

转向以年发病率在 1% 以上地区和恶性疟流行区为重点,缩小恶性疟流行范围、降低流行程度和年发病率稳定在万分之一下的目标。在因地制宜、分类指导原则的指导下,根据不同媒介的生物学和传播动力学特征,在不同媒介地区实施不同的疟疾控制策略。如根据中华按蚊室内和野外栖息,偏吸动物血特性和室内滞留喷洒无法完全杀灭的实际情况,在以中华按蚊为媒介的间日疟流行区,采取以传染源控制为主,辅以推广使用蚊帐防蚊的综合防治策略;根据嗜人按蚊或微小按蚊偏家栖、嗜吸人血和传播恶性疟和间日疟的特性以及室内滞留喷洒可有效杀灭的实际情况,在以微小按蚊或嗜人按蚊为媒介地区,采取以媒介控制为主,辅以传染源管理的防治策略;根据大劣按蚊野栖特性和室内滞留喷洒效果不好的特点,在有大劣按蚊存在的地区,采取减少孳生地结合传染源管理的综合防治策略;在发病率已降至万分之五下的地区,采取加强以疟疾监测为主的防治策略。

（三）主要防控措施和方法

1983 年中国颁布了疟疾防治规划,首次提出了疟疾消除的概念和目标,制定了关于病例管理、媒介控制、监测和培训的技术方案和实施方案。按照中国制定的基本消灭疟疾标准,到 1999 年,全国有 1321 个县经过省级考核,确认达到了国家卫生健康委颁发的"基本消灭疟疾"标准(以县为单位连续三年疟疾年发病率在万分之一以下)。在五省疟疾联防机制下,江苏、安徽、河南等 3 省把对恶性疟防治列为重点,增加投入,加强组织管理,针对嗜人按蚊嗜吸人血和家栖的习性,统一采取以控制传播媒介为主和加强传染源管理的综合防治措施,同步行动,互通信息,相互检查,逐步达到控制暴发、降低发病率和消除恶性疟的目标。据统计,江苏、安徽、河南等 3 省平均每年发热患者血检约 300 万人次,累计 ITN/IRS 覆盖 2200 多万人口,恶性疟疾发病人数迅速减少,江苏、河南省于 1988 年、安徽省于 1991 年起未再出现本省感染的恶性疟病例,在中部三省成功实现消除恶性疟。

除了坚持不懈地采取综合性抗疟、灭蚊等防治措施外,随着中国经济快速发展,人们生活水平提高,居住环境和卫生条件改善,各种防蚊设施和产品的广泛使用,减少了人蚊接触和疟疾感染频率,这种情况在中华按蚊为媒介地区尤为显著。同时,大规模农田水利建设、农耕制度的改变和稻田使用化学农药以及村庄周围的开发生产等环境改变,也在一定程度上治理了按蚊的孳生环境,使其分布范围缩小,数量减少或消失,削弱了其疟疾传播强度,使得部分地区疟疾传播条件发生了改变。另外,城市化进程加速导致了生产生活方式改变,大量农村劳动力进城务工及基层卫生服务体系的逐步完善也进一步促进疟疾发病率下降。

1983 年前,中国共有 9 个省的 71～91 个县有恶性疟流行,到 1995 年仅有云南、海南两省 56 个县有恶性疟本地感染的病例报告。疟疾死亡病例数大幅度下降,到 90 年代末,每年死亡病例报告不超过 70 例。据统计,20 年间中国共治疗现症疟疾病例 1333.91 万人次,间日疟史者休止期根治 3198.03 万人次,重点人群休根服药 658.22 万人次,全民休根服药 9140.10 万人次。中国预防服药或抑制发病高峰服药 26982.71 万人次,共血检发热患者 2.37 亿人次。

四、巩固防治成果阶段(2000—2009 年)

(一)流行概况

到 20 世纪末全国大部分地区的疟疾流行已得到控制,病例主要集中在局部地区。2000 年后安徽沿淮河及淮北地区以及河南永城的部分乡镇疫情逐年回升,但总体上全国发病率稳定在较低水平。虽每年都有近 20 个省(直辖市、自治区)的数十个县(市、区)有自国内、国外输入性恶性疟病例的报告,但未发现继发传播。主要传播媒介有中华按蚊、嗜人按蚊、大劣按蚊和微小按蚊。该时期我国多数地区的疟疾流行程度仍然稳定在年发病率 1/10 万左右、病例散发的低水平,但因安徽省淮北地区的疫情回升或暴发,致逐年发病率在 10/ 万以上的高发病率县(市、区)数增加,间接导致了全国疟疾发病率的回升。其中 2006 年全国发病率最高,为 0.49/ 万。

（二）防控策略和目标

贯彻预防为主、科学防治的方针，实行因地制宜、分类指导的原则，针对不同传播区采取相应的措施。高传播地区：以降低流行程度，减少恶性疟扩散为目的，以流动人口、山区居民及上山人群为重点。在微小按蚊为主要媒介地区采取以传染源控制和媒介防制并重的综合性防治策略；在大劣按蚊为主要媒介地区采取以传染源控制、人群防护和环境改造相结合的综合性防治策略。在安徽、湖北、河南、江苏和西藏等省、自治区的疫情不稳定地区，以控制暴发流行和减少传播为目标，以及时发现传染源、控制暴发点和落实休止期根治为重点，在中华按蚊为主要媒介地区采取传染源控制为主的综合性防治策略；在嗜人按蚊为主要媒介地区采取传染源控制和媒介防制并重的综合性防治策略；其他已控制流行的地区，以防止输入的传染源和当地残存病例引起传播为目标，以传染源的及时发现和规范抗疟治疗为重点，采取传染源监测和人群健康教育为主的防治策略。加强领导，各级政府增加对疟防的投入，把疟防工作列入当地社会发展规划，常抓不懈，反复防治，不断降低发病率，逐步向消除疟疾病灶区的目标迈进。

（三）主要防控措施和方法

为遏制疫情回升和控制局部暴发，各省不断加大防治力度，增加防治经费，探索适合本省实际的防治策略和措施。江苏省从2002年开始在徐州、宿迁和淮安的部分县实施强化的传染源控制措施，按不同发病率，在发病率≥1%的村实施患者家属和四邻等重点人群休止期扩大治疗，逐步控制了疫情回升趋势。河南省启动了突发疟疾疫情应急处理预案，次年在有暴发点的乡镇实施了全民休止期根治，在传播季节加强现症患者管理，在重点村开展生物灭蚊蚴。安徽省按距水体不同距离确定重点人群，并以每月成人顿服哌喹600 mg开展了3次预防服药，服药范围共15740个自然村，259万人。服药后全省8月、9月、10月分别较上年同期下降了2.0%、46.3%和60.2%，全年报告发病数较上年下降了21.82%，有效遏制了这些地区疫情持续回升的势头。

2004年，西藏林芝地区出现疟疾暴发点，原卫生部先后两次组织专家组赴林芝开展调查、技术培训和指导休止期根治，及时控制了暴发点的传播。同时原卫生部专家组还对周边县区进行了流行病学调查，召开了西藏疟疾防治对策研讨会,为控制墨脱、察隅等县的疟疾防治工作提出了指导性意见;并在林芝举办培训班,为流行区培训了防治技术骨干。

为提高疟防工作能力,从国家到地方,每年都结合各项防治措施的实施,以培训班或带教等形式,对各级专业防治人员和基层卫生人员进行培训,提高疟疾防治的理论水平和实际工作能力。据统计,2000—2008年,全国每年培训2.5万~4.8万人次的各级人员,共培训原虫镜检人员66676人次,媒介控制人员16475人次,流行病学人员130831人次。

原卫生部每年以中央财政转移支付的形式,给予疟防工作重点资助,用于发热患者血检、病例的规范治疗、抗疟药品和器材的购置及人员培训等。2003—2005年,每年资助金额500万元,2006年后增加到1000万元。2002年后,中国积极申请全球基金疟疾防治项目支持,2003—2012年,中国全球基金疟疾防治项目先后在10省47县(第1轮项目,2003—2008年)、6省121县(第5轮项目,2006—2010年)、1省12县(第6轮项目,2006—2010年)、20省762县(国家策略项目,2010—2012年)实施,开展疟疾控制和消除活动。全球基金项目支持对中国疟疾流行县基层疟疾防控能力提升发挥了较大的作用,也为中国制定全国疟疾消除行动计划提供了有力支持。

通过加强疟疾的及时诊断、规范治疗和有效防护,开展健康教育和健康促进,加强疟疾监测,以及提升管理能力等,中部地区的疫情回升和局部暴发流行得到了有效遏制。其他项目地区疟疾发病率也明显降低。全国无病例报告及发病率在1/万以下的县市数,分别由1999年的1061个和755个,增加到2006年的1943个和812个。到2009年,全国2858个县市中,连续3年无病例报告的县市达到1687个(占59.03%),发病率在1/千以上的仅4个县。

第二节　中国疟疾消除阶段主要目标、策略和行动

为切实保障广大人民群众身体健康,促进经济与社会协调发展,响应联合国千年发展目标高级别会议提出的在全球根除疟疾的倡议,中国政府决

定在 2010 年全面开展消除疟疾工作,到 2020 年全国实现消除疟疾的目标。2010—2019 年报告病例数为 37043 例,从 2011 年起所有报告病例均有流行病学个案调查资料和病例分类证据,其中,每年报告约 3000 例境外输入疟疾病例,每年平均报告死亡 17 例。据估计,1949 年前每年至少有 3000 万例疟疾患者,当时全国人口约 4.5 亿,受疟疾威胁人口在 3.5 亿以上。经过 70 多年艰苦卓绝的努力,中国疟疾防控和救治能力显著提升,疾病负担大幅度降低,2017 年以来无本地原发感染病例报告,达到了国家消除疟疾标准。

一、疟疾流行区分类

2010 年原卫生部等 13 个部委联合印发了《中国消除疟疾行动计划(2010—2020 年)》,在该行动计划中根据 2006—2008 年疟疾疫情报告情况,全国以县为单位按本地原发病例发病率为依据,划分为 4 类疟疾流行区。

一类县:3 年均有本地感染病例,且发病率均≥1/ 万。

二类县:3 年有本地感染病例,且至少 1 年发病率<1/ 万。

三类县:3 年无本地感染病例报告的流行县。

四类县:非疟疾流行区。

二、不同流行地区的策略和措施

全国贯彻预防为主、科学防治的方针,实行因地制宜、分类指导的原则;坚持各级政府领导、部门合作、全社会参与的工作机制;加强国际合作交流,不断提高科技水平,充分利用国内、外各类资源。根据行动计划,在不同流行区实施侧重点不同的综合防控策略和措施。一类县:实施强化的"群防群治"控制策略,通过加强人群传染源控制和重点地区人群媒介防制措施,进一步降低发病率;二类县:实施消除疟疾策略,重点针对病例的发现和疫点的清除,阻断疟疾在当地传播;三类县:巩固消除疟疾策略,加强监测能力建设和输入病例处置,防止继发传播;四类县:加强临床诊治能力建设和疟疾病例的诊断和治疗,减少重症疟疾和因疟疾死亡病例。

三、消除技术措施

(一)疟疾实验室诊断技术

疟疾患者的诊断主要依靠流行病学史、临床表现和实验室检测进行综合的判断。中国在消除疟疾行动实施过程,根据实际情况和科学技术的发展,于 2015 年颁布了 WS 259—2015《疟疾的诊断》替代了原有的 WS 259—2006《疟疾诊断标准》。新的诊断标准主要对术语进行了调整,并删除了假定性治疗诊断依据。疟疾流行病学史主要指疟疾传播季节在疟疾流行区有夜间停留史或近 2 周内输血史。典型疟疾临床表现主要包括,呈周期性发作,每天或隔天或隔两天发作一次。发作时有寒战、发热、出汗等症状。发作多次后可出现脾大和贫血。实验室检测,主要通过显微镜检查血涂片、疟原虫抗原检测和疟原虫核酸检测 3 种方式。

1.病原学诊断　从受检者外周血液中检出疟原虫是诊断疟疾患者的最可靠依据,厚、薄血膜吉姆萨染色镜检是最常用的方法,最好在服药前取血检查。取外周血制作厚、薄血膜,经吉姆萨染色后显微镜下查找疟原虫。薄血膜中疟原虫形态完整,容易识别,便于虫种的鉴定,但由于用血量少,原虫密度低,容易漏检;厚血膜由于用血量多,原虫集中,易检获,但制备过程中红细胞已溶解,原虫形态有所改变,虫种鉴别难度较大。因此,通常一张玻片上同时制作厚、薄两种血膜(图 3-1),厚血膜用于定性,薄血膜用于鉴别虫种。

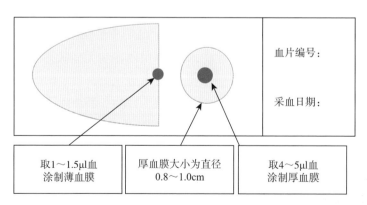

血片编号:

采血日期:

取1～1.5μl血
涂制薄血膜

厚血膜大小为直径
0.8～1.0cm

取4～5μl血
涂制厚血膜

图 3-1　厚血膜和薄血膜血涂片制作示意图
图源:WS/T 569—2017《疟原虫检测血涂片镜检法》

2. 疟疾的免疫学检测

（1）循环抗体检测：由于抗体在疟原虫清除后仍能持续一段时间，且存在个体差异，因此抗体检测主要用于疟疾的流行病学调查、防治效果评估及输血对象的筛选。常用的抗体检测方法有间接荧光抗体试验、间接血凝试验和酶联免疫吸附试验等。根据调查目的，常用的调查方法有以下几种：

1）单次横向调查即同时在若干个点进行的一次性调查，目的是了解疟区范围、流行程度。

2）反复横向调查即间隔一定时期，同时在若干点对同一人群进行多次调查。不但能了解一定范围内疟疾流行程度和传播强度的变化，而且可以评价防治措施的效果，特别是在流行处于低水平地区的监测中具有重要意义。

3）纵向调查即在多点或同一地点的同一人群中连续多次的调查，目的是了解调查地区一定时期内疟疾流行程度的变化，用于防治效果评价和防治后期监测。

（2）循环抗原检测：检测患者血样或其他样品中的疟原虫抗原比检测抗体更能说明受检对象是否有现症感染，是中国在消除疟疾阶段主要的辅助检测方法。malaria PF/PAN 为近年较常用的疟原虫抗原快速检测试剂，其主要用于定性检测全血样本中的特异性恶性疟原虫乳酸脱氢酶和疟原虫乳酸脱氢酶，可用来区分单一恶性疟原虫感染或者非恶性疟原虫的单一或混合感染。其检测恶性疟原虫的灵敏度为 98.11%，非恶性疟原虫为 96.84%，混合感染疟原虫为 100%；特异性为 98.83%。

3. 分子生物学检测

PCR 和核酸探针已用于疟疾的诊断，分子生物学检测方法最突出的优点是敏感性高，对低原虫血症和无症状感染者检出率较高。主要在国家级或省级实验室开展，部分市级也可开展。国内学者采用套式 PCR 技术扩增间日疟原虫 SSU rRNA 基因 120 bp 的片段，其敏感性达 0.1 原虫 /μl 血。荧光定量 PCR 法在灵敏性和特异性方面均优于巢式 PCR，对疟原虫的检出率达 103 拷贝 /ml，不仅能检出卵形疟原虫亚种，还能检出混合感染，且用时更短（荧光定量 PCR 用时 2 小时，巢式 PCR 用时 8 小时）。但成本偏高，对设备要求精密，在出入境口岸以及对疑似疟疾患者的快速疟疾分型鉴定中提供了可靠的技术保障，有望替代巢式 PCR 作为疟疾诊断的新型分子生物学方法。目前，中国并没有统一的疟原虫核酸分型荧光定量 PCR 法，但是国内自主研发的试剂盒,例如上海之江、上海科华生物和南京达伯可特等试剂盒等已经得到了广泛应用。

(二)病例管理

1. 病例的发现、报告和治疗

(1)不明原因发热患者血检:疟疾病例通常具有周期性发冷、发热、出汗症状,凡有条件的各级各类医疗、疾控机构和个体医生,发现具有上述症状者,均进行血检疟原虫或以其他病原学检测方法及时确诊。但也常有部分患者临床症状不典型,因此在防治初期,为有效发现更多的传染源,对临床初诊为疟疾、疑似疟疾、疑似感冒及其他不明原因发热者,也会血检疟原虫;当流行得到控制后,逐步缩减血检对象范围,除对由高疟区进入的所有发热患者血检外,当地人群只对临床诊断为疟疾、疑似疟疾及发热原因不明者进行血检。

(2)病例线索追踪调查:疫点传染源追踪调查需要进行传染源追踪调查的病例是指尚不能排除本地感染可能,需要通过传染源追踪调查来提供进一步的判定依据的病例。传染源追踪调查由病例居住地县级疾控机构负责,对该病例的家属及四邻采血进行镜检或 RDT 检测(有条件的地区可采血进行核酸检测)。如发现阳性,由县级疾控机构按确诊病例进行上报、组织规范治疗、请上级疾控机构协调开展对检测阳性者的流行病学个案调查,并对病例所在疫点进行进一步调查与处置。

输入病例同行人员追踪调查疟疾病例的同行人员是指与输入性疟疾病例在疟疾流行国家或地区有共同的生活、工作、旅游、学习、经商等经历的人员,可以是同一批回国也可以分多批次回国。对病例同行人员的追踪调查由病例报告地的县级疾控机构负责,采用镜检或 RDT 进行检测(有条件的地区可采血进行核酸检测),以确定同行人员中的病例和无症状感染者。同时告知同行人员回国后如两年内出现发热症状要及时到正规医疗机构就诊。非本辖区境外同行返回人员的追踪调查由病例报告地的县级疾控机构通知同行人员工作地(或居住地)的县级疾控机构开展调查(跨省调查由省级疾控机构通知)。

(3)人群主动病例侦查:主动病例侦查主要是针对高传播风险地区的

人群、特殊人群(如海南省上山人群)、成批集中回国人员以及有本地原发或输入继发病例的疫点居民及所在乡(镇)的高危人群,由各级疾控中心负责采用镜检、RDT 或 PCR 进行筛查。以发现可能的带虫者并予以相应处理。

(4)疫情报告:2003 年后的病例报告由旬报制改为通过网络的日报制。根据《中华人民共和国传染病防治法》的规定,各级各类医疗卫生、疾病预防机构和执行职务的工作人员,发现疟疾病例时,城镇于 12 小时内,农村于 24 小时内应通过网络上报,暂时不具备直报条件的单位应按要求填报传染病报告卡并以最快的通信方式报告当地疾病预防控制机构。当地疾病预防控制机构接到报告后应尽快报上级疾病预防控制机构。

随着社会的发展和互联网的普及,现阶段各级各类医疗、疾控、检验检疫和采供血机构及其执行职务的人员在发现临床诊断和确诊的疟疾病例须在 24 小时内(1 天)填写传染病报告卡,并通过国家传染病疫情信息报告管理系统进行网络直报。

对确诊的每个病例均填写病例卡。详细记录病例的基本信息,感染的时间、地点和原因,诊断及治疗情况,对于现住址不是本地的病例,将病历卡寄回(电子邮件)原住址的基层卫生单位。

(5)病例治疗:对发现的疟疾现症患者,一律及时进行正规抗疟治疗,每个疟疾病例由专人送药给予根治。2000 年后,所有疟疾病例按《抗疟药使用原则和用药方案》规定的方法及时、足量给予治疗;对间日疟患者进行休止期根治。临床诊断为疟疾或疑似疟疾者,在涂片送检同时应给予抗疟药行假定性治疗。

2. 病例核实、个案流调和判定

(1)病例核实:为准确掌握疟疾流行动态,重点疟区的省、市、区,根据不同发病程度或流行类型,选择若干具有代表性地区建立疫情监测区,每个监测区一般不小于 1 个乡(镇)范围,以监测区的疫情数与同类型地区疫情报告数相比较,核实实际疟疾发病情况,以对疫情动态及防治效果作出比较正确的评价。

在消除疟疾阶段,县级疾控机构有专人负责每日浏览中国疾病预防控制中心疾病监测信息报告管理系统,发现本辖区内报告的临床诊断和确诊疟疾病例后,立即与报告单位联系核实病例情况。由病例报告地的县级疾控机构负责在 3 天内完成对网报疟疾病例血涂片的镜检复核（或由市级疾控机构替代，进行镜检和 / 或核酸检测复核），并在 3 天内将样本送或寄至省级疟疾诊断参比实验室（以下简称参比实验室）进行镜检和核酸检测复核，报告的临床诊断病例最终会确诊或排除。所有网报疟疾病例的更改和删除均依据省级参比实验室复核结果。

（2）个案流调和判定：由现住址所在地疾病预防控制中心工作人员通过对病例或其家属询问，收集病例基本情况、既往疟史和本次发病、诊断、治疗和报告情况，并判断其感染来源。定期对疟疾病例进行随访，一般 1～2 次 / 月，了解有无发热症状并涂片检查有无复发或再燃。随访期限间日疟和卵形疟为 2 年，恶性疟和三日疟为 1 年。

（三）疫情调查和分类

1. **疫点调查**　疫点是指病例所在自然村（居民组）。所有疫点均及时派人进行疟疾流行病学调查，了解传染源的来源、发生的原因、流行范围和程度以及疫情发生扩散的风险。

疫点调查的主要内容包括：

（1）基本情况调查：疫点基本情况调查内容包括：①疫点地址；②主要农作物、牲畜和杀虫剂等一般情况；③地形、海拔等自然环境情况；④卫生服务情况；⑤气象资料；⑥外来流动人口及当地居民外出情况；⑦当地居民的生活习惯、防蚊条件、牲畜数量和畜舍位置；⑧历史疟疾流行情况。必要时绘制疫点示意图。

（2）疟史调查：在控制阶段，对疫点及其周围村庄居民进行疟史调查，当年有发热史而未曾血检者一律涂片镜检，以检查可能遗漏的病例。在消除阶段，收集疫点所在乡、县近 3 年的疟疾病例及其分类情况。

（3）媒介调查：发生疟疾传播或不能排除本地传播可能的疫点均进行媒介调查。调查内容包括主要媒介按蚊的种类和数量，必要时调查人血指数和对杀虫剂的敏感性。经过媒介防制后，媒介按蚊已得到控制地区，还要了解密度有否回升，是否有其他蚊种替代的可能性。

（4）疫点传染源主动筛查：在本地新感染病例的疫点，对患者家属及周围居民进行血检，连续发现 2 例以上本地新感染病例的疫点，血检范围扩大到全村居民，以发现残存的传染源。

对病例排除本地感染证据不充分且存在传疟媒介的疫点的居民采用镜检或 RDT 进行潜在传染源筛查(常住居民 100 人以下的全部检查,在 100 人以上的检查人数不少于 100 人,重点为病例的家属及四邻)。疫点筛查新发现的病例或带虫者均按照确诊病例要求及时进行上报、规范治疗、实验室复核和流行病学个案调查。

2. 疫点分类　疫点分类,在消除阶段主要分为 2 个阶段:

(1)2011—2015 年疫点划分

1)活动性疫点:指疟疾病例出现在疟疾流行区的传播季节,且当时疫点存在有效传疟媒介按蚊。

2)非活动性疫点:指疟疾病例出现在疟疾流行区的非传播季节;或虽出现在疟疾流行区的传播季节,但当时疫点不存在有效传疟媒介按蚊。

3)非疫点:指疟疾病例出现在非疟疾流行区。其中输入性恶性疟病例所在疫点的传疟媒介如仅有中华按蚊,可视为非活动性疫点。

(2)2016 年以后疫点划分

1)已出现传播的疫点:指出现本地传播病例所在的自然村(居民组)。

2)有传播可能的疫点:指有输入病例且当地存在传播条件的自然村(居民组)。

3)无传播可能的疫点:指无传疟媒介或有传疟媒介但非传播季节的自然村(居民组)。

(四)疫点处置

1. 已出现传播的疫点

(1)加强发热患者实验室疟原虫检测:由疫点所在乡镇医院,必要时可扩大到疫点所在县的所有县、乡医疗机构,对所有原因不明的发热患者采用镜检或 RDT 进行疟原虫检测。

(2)居民人群清除传染源措施:对疫点居民采取扩大的人群传染源清除措施(间日疟采用氯伯 8 天疗法,恶性疟采用 ACT),以清除可能的传染源。

(3)媒介控制措施:根据当地传疟媒介对杀虫剂抗性选择合适的杀虫剂,对疫点内所有居民住宅,采取杀虫剂室内滞留喷洒措施,清除具有传染性的按蚊成蚊。

（4）人群健康教育：结合疫点调查和处置，采用多种方式对疫点居民进行健康教育，重点提高自我防护和及时就医意识，避免露宿，提倡使用蚊帐、纱门纱窗等防蚊设施。

2. 具备传播可能的疫点

（1）疫点媒介控制措施：根据当地传疟媒介对杀虫剂抗性选择合适的杀虫剂，对自然村以病家为中心，半径≥500 m的所有房屋，采取IRS措施，清除可能具有传染性的按蚊成蚊。

（2）疫点人群健康教育：同已出现传播的疫点。

3. 无传播可能的疫点　结合个案流行病学调查对疫点居民进行健康教育，提高疫点居民防蚊和就诊意识。

（五）特殊地区和特殊人群

1. 特殊地区　云南省边境地区位于中国西南边陲，与缅甸、老挝、越南三国接壤，边境线长达4060 km。西南边境地区疟疾流行严重，人员跨境流动频繁，流行因素复杂。为加强边境地区疟疾防控，在原卫生部、中国疾病预防控制中心寄生虫病所的支持下，云南省在边境地区开展了疟疾联防联控活动。

在中缅边境相连的县境内沿边界线设置68个疟疾咨询服务站，开展出入境人员疟疾防护卫生宣教、提供防护用品、开展疟原虫镜检，及时发现疟疾患者，防止输入病例的扩散。

将云南省疟疾防治前沿向境外延伸20～30 km，在境外建立80个疟疾监测哨点，控制传染源和传播媒介并重，以控制当地疟疾流行。

2015年起在云南省边境县市采取"三道防线"消除疟疾策略与措施。第一道防线为在19个边境县及其重点乡镇加强疟疾监测和疫点处置能力，防止继发病例的发生；第二道防线为在68个边境口岸及边境村寨建立疟疾防治咨询站，及时发现输入疟疾病例和规范治疗患者；第三道防线为通过加强边境合作，采取联防联控，帮助边境线缅甸一侧提高疟疾防控能力，降低发病率，减少跨境输入疟疾。

2019年云南省进一步细化边境消除疟疾策略和措施，采取"3+1"策略与措施，其中"3"是按边境村寨、边境乡镇和边境县采取进一步细化原有的"三道防线策略"与措施。"1"是指进一步加强对边境缅方一侧疟疾控制的支持与合作,帮助减少跨境输入病例。

2.特殊人群 海南上山人群主要指在海南中南部热带雨林山区从事上山作业的特定人群,包括在山区作业的省内外流动务工人员、上山从事种植、养护、采集等劳动的本地居民等,当地山区存在野栖性大劣按蚊,上山人群常没有防蚊措施,易出现疟疾感染。针对这一特殊人群,相关地区的乡镇卫生院加强上山人群的主动病例侦查,及时发现疟疾病例;并加强山林地区乡村级医务人员的培训,乡村医生负责登记和及时转诊发热患者,乡镇卫生院具备诊断疟疾的能力,并及时报告和治疗;同时加强上山人群下山后的主动筛查。

(六)媒介监测与控制

媒介按蚊监测是疟疾监测的重要内容,其目的在于了解按蚊的种类、生态习性、传疟作用以及杀虫剂的抗药性水平等,为制订疟疾防治措施提供学依据,并对媒介防制措施的效果做出正确评价。

1.媒介按蚊种类 分成蚊和幼虫监测。选择不同地形的点,在按蚊活动季节,定期或不定期于白天和夜晚在人房、畜舍、空房、室外植物丛、农作物大田、洞穴、桥涵和堆放物空隙等按蚊栖息场所,捕捉按蚊,再鉴定蚊种,即为成蚊监测。在各种按蚊幼虫孳生地,如稻田、池塘、溪流、灌溉沟渠、沼泽地边缘、小型积水、竹洞、树洞、石穴等处捞取幼虫,对幼虫或羽化的成蚊进行鉴定,即为幼虫监测。

2.媒介按蚊密度

(1)成蚊密度:成蚊密度调查的目的,是掌握按蚊种群数量,预测疟疾流行动态,考核按蚊防制措施和疟疾防治效果。常用的调查方法有以下几种。

1)人工小时法:在有代表性的居民点,选择4所居民住室,于晨间1人在每所住室中捕蚊15分钟并计数。捕蚊总数即室内密度(只/人工小时)。也可以同样方法调查畜舍、空房或其他场所的密度。

2)帐内捕蚊法:在有代表性的居民点,晨间捕捉50~100顶夜晚有人睡觉蚊帐内的全部按蚊,以平均每顶蚊帐内捕蚊数作为密度(只/顶)。

3)宿主诱捕法:傍晚或通宵以人或牲畜为诱饵,在固定地点诱捕按蚊,以一定时间内诱捕的按蚊数为密度(只/夜或h)。

4)灯光诱捕法:利用蚊虫的趋光性,在一定场所安置诱蚊灯收集蚊虫,以一定时间内的捕蚊数作为密度(只/h或夜)。

5)窗阱诱捕法:在人房或畜舍朝东的墙或窗上安置窗阱(图3-2),收集逸入按蚊作为密度(只/夜),也可根据需要分别计算吸血和未吸血蚊密度。

(2)幼虫密度:选择水源比较稳定的水体为调查点。较大型水体,用幼虫勺定期(周、旬)在孳生地边缘或有水草的缓流处捞10~20勺,每勺捞1m长水面幼虫,以每勺捞取的幼虫和蛹数作为密度(只/勺)。小型积水如足印、洞穴等用小勺或大口径吸管捕捉全部幼虫,以每个孳生地捕获数作为密度。

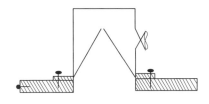

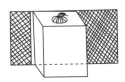

图 3-2　窗阱

图源:卫生部疾病预防控制局. 疟疾防治手册[M]. 北京:人民卫生出版社,2007.

3. 媒介按蚊生态习性

(1)季节消长:在固定的点,于蚊虫活动季节,选择密度调查方法的1种或几种,逐旬进行一次调查。经过连续多年在相同地点和同一方法的观察,即可掌握当地以旬或月密度表示的季节消长情况。在密度调查期间,应记录或收集当地的气温、湿度、雨量、风力、风向、月相及农作物种植情况,供分析结果时参考。

(2)栖息习性:栖息习性是指雌蚊吸血后,卵巢发育到产卵这段时间栖息的特性。掌握蚊虫的栖息习性,是制定媒介防制措施的基础。蚊虫的栖息习性大体可分为三个类型,即家栖、半家栖和野栖型。栖息习性调查方法有以下几种：

1）搜捕法：定期在白天对居民区内的人房、畜舍、窑洞、闲置房、地下室、堆放物空隙等和居民区周围的山洞、桥涵、植物丛等各类可能有蚊虫栖息的场所进行搜捕，了解各种按蚊对栖息场所的选择性和停栖的地点。

2）窗阱法：白天将安置窗阱的室内蚊虫全部搜捕或以杀虫剂熏蒸等全部杀灭，翌晨收集窗阱内蚊虫并捕捉室内蚊虫，了解蚊虫入室吸血后外栖的比例。

3）解剖观察法：白天从人房和畜舍中捕捉吸血按蚊，解剖观察其卵巢发育情况，如果卵巢发育在克氏4～5期的蚊数等于或接近于克氏2～3期的蚊数，表明此按蚊是家栖蚊种；如果前者明显少于后者，则此种按蚊是半家栖蚊种；如捕不到前者则为野栖蚊种。

（3）吸血习性：了解蚊虫的吸血习性是判定媒介的重要依据之一。在吸血习性中，调查的重点有以下几个方面：

1）吸血趋性：是指蚊虫选择吸血动物趋向性。调查方法是在同一场所，同时用人和牲畜（相隔30～50 m）于夜间直接诱捕，比较1个人和1头牲畜诱捕的蚊数，可大体了解某种蚊虫吸血趋性。同时可根据人和牲畜诱捕的蚊数乘以居民区中的人数和各种牲畜的头数，可粗略地估算出该蚊种群中趋吸人血蚊的比例。

2）吸人血率：是了解蚊虫种群中吸人血蚊的比例。对家栖和偏家栖按蚊，各地常用的调查方法是全捕法，即选择一个具有代表性小自然村，在按蚊密度的高峰季节，早晨对全部人房、畜舍及其他场所已吸血按蚊进行搜捕，立即制作蚊胃血标本，以血清学方法进行胃血鉴定，计算捕自各场所按蚊和调查点按蚊种群的吸人血率。对野栖或偏野栖按蚊，则采用野外栖息场所捕捉吸血蚊，制作胃血标本，进行胃血鉴定，但较困难。

3）夜间吸血活动规律：掌握按蚊夜间吸血活动规律，对于加强个人保护、减少人蚊接触具有重要意义。调查方法是每旬一次，于日落后半小时开始，以人饵诱捕法在室内、外通宵诱捕，分小时记录捕蚊只数，通过连续1～2年的观察，即可了解当地某种按蚊不同季节夜间吸血活动情况。

4）孳生习性：按蚊孳生习性调查的目的，是了解各种按蚊对孳生地的选择性，以便于有针对性地制订控制幼虫的措施。调查的方法是结合幼虫密度调查，普查各种水体，详细记录有幼虫孳生水体类型和特征，如水体的大小，流水还是静水,水的浑浊度,水温,pH,水流的流速,有无水草,是否遮阴,四周环境和与居民区距离等等。

4. 媒介按蚊对杀虫剂敏感性监测　在实施杀虫剂控制媒介按蚊地区,在措施实施前和实施过程中,应开展媒介按蚊对杀虫剂的敏感性监测,以指导杀虫剂的选择和更替,取得应有的效果。常用 WHO 推荐使用的成蚊接触筒法(参考 GB/T 26347—2010)分别测定幼虫和成蚊的抗药性。

5. 传播媒介按蚊防制　传播媒介防制是控制疟疾的一个重要手段。鉴于每种按蚊常具不同的生态习性,因此长期以来,采取了因种、因地制宜的综合性防制措施,包括化学的、物理的、环境的及其他有效的手段,一般是结合使用或交替使用。

(1)环境防制:环境防制就是通过对环境的综合治理,包括环境改造、环境处理和改善群众居住条件和习惯等方式,最大限度降低媒介种类密度,避免疾病传播,是疟疾防治中的基础性工作,但同时也是需要社会各方面的配合和投入大量人力、物力才能完成的工作。因此在实施的过程中需要与社会发展和城乡建设紧密结合,才能取得良好效果。可以通过广泛深入的宣传发动,鼓励群众使用蚊帐、减少露宿,装纱门、纱窗,以减少人蚊接触的机会。

(2)化学防制

1)滞留喷洒:在已有传播或有传播可能的疫点,对整个疫点或疫点重点范围内所有人房和畜舍采用杀虫剂进行室内滞留喷洒。

2)杀虫剂浸泡蚊帐:蚊帐是阻隔人蚊接触的有效工具,再用杀虫剂浸泡蚊帐,则兼具触杀作用。最先报道用菊酯浸泡蚊帐防制中华按蚊取得成效的,是在1976—1977年的江苏和安徽两个农场的实验。每顶蚊帐用 15 ml 10%二氯苯醚菊酯乳剂加水 1200 ml 的溶液浸泡后,蚊密度减少 95% 以上的保护时间为 15～55 天。

四、疟疾参比实验室网络建设和质量控制

建立和完善全国疟疾诊断实验室网络和质量管理体系,为消除疟疾阶段的疟疾病例确认和病例溯源提供科学依据。各级疟疾诊断实验室的主要职能包括:

（一）国家级实验室

中国疾病预防控制中心在寄生虫病预防控制所建立国家级实验室，负责对省级实验室开展培训，提供技术支持和指导；定期对省级实验室的镜检和基因检测能力进行考核评估；对省级实验室的检测结果有争议的疟疾病例的标本进行平行检测和确认；建立全国疟疾病例信息数据库，实现相关信息的交流与共享；开展疟原虫诊断相关新技术及新方法的研究。

（二）省级实验室

省级疾病预防控制机构建立省级实验室，对地市级和县级实验室开展培训，提供技术支持和指导；对地市级和县级实验室的镜检能力进行考核评估；对地市级和县级实验室的检测结果进行抽样复核；有条件的省级实验室通过评估可作为参比实验室，对其他省级实验室的检测结果或感染来源有争议的疟疾病例的标本进行平行检测，并将平行检测结果上报全国疟疾基因信息数据库；开展疟原虫诊断相关新技术及新方法的研究。

（三）地市级和县级实验室

一、二、三类县的县级疾病预防控制机构及所在地的地市级疾控机构均建立实验室，对辖区内的医疗机构和乡镇卫生院开展培训，提供技术支持和指导；对一、二类县的乡镇及以上医院、三类县的县级及以上医疗机构实验室的镜检能力进行考核评估；并对其检测结果进行抽样复核。

（四）镜检复核

1. 县级疾病预防控制机构定期对开展血检医疗机构的血涂片镜检质量进行抽查复核。要求每年抽取所有阳性血涂片和不少于 10% 的阴性血涂片，进行厚、薄血膜制作、染色和镜检质量复核。

2. 地市级疾病预防控制机构负责每年抽取每县的所有阳性血涂片和不少于 3% 的阴性血涂片进行复核。

3. 省级疾病预防控制机构负责对每年抽取每县的所有阳性血涂片和不少于 1% 的阴性血涂片进行复核。

4.中国疾病预防控制中心每年组织 1 次对各省（自治区、直辖市）血涂片镜检质量的抽查复核。

五、健康教育

(一)对居民的健康教育

在卫生行政部门领导下，结合每年的"全国疟疾日"宣传活动，制作标语、传单、宣传画或宣传折页、视听材料，或采用当地群众喜闻乐见的传统民间艺术形式，对居民开展疟疾防治知识宣传；也可协调相关部门，利用报纸、广播、电视、互联网等大众传播媒介开展健康教育。

(二)对学生的健康教育

各级教育部门按照其职责负责组织在中小学校开展疟疾健康教育活动。每年在夏季到来之前，在当地疾病预防控制机构的指导和帮助下，利用中小学健康教育课或少先队主题队会开展一次宣传教育，也可通过学校广播站、黑板报、发放小折页和宣传单等形式宣传防治疟疾基本知识和核心信息。

(三)对出入境人员的健康教育

出入境检验检疫部门可在口岸出入境现场或保健中心设立免费咨询点并公布咨询电话，设置宣传栏摆放疟疾防治宣传材料，设置电子显示屏和触摸屏，以视频、广播、图片、文字等形式，向出入境人员宣传疟疾防治核心信息。

旅游和商务部门应要求各旅行社或劳务派出单位对赴非洲、东南亚和太平洋岛国等疟疾高度流行区旅游、务工等人员发放疟疾防治宣传材料。

(四)对患者及其家属的健康教育

流行区各级医疗卫生机构应通过门诊咨询、健康教育处方、12320 全国公共卫生公益热线等热线电话和宣传小折页等形式，向患者及其家属宣传疟疾防治知识。

第三节　中国疟疾消除后主要目标、策略和行动

自2017年以来中国无本地原发疟疾病例发生,24个疟疾流行省(自治区、直辖市,以下简称省)均通过了省级消除疟疾评估,2021年中国通过了世界卫生组织消除疟疾认证。但每年仍有近3000例境外输入病例,原疟疾流行地区传疟媒介依然存在,由输入性疟疾导致的再传播风险不容忽视。为巩固消除疟疾成果,防止消除后疟疾再传播,中国继续开展消除疟疾后防止输入再传播相关工作。从以每个病例/疫点为核心的"线索追踪,清点拔源"消除策略转向以及时发现输入传染源为重点的"及时发现,精准阻传"防止再传播策略,在"1-3-7"工作规范基础上,进一步加强多部门合作,提高监测和突发疫情应急处置能力。及时发现和规范治疗输入病例、调查和评估输入病例传播风险、及时处置输入再传播风险疫点或人群,有效阻断再传播风险。

一、再传播风险地区评估和划分

根据不同地区媒介按蚊分布、输入传染源种类及传播条件和方式等因素,对我国原疟疾流行地区的再传播风险进行如下分层:

(一)跨边境传播风险县

近3年当地存在传播媒介,接壤的境外地区为疟疾流行区,不仅有跨边境输入的疟疾病例,也有感染性按蚊飞越国境传播的风险。

(二)多种疟疾再传播风险县

近3年当地存在能传播多种疟疾的媒介按蚊(如大劣按蚊、微小按蚊和嗜人按蚊),且有输入性疟疾病例(恶性疟和间日疟等)。

(三)间日疟再传播风险县

近 3 年当地存在能传播间日疟媒介按蚊(如中华按蚊),且有输入性间日疟病例。

(四)潜在再传播风险县

1.潜在多种疟疾再传播风险县　近 3 年当地存在能传播多种疟疾的媒介按蚊,但没有输入性疟疾的县。一旦有输入性疟疾病例(恶性疟和间日疟等),当地仍存在引起输入再传播的风险。

2.潜在间日疟再传播风险县　近 3 年当地存在能传播间日疟的媒介按蚊(如中华按蚊),但没有输入性间日疟的县。一旦有输入性间日疟病例,当地仍存在引起输入再传播风险。

二、防控能力维持与保障

(一)医疗机构病例及时发现和规范治疗能力

根据不同疟疾再传播风险,继续维持临床医疗机构的疟疾发现和实验室诊断能力。在有传播风险或潜在传播风险县至少有 1 所县级医院应具备疟疾实验室检测能力并配备特效抗疟药物。相关科室临床医生具有对发热患者进行疟疾诊断的意识和能对疟疾病例进行门诊或住院治疗。其中,在跨边境传播风险、多种疟疾和间日疟传播风险以及潜在多种疟疾传播风险县的该县级医院应具备血片制作、染色和镜检能力。在跨边境传播风险县和多种疟疾传播风险县以及以间日疟传播风险县和潜在多种疟疾传播风险县重点乡的乡级医院,应具备疟疾实验室检测能力(血片制作、染色、镜检或 RDT),并配备口服抗疟药物。临床医生能开展发热患者疟疾诊断和非重症的疟疾病例门诊治疗。在跨边境传播风险县边境村寨诊所应配备疟疾RDT 检测试剂,村医能开展发热患者 RDT 检测,发现阳性能及时电话报告和转诊。

（二）定点医院重症疟疾救治能力

进一步提升临床医疗机构的重症疟疾救治能力继续保留国家重症疟疾救治专家组，为各省重症疟疾救治提供技术指导，并承担临床医疗机构的疟疾诊断、抗疟药物规范使用和重症疟疾救治等技术培训。各省确定至少一所省级医疗机构作为本省的重症疟疾定点救治医院。定点医院应具备重症疟疾救治所需的设备、条件和能力，包括疟疾实验室镜检能力（能进行虫种鉴别和原虫密度计数）、ICU病房及配备血液过滤等设备。在输入性疟疾较多的省，建立省级重症疟疾救治专家组，为本省各市级临床医疗机构的重症疟疾救治提供技术指导和培训。在输入性疟疾较多的省，在市确定一所市级医疗机构作为当地疟疾定点救治医院。定点医院应具备疟疾实验室镜检能力、配备特效抗疟药物并能开展疟疾诊断和疟疾患者住院治疗。并可在上级医院的帮助下开展重症疟疾病例救治，或将危重病例及时转院。

（三）疟疾实验室检测质量控制能力

继续保持各级疾控机构的疟疾实验室检测质量控制能力。在中国疾控中心寄生虫病预防控制所继续保留国家疟疾参比实验室，并与有条件的省参比实验室共同组成国家疟疾参比实验室网络。保持一名以上通过WHO疟原虫外部质量认可的检验人员，能根据检测实验室的体系建设要求开展多种质量控制工作，并对省级参比实验室质量进行督导和开展技术培训。所有省的省级疾病预防机构或寄生虫病所，建有省级疟疾参比实验室，配备具有疟原虫镜检能力（虫种鉴别和密度计数）和疟疾核酸检测能力的检验人员，并至少有一名通过WHO疟原虫外部质量认可的检验人员。能按要求开展疟疾阳性血片复核和阴性血片抽检、阳性血样的核酸检测、疟原虫的虫种分类、并能按照检测实验室的体系建设要求开展多种质量控制工作和市、县疟疾镜检人员的技能培训。在原消除阶段24个疟疾流行省的市级疾控机构，继续保留市级镜检实验室，配备具有疟原虫镜检能力（虫种鉴别和密度计数）的检验人员，能按要求开展疟疾阳性血片复核和阴性血片抽检（有条件地区可增加核酸检测能力），并能对辖区内医疗机构和化验室和县级镜检实验室的检验人员进行疟原虫镜检和RDT检测技能培训。在所有再传播风险县和潜在再传播风险县的县级疾病预防机构，继续保留县级镜检实验室，配备具有疟原虫镜检能力（虫种鉴别和密度计数）的检验人员，能按要求开展辖区内医疗机构门诊疟疾阳性血片复核和阴性血片抽检，并能对辖区内具备疟疾实验室检测能力医疗机构的门诊化验室检验人员进行疟原虫镜检和 RDT 检测技能培训。

（四）疾控机构"及时发现、精准阻传"能力

继续保留国家疟疾专家组，为输入性病例甄别审核、疟疾病例的现场调查和处置、输入性病例判别困难案例的确认、疟疾再传播风险的评估和技术培训等方面提供技术支撑。在各级疾控机构保留具有疟疾个案流行病学调查、疫点调查 / 处置、媒介调查 / 控制等技能的专业技术人员。各级疾控机构应能根据防止再传播需求，开展传染源追踪调查、判定再传播风险并能及时采取有效措施防止输入再传播。在有疟疾监测点任务的县级疾控机构，保留疟疾监测的相关能力，包括人群主动侦查、媒介种群 / 密度监测和其他流行因素的监测能力，并能在省、市级疾控机构的指导下开展疟疾病原和媒介监测工作。对需跨县个案流调的病例，疫点所在县的上级（市、省、国家）疾控机构应及时了解各病例调查的进展，给予跨县（市和省）调查沟通和协调，保证各疟疾病例个案流调的完整性和资料的正确性。

（五）加强突发疫情应急处置能力

在原消除阶段 24 个疟疾流行省中，进一步提升各级疾控机构对突发疫情应急处置能力。建立全国的突发疫情应急处置机制，有专门部门和人员按突发疫情应急处置方案要求组织进行再传播风险监测，并能在出现突发疫情时及时组织和开展相应的应急处置。建立适合当地的突发疫情应急处置机制，有专门部门和人员按照突发疫情应急处置方案要求组织进行再传播风险监测，并能在出现突发疫情时及时组织和开展相应的应急处置。

三、监测与预警

（一）病例监测

全国各级医疗机构应对就诊的发热患者（发热并伴有近 2 年内疟疾流

行国家旅居史,或有近2周内输血史,或有既往疟疾发病史或发热原因不明),按照 WS 259—2015《疟疾的诊断》,采用镜检或快速诊断试剂进行实验室检测,并结合流行病学史和临床表现进行诊断。不具备疟原虫实验室检测条件的医疗机构,发现上述就诊患者应及时将患者向有检测条件的医院转诊。

(二)重点医院的强化监测

1.跨边境传播风险县　确定1所县级医院作为重点医院,对所有不明原因的发热患者采用镜检进行疟原虫检测。重点医院为不具备疟原虫实验室检测条件医疗机构转诊患者提供诊断服务。在边境的乡镇卫生院和边境村寨诊所,对所有的发热病例采用 RDT 或镜检进行疟原虫检测。

2.多种疟疾再传播风险县　确定1所县级医院作为重点医院,对就诊的发热患者(发热并伴有近2年内疟疾流行地区、国家旅居史,或有近2周内输血史,或有既往疟疾发病史或发热原因不明),采用镜检进行疟原虫病原检测。重点医院为不具备疟原虫实验室检测条件医疗机构转诊的患者提供诊断服务。在乡镇卫生院,对上述发热病例采用镜检或 RDT 进行检测。

3.间日疟再传播风险县和潜在多种疟疾再传播风险县　确定1所县级医院作为重点医院,对就诊的发热患者采用镜检进行疟原虫病原检测,并在部分重点乡镇卫生院,采用镜检或 RDT 进行检测。重点医院为不具备疟原虫实验室检测条件医疗机构转诊的患者提供诊断服务。

4.潜在间日疟再传播风险县　确定1所县级医院作为重点医院,对就诊的发热患者采用镜检或 RDT 进行检测。重点医院为不具备疟原虫实验室检测条件医疗机构转诊的患者提供诊断服务。

(三)病例线索追踪调查

继续开展病例传染源追踪调查、病例同行人员追踪调查、集中回国人员主动病例侦查、疫点主动病例侦查、跨边境传播风险地区人员监测等线索追踪调查措施,及时发现病例,阻断本地传播。

四、突发疫情应急处置

(一)突发疫情

在存在适宜传播媒介和传播条件的地区,当有疟疾病例输入,如没有及时发现和有效处置,就有可能出现突发疫情和再传播风险。各级疾控机构要坚持早发现、早报告、早干预的原则,保持警戒状态,适时、有效管理输入性疟疾导致的再传播风险。在本县实现消除疟疾后,如出现以下任意一种情况时,应作为出现突发疫情及时上报并采取应急处置措施:

1. 一个月内发现 5 例及以上输入疟疾病例。

2. 一个月内出现有流行病学关联的 2 例及以上感染来源不明的疟疾病例。

3. 出现输入继发病例。

(二)突发疫情报告

1. 在出现突发疫情时,病例所在的县疾控机构应当通过突发公共卫生事件报告管理信息系统进行网络直报,事件级别选择"未分级"。

2. 根据不同突发疫情,并结合当地传疟媒介分布、地理环境、历史流行情况以及本次疫情范围和程度等进行综合分析,评估并提出控制再传播风险的应急处置的范围、对象和措施。

3. 对处置效果进行评估,并根据评估结果及时进行调整并报告。

(三)突发疫情应急处置

1. 一个月内发现 5 例及以上输入疟疾病例

(1)由病例报告地省疾控机构负责组织对所有输入病例进行个案流行病学信息复核和汇总分析,重点了解病例间的流行病学关联情况,必要时重新组织流行病学专题调查。

(2)如发现相关病例之间存在流行病学关联,由病例所在地疾控机构组织对所有相关人员进行镜检或 RDT 检测。

(3)对发现的镜检(RDT 检测)阳性病例,给予 1 个疗程的规范治疗,必要时可对相关人员采取扩大的人群传染源清除措施。

（4）对其他相关人员提供发热就诊须知的医学告知和相关的健康教育。

（5）加强与海关、边境口岸等部门的联防联控，及时掌握境外疟区回国人员等高风险人群的信息，精准实施干预措施。

2. 一个月内出现有流行病学关联 2 例及以上来源不明疟疾病例

（1）由病例居住地的省级疾控机构组织开展病例关联性流行病学调查和病例感染来源线索追踪调查，并对疫点内所有居民采血进行 RDT 和 PCR 检测。

（2）由病例居住地的县级卫生行政部门负责启动强化传染源监测措施。为病例居住地的县级医疗机构和所有乡镇卫生院或社区卫生中心配备 RDT；在当地县级医疗机构及所有乡镇卫生院或社区卫生中心对所有发热患者进行 RDT 检测；强化村级卫生室和其他无实验室疟原虫检测条件医疗机构对疑似发热患者的转诊机制。

（3）由当地病例居住地的市级疾控机构负责对疫点所有居民开展人群传染源清除措施、IRS 媒介控制和健康教育等（必要时可扩大到相邻村寨居民甚至相邻乡镇的重点人群），阻止疫情扩散并及时阻断可能的传播。

3. 出现输入继发病例

（1）出现 1 例输入继发病例：由疫点所在乡镇医院，必要时可扩大到疫点所在县的所有县、乡医疗机构，对所有原因不明的发热患者采用镜检或 RDT 进行疟原虫检测。对疫点居民采取扩大的人群传染源清除措施（间日疟采用氯伯喹八日疗法，恶性疟采用 ACT），以清除可能的传染源。根据当地传疟媒介对杀虫剂抗性选择合适的杀虫剂，对疫点内所有居民住宅，采取杀虫剂室内滞留喷洒（IRS）措施，清除具有传染性的按蚊成蚊。结合疫点调查和处置，采用多种方式对疫点居民进行健康教育，重点提高自我防护和及时就医意识，避免露宿，提倡使用蚊帐、纱门纱窗等防蚊设施。

（2）出现 2 例及以上输入继发病例：由病例居住地的市级疾控机构组织开展病例感染来源线索追踪调查，并对疫点内所有居民采血进行 RDT 和 PCR 检测。由病例居住地的县级卫生行政部门负责启动强化传染源监测措施，包括为所有乡镇卫生院或社区卫生中心配备 RDT；县、乡各级医疗机构及对所有发热患者进行镜检或 RDT 检测；强化村级卫生室对疑似发热患者的转诊机制。由当地病例居住地的县级疾控机构负责对疫点所有居民采取人群传染源清除措施，并对所有房屋采用 IRS 进行灭蚊，阻断进一步传播。由当地病例居住地县级疾控机构负责在全县范围内采用多种方式进行预防疟疾健康宣教，提高居民防蚊意识和及时就诊意愿。

第四节　中国疟疾防控基本经验

2021 年 6 月 30 日，中国正式获得 WHO 消除疟疾认证，实现了疟疾感染病例由 20 世纪 40 年代的 3000 万减少至零的壮举。多年来，中国坚持"预防为主、科学防治、因地制宜、分类指导"的原则，坚持"政府领导、部门合作、全社会参与"的工作机制，全面落实各项防控措施，推进疟疾的控制与消除。以传染源控制为核心，以监测工作为主导，制定了以病例和疫点为核心的"线索追踪、清点拔源"策略和"1-3-7"工作规范，指导各地科学消除疟疾。为巩固消除疟疾成果，采取了以及时发现输入传染源为重点的"及时发现，精准阻传"防止再传播策略，加强多部门合作，提高监测和突发疫情应急处置能力，做到早发现、早诊断、早报告、早治疗、早处置，防止输入再传播，不断巩固疟疾消除成果。

一、疟疾防治工作要坚持政府领导专业工作和群防群治相结合

消除疾病，提高人民健康水平，保障国家建设，是基本国策之一。疟疾防治工作是一项保护人民身体健康，造福人类，利于工作学习，利于国家生产建设的光荣事业。这一任务只有在政府的统一领导下，动员全社会的力量，协调各有关部门，统筹规划，全面部署，通力合作，积极协同，步调一致，才能切实有效地顺利开展。同时疟疾防治工作还是一项技术性很强的工作，需要有一支数量相对稳定、思想好、作风正、训练有素、技术精湛、深入实际、吃苦耐劳的专业队伍，坚持长期不懈的防治研究工作，能够从技术上指导基层卫生组织和广大人民群众配合完成各项战斗任务。多年来，我们在疟疾防治工作

中始终坚持政府领导、专业人员和群众相结合的方式进行工作,取得了一个又一个的胜利。

二、疟疾防治工作要从实际出发,因时因地制宜、采取针对性综合防治措施

中国幅员广大,纵跨热带、亚热带和温带地区,各地地形、气候、社会经济发展水平、人民生活习惯、疟区性质、疟疾流行规律与程度以及媒介的种类和生态习性等都有很大差别。从 20 世纪 50 年代开始,我们就注意开展广泛的调查研究,并根据收集到的流行病学资料,将中国划分成若干疟疾分布地带,用分类指导的原则,根据媒介是疟疾流行诸因素中最为活跃、能动的主导因素,在不同疟区采取不同的针对性防治对策和具体防治措施,从而避免重蹈一些国家在相当长的时期里只采用统一的单一的室内滞留喷洒杀虫剂抗疟以致收效差的覆辙,走出了中国自己的抗疟道路。

三、搞好疟疾防治研究试点是有效推进防控工作的一个重要途径

早在中华人民共和国成立初期,原中央卫生研究院就根据原卫生部关于当时全国防治疟疾的重点放在迅速控制海南岛和西南边疆疟疾发病的部署,组织专业人员在海南岛设立了疟疾研究站,系统地开展全岛的疟疾流行病学、媒介蚊种、生态习性、防制方法和防治策略的调查研究。同时举办高级抗疟人员训练班,为全国各地培养疟防专业技术骨干。全国其他主要疟疾流行区的省级卫生防疫站、疟疾防治所和寄生虫病防治研究所等,也根据需要与可能,有组织有计划地根据各地疟疾的流行情况与流行的特点,在开展疟疾防治工作的过程中,分辨类型,设立防治研究试点,开展调查研究和防治试验。

四、组织区域性联防是加快疟疾防治工作步伐的有效形式

组织区域性联合防治,可以在较大的范围内或是根据流行波及的地区,或是按照相同的疟区性质或自然地理条件,超越原有的行政区划,有组织、有领导地统筹规划,开展防治工作。有省际联防,如处于黄淮、江汉平原的中国主要疟区如江苏、山东、河南、安徽、湖北5省的全面联防,又如西南部的贵州省和广西壮族自治区毗邻县份间的联防,湖南、江西以及江西、福建两省部分毗邻县的联防等;有省内的根据有关地区的疟疾流行特点和防治任务需要组织本省内县市间的联防,如贵州省内凯里等20个县市的黔南、黔东南疟疾联防片和许多其他省份在省内组织的重点联防片;此外也还有县与县之间组织的毗邻区、乡(镇)间的联防。不论是哪一种形式的联防,都在联防的区域内对疟疾防治工作起着明显的促进作用,并取得了显著的效果。

五、要坚持反复斗争,把疟疾防治工作持之以恒进行到底

人类控制并进而消除疟疾是一个历史的长过程,完成这个历史过程需要不断创造必要的条件。中国黄淮海平原20世纪60年代和70年代初的先后两次疟疾大流行就是惨痛的教训。湖北省1958年疟疾年发病率已降到272.30/10万的水平,但由于1959—1961年中国国民经济发生严重困难,国家和人民遭到重大损失,疟防工作几乎完全停顿,疫情从而逐年回升。在疟疾没有彻底消除之前,防治工作不能放松或停顿中断。只有树立除害务尽的思想,才能坚持不懈地把疟防工作进行到底。多年来的正反经验一再证明,要取得疟防工作的完全胜利,就必须毫不停顿地坚持反复斗争,善于斗争,充分利用科技发展的新成果,针对不同时期的任务,积极发动和依靠群众,不断地把疟疾防治工作引向深入,去夺取一个又一个新胜利,直到全球消除疟疾为止。

六、坚持"1-3-7"工作规范，全面推进疟疾的控制与消除

根据疟疾流行趋势和防治工作现状，中国先后制定一系列消除疟疾的政策规划和技术标准。出台国家消除疟疾行动计划和工作方案，以传染源控制为核心，以监测工作为主导，制定了以病例和疫点为核心的"线索追踪、清点拔源"策略和"1-3-7"工作规范["1"是各级医疗卫生机构应在诊断疟疾病例后的1天（24小时）内，通过中国疾病预防控制信息报告管理系统报告疫情；"3"是指病例报告地所在的县级疾控机构在病例报告后3天内完成报告病例的实验室复核，完成确诊病例的个案流行病学调查，并进行病例分类；"7"是疟疾病例居住地县级疾控机构在病例报告的7天内开展疫点调查并进行疫点分类，对不同疫点采取相应的处置措施，阻断或防止可能的传播]，指导各地科学消除疟疾。加大经费投入力度，加强疾控和医疗等专业机构建设，保障消除疟疾工作有效开展。建立以"中部五省"为代表的区域性联防联控机制，广泛开展以社区动员和全民参与为特点的健康教育活动，提高了消除疟疾的整体成效。中国每年逐级组织开展培训，通过开展现场技术指导和技能竞赛等方式，促进专业技术人员的技能维持和更新。在技术措施方面，中国建立了覆盖全国的法定传染病监测信息的网络直报系统、中国寄生虫病防治信息管理系统、疟疾诊断实验室网络和质量管理体系，通过开展技术培训、工作督导、病例审核等保证消除疟疾工作质量。同时在青蒿素类抗疟药物、疟原虫快速诊断产品、杀虫剂处理蚊帐等方面取得了显著成就，并通过科研成果的及时转化应用，提升了消除疟疾的科技水平。

七、防止疟疾再传播，巩固消除疟疾成果

中国坚持"预防为主、科学防治、因地制宜、分类指导"的原则，全面落实各项防控措施，以巩固消除疟疾成果。在中国所有流行省区经考核达到消除疟疾的标准后，国家卫健委、海关等相关部门联合制定了《防止疟疾输入再传播管理办法》，中国疾病预防控制中心制定了《消除疟疾后防止输入再传播技术方案》，以防止疟疾再传播，减少疟疾死亡。根据媒介按蚊分布、输入传染源种类及再传播风险等因素，以县为单位进行再传播风险分层。采取以及时

发现输入传染源为重点的"及时发现,精准阻传"防止再传播策略。在原有
"1-3-7"工作规范基础上,加强多部门合作,工作重点将由消除阶段的发现、
诊断、报告本地感染疟疾病例转向早期发现输入性疟疾病例、预防输入性疟
疾病例引起的继发传播。中国在控制和消除疟疾进程中积累的经验将为其
他重大传染病和寄生虫病的控制和消除工作提供有益借鉴,也将为其他国家
和地区消除疟疾工作提供参考和借鉴。

📖 思考题

1. 中国的疟疾防治历程可以分为几个阶段?
2. 请概括中国不同时期疟疾防控策略。

参考文献

[1] 周祖杰.中国疟疾的防治与研究[M].北京:人民卫生出版社,1991.

[2] 汤林华,高琪.中国疟疾的控制与消除[M].上海:上海科学技术出版
社,2013.

[3] 国家卫生健康委员会国家疾病预防控制局.中国消除疟疾国家报告[M].
北京:人民卫生出版社,2022.

第四章

科学研究对疟疾防控贡献

🎯 学习目标

　　掌握科学研究的基本概念、内容和设计等基本理论和方法；熟悉中国疟疾防控重大科研成就和对疟疾防控的贡献；了解现场试验研究与应用、对疟疾防控的贡献等。

📖 摘要

　　本章首先在理论层面介绍了疾病防控中涉及的科学研究的基本理论和方法；然后在实验室研究层面，总结了疟原虫发现、青蒿素、基因研究等领域取得的重大科研成就及其对疾控工作的贡献；最后在现场试验研究层面，结合中国实际描述了疟原虫抗药性和传疟媒介传播能量等研究对疟疾防控工作的贡献。

第一节　科学研究的基本方法

　　疾病的预防和控制（以下简称"疾控"）主要工作内容分为疾病及其关键传播因子的常规监测，国家和不同区域内疾病控制项目，疾病疫情应急处置三大部分,涉及病原微生物学、动物学(包括脊椎动物和无脊椎动物)、内科学、免疫学、临床检验学、流行病学、统计学、社会学、心理学、遗传学、分子生物学甚至环境科学和气象学等,任何一个方面都可以是科学研究对象之一。加强疾控工作者的科研素养(包括科学研究的理论和实践),将科学研究的各种理论和方法融入疾控的过程中,可有效地促进对疾病及疾病控制更快速、准确、深入、全面的了解,亦能更有效地全面总结和分享经验和科学认识,从而促进对疾病的预防与控制直至消除疾病。

本节摘取了权威资料中对科学研究的基本概念、内容和科学研究设计等的基本理论和方法。希望读者通过本节内容,对科学研究和医学研究具有初步的了解和认识,并形成研究的科学思维模式,同时,期望本节内容抛砖引玉,让读者以此为入口,进一步学习开展科学研究的更深入和详细的知识。

一、科学研究的概念

科学研究是运用严密的科学方法,从事有目的、有计划、系统地认识客观世界、探索客观真理的活动过程,是对研究变量或指标的共同本质的概括。

二、科学研究的基本过程

科学研究的基本过程通常包括以下 5 个步骤(图 4-1):

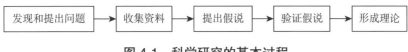

图 4-1　科学研究的基本过程

科学研究是从提出科学问题开始,问题是科学认识形成过程的核心。所有的科学研究在很大程度上都是在发现问题、提出问题、分析问题和解决问题。在科学面前,提出问题往往比解决问题更重要,正确地提出问题就解决了问题的一半。

收集资料(文献检索):科学问题的经验证据有两个来源,一是科学家自己进行的科学观测和科学实验,二是来自权威证据。

提出假说:经过一系列科学思维处理后的经验证据,对提出的科学问题做出可检验和待检验的猜想性和尝试性解答,即形成科学假说。形成假说的科学方法有科学归纳法、类比法、统计方法、数学方法。

检验假说:检验假说的过程实际上是重新收集和认识经验证据的过程,一是科学家通过不断地观测与实验增加了新的经验证据;二是假说预测的经验证据需要接受检验;三是原来的经验证据可能与新的假说预测的经验证据产生矛盾而重新检验。

三、常用的科学研究方法

科学研究的方法:是指科学研究者在从事某项科学研究活动时所采用的方法,常见的方法有:文献法、比较法、实验法、观察法、访问法、调查法、逻辑与非逻辑思维法、抽样法、个案法、历史法、定性法、定量法等。

1. 文献调查法　即根据一定的调查目的而进行的搜集和分析文献资料的方法。该方法的要求是内容有针对性、数量上要充足、形式上要多样、时序上要连续、重视原始资料、摘取情报要求新、对文献进行必要的鉴别。

2. 观察法　即主体在一定的理论指导下,通过感觉器官或借助科学仪器,有目的、有计划地考察和描述自然发生的自然现象,即感知客观事物,获取科学事实这一感性材料的一种科学研究方法。观察法的基本原则为客观性、全面性、典型性、深入持久性和遵守法律和道德。

3. 访谈法　也称访问法,指调查员通过有计划地与被调查对象进行口头交谈,以了解有关社会实际情况的一种方法。

4. 问卷调查法　是调查者通过事先统一设计的问卷向被调查者了解情况、征询意见的一种资料收集方法,是访问的延伸和发展。该方法的基本原则是把为被调查者着想作为问卷设计的出发点,对阻碍问卷调查的因素有明确的认识,从多个不同角度来考虑问卷的设计工作。

5. 案例研究法　是一种运用历史数据、档案材料、访谈、观察等方法收集数据,并运用可靠技术对一个事件进行分析,从而得出带有普遍性结论的研究方法。

6. 实验方法　指人们根据一定的科学研究目的,利用科学仪器设备,在人为控制或模拟的特定条件下,排除各种干扰,对研究对象进行观察的方法。

四、医学科研设计的要素

1. 研究对象 首先确定研究对象为人、实验动物、药物或取材等。以人、动物或其样本为研究对象时,需注意伦理问题。成为研究对象的条件包括衡量其敏感性、稳定性、特异性、同质性、依从性和经济性。有时需要考虑研究对象构成的均匀性,减少个体差异,提高样本的同质性,即对研究对象进行纯化。同时,在研究过程中需充分考虑对研究对象影响因素的控制和研究对象的依从性。

2. 处理因素 处理因素的选择、数量、水平和强度均取决于实验目的,处理因素需进行标准化,即使处理因素保持一致和稳定。

3. 实验效应 实验效应指标的分类包括定性和定量两种,指标选择的基本原则为客观性、特异性、精确性和灵敏度。

研究对象的同质化、处理因素的一致性和实验效应评判标准的精确性,保证了结果的可靠性,可重复性和比较性,是科研过程中必须时刻秉承的宗旨。

五、医学研究设计的原则

医学研究设计的原则通常包括以下 5 种原则:

1. 随机原则 又称为随机化,指每个受试对象有同等的机会抽到样本中或有均等的机会被分配到不同组别中。随机化贯穿于研究设计和实施的全过程,可以体现在抽样随机化、分组随机化和实验顺序随机化。随机的方法有抽签或掷币、随机数字表、随机排列表、计算机随机。随机分组包括完全随机、区组随机、分层随机、整群随机和半随机。

2. 对照原则 对照,指在研究的过程中为了说明处理因素的效应而确立的可供比较的组别。设立对照应满足均衡性,同时对照组在样本数量上最好不要比实验组少,最好设同期对照。对照形式通常有安慰剂对照、空白对照、实验对照、标准对照、阳性对照、自身对照、配对对照、交叉对照、相互对照、历史对照等。

3. **盲法原则** 盲法是指研究者(包括试验设计者、操作者、疗效测量与判定者)和研究对象(正常人、患者及其家属)的一方或多方均不知道研究分组的情况,也不知道接受的是试验措施还是对照措施。具体分为单盲法、双盲法、三盲法、非盲法试验。

4. **重复原则** 重复是指在相同条件下进行多次研究或多次观察,以提高实验结果的可靠性和科学性。

5. **均衡原则** 要求对照组除了与实验组接受的处理因素不同外,其他方面应尽可能与试验组相同。

六、医学科研设计的常用方法

医学研究包括实验研究和调查研究两种类型。

(一)实验研究设计的常用方法

1. **完全随机设计** 又称单因素设计,或成组设计,即将同质的受试对象随机地分配到各处理组中进行实验观察,或从不同总体中随机抽样进行对比研究。

2. **配对设计** 指先将条件相同(或相似)受试对象配成对子,而后按随机原则给予每对中的个体施以不同处理。配对设计又分为同源配对设计和异体配对设计,前者的定义亦称自身对照设计,包括自身前后对照设计和自身左右对照设计。

3. **配伍设计** 又称随机区组设计,是配对设计的扩展。按照配伍因素的条件,将条件相同的受试对象划成一个配伍组,而后在每个配伍组内按随机原则将每个受试对象分配到各不相同的处理组。该设计方法属于双因素设计。

4. **交叉设计** 又称交叉配对设计,是指样本分配按异体配对方式,根据事先设计好的处理顺序,对两种处理先后交叉进行观察,即在前一处理作用完全消失之后接受另一处理,最后对两种处理的效应进行比较分析。

5. **析因设计** 是指对两个或多个处理因素的各个水平进行排列组合,交叉分子进行实验,故又称交叉组设计。在研究中既要了解各因素的作用,又要了解因素间的交互作用。

6. 正交设计　是一种高效、快速的多因素分析方法,它通过一套规格化的正交表和交互作用表,使各因素得以合理安排,并对试验结果进行分析,获得有关信息。这种设计不仅能明确各因素的主次地位,而且能知道哪些因素存在什么性质的交互影响,还可以找出诸因素各水平的最佳配比。

7. 拉丁方设计　假如实验的目的除比较不同处理的反应外,还需要考察另外两个因素或试图将另外两个因素对实验的影响分离出来,此时采用拉丁方设计。

(二)调查设计

1. 现况调查　也称为横断面研究,是按事先设计的要求,在一特定的时间,对某一特定人群进行随机抽样调查或普查,以了解当前该人群的有关健康、疾病情况及与研究因素之间的联系,为进一步研究提供基础资料。现况调查包括普查和抽样调查两种类型。

2. 病例-对照研究　是指以现有确诊患某种病的一组患者为病例组,以不患有该疾病但具有可比性的另一组个体为对照组,通过回顾性调查过去的某段时间内各种可能危险因素(研究因素)的暴露史,比较两组间各因素的暴露率差异,判断研究因素与疾病间是否存在统计学关联及程度,进一步推断各研究因素与疾病的联系,是一种回顾性调查研究,主要用于探索疾病的危险因素与病因。

3. 队列研究　分为前瞻性队列研究、回顾性队列研究和双向性队列研究。

又称随访研究,是指将特定人群分为暴露于某因素和非暴露于某因素的两组,或不同暴露水平的几个亚群,追踪随访一定时期,观察其各自结局,比较两组或多组某结局的发生率,从而判定暴露因素与结局有无因果关联,以及程度大小的一种调查方法。

第二节 实验室研究与应用

一、疟原虫发现的贡献

疟疾是由雌性按蚊传播的疟原虫属原生动物寄生虫感染引起,对其生活史的认识历经百年。对疟原虫的了解始于 1880 年,法国医生 Charles Louis Alphonse Laveran 发现了疟疾患者血液中的寄生虫。1897 年,William MacCallum 在感染了鸽学变形虫的鸟类中发现了血液中的有性阶段,Ronald Ross 在 1897 年阐明了残遗疟原虫在库蚊和鸟类之间的整个传播周期,1898 年,意大利疟疾学家 Angelo Celli、Camillo Golgi 和 Ettore Marchiafava 确凿地证明,人类疟疾由蚊虫,即按蚊传播。Henry Shortt 和 Cyril Garnham 于 1948 年发现疟原虫在进入血流之前在肝脏中发育,Wojciech Krotoski 于 1982 年最终证明了子孢子存在迟发型和速发型两种,迟发性子孢子在肝脏中存在休眠阶段。至此,对疟原虫形态、分类、发育、传播媒介和传播过程等客观事实具有了全面、深入和细致的了解,从而也大大促进了对其引起的疾病的防控的有的放矢和精准防控。在对疟原虫及其生活史的逐步认识过程中,需要观察原虫个体,需要收集和观察蚊虫,为此逐步积累当前疟原虫显微镜镜检技术、按蚊幼虫捕捞、成蚊灯诱和人诱等方法和技术,也是科学研究的重要成果和组成部分。

二、青蒿素发现的贡献

抗疟药物在我国经历了依赖进口、仿制和自主研发三个不同的阶段,其中,我国创制的咯萘啶和从中国传统的中草药中成功提取并研制出青蒿素,对疟原虫具有很好的杀灭作用,后者的同类药物及其复方或联合用药是目前全球疟疾治疗中应用最为广泛的主要药物之一。

青蒿素的发现和青蒿素类药物的研发是其中最重大的成就。

青蒿素的发现和相关药物的研发起源于一项 1964 年越共向我中央领导提出的援越——"523"任务。以收集的 2000 多个方药和精选编辑的包含 640 个方药的《疟疾单秘验方集》为基础,我国科研人员首先发现常山碱、胡椒及辣椒加明矾虽然均具有较高的抗疟活性,但其副作用或在人体内的效果不佳。中国军事医学科学院的专家在筛选了 100 余个中药的水提取物和醇提取物 200 余种后效果均不理想时,屠呦呦等通过请教中医专家,并对以往研究过的几个药物的历代文献进行重新梳理,改用乙醚低温提取,取得了令人振奋的结果,并经实验室动物模型和临床试验证明有效。随后,屠呦呦及其团队以药效证实了从青蒿中获得的具有抗疟活性的单一化合物(当时称为"青蒿针晶 II"或"青蒿素 II",后定名为青蒿素),并将 1972 年 11 月 8 日定为青蒿素的诞生日。1973 年对青蒿素抗疟活性在全国范围内进行了临床验证,均证实有效。1975 年青蒿素化学结构被确定,20 世纪 70 年代中后期,在研究中发现青蒿素衍生物双氢青蒿素、蒿甲醚、青蒿琥酯均具有很好的抑制疟原虫的作用。为防控青蒿素抗性,20 世纪 80 年代又开始了以青蒿素为基础的复方制剂研发,双氢青蒿素哌喹片 2003 年获我国新药证书。2003 年,我国创制的青蒿素、蒿甲醚、青蒿琥酯、双氢青蒿素的原料药及其制剂被列入WHO《国际药典》第 3 版。青蒿素类药物单一用药和以青蒿素为基础的复合治疗逐步推广应用于全球主要疟区。2011 年,由于青蒿素的发现,屠呦呦研究员获美国拉斯克基金会的临床医学奖,2015 年 10 月,屠呦呦又以"从中医药古典文献中获取灵感,创新性地发现青蒿素,开创疟疾治疗新方法",获得世界影响力最大的自然科学奖项——诺贝尔生理学或医学奖。她是第一位获得自然科学诺贝尔奖的中国本土科学家,第一位获得诺贝尔生理学或医学奖的华裔科学家。2017 年,屠呦呦荣获国务院授予的国家最高科学技术奖。2019 年,屠呦呦荣获共和国勋章。

随着全球各类不同抗疟药物的研发和应用,包括青蒿素类单方、复方或联合用药、喹啉类和抗叶酸类等,以及应用过程中药物敏感性的改变,需要对各种不同的药物、配方及剂型等的抗疟效果实时掌握,确定或更新应用方案,这方面的研究成果已经被汇总在《疟疾防治技术方案》《抗疟药使用原则和用药方案》和《中国疟疾的控制与消除》等国家规范性专著、文件和文献中。

我国抗疟药品和应用原则及方案研发和总结的方法、经验和成果可被所有国家和地区借鉴、应用和推广,但需结合本地的实际和具体情况,完全采纳或部分采纳。

三、基因研究对于诊断和疫苗的贡献

以疟原虫核糖体小亚基 RNA(ribosomal small subunit RNA, SSU rRNA),即 18S rRNA 的认识、研究和应用为例。18S rRNA 的编码序列 18S rDNA 基因是生物种群内最为保守的基因之一,在属内具有保守区和变异区交替散布的特点,常应用于真核生物的种、属,甚至更高阶元的分子系统学研究,也常作为物种鉴定的分子标记之一。自 20 世纪 80 年代以来,关于不同疟原虫不同类型的 18S rDNA 的研究陆续被报道,且结构不同的 rDNA 基因在不同发育阶段被高度严格调控地差异表达,在子孢子期特异表达为 S 型,红细胞内期(无性期)特异表达 A 型,卵囊期特异表达 O 型。随着 2015—2017 年间,间日疟原虫、恶性疟原虫、三日疟原虫、卵形疟原虫和诺氏疟原虫基因组序列先后在美国国家生物信息中心网站数据库(https://blast.ncbi.nlm.nih.gov/)上的公布,基本完成了对这 5 种感染人的疟原虫的所有 18S rDNA 的基础研究。五种疟原虫均具有在子孢子期和红细胞内期特异转录的 S 型和 A 型 18S rDNA,此外,间日疟原虫还有卵囊期特异表达的 O 型 18S rDNA,卵形疟原虫 curtisi 亚种和 wallikeri 亚种的 18S rDNA 之间存在明显差异,诺氏疟原虫亦报道有 2 种 A 期 18S rDNA。

疟原虫结构不同的 rDNA 基因在不同发育阶段被高度严格调控地差异表达,是目前唯一已知具有该特征的生物体。有关 18S rDNA 特性的文献资料查阅结果显示,其在自然环境中相对比较稳定性,在实验室应用加热法(85℃ 10 分钟)提取的疟原虫核酸样品中,18S rRNA 拷贝数亦不少于 18S rDNA,甚至是后者的近千倍。应用一步反转录 PCR 和 RNA 杂交等方法实验的结果显示,同一含疟原虫的人全血样品中 18S rRNA 的拷贝数可达到 18S rDNA 的 10000 倍。根据以上研究结果,若应用一步反转录 PCR 方法,检测样品中疟原虫的 18S rRNA,其敏感性可明显高于仅检测 18S rDNA 的 PCR 方法。

当前,5 种人体疟原虫共有 13 条不同的 18S rDNA 全长序列被发布,除间日疟原虫卵囊期特异表达的 O 型 18S rDNA 和三日疟原虫子孢子期特异表达的 S 型 18S rDNA 外,其他 11 条序列可划分为 9 个保守区(编号 1-9)和 8 个变异区(编号 V1-V8),保守区和变异区间隔排列。11 条序列的保守区长度均相同,同源性≥92%(图 4-2)。

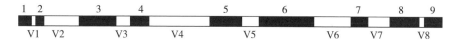

图 4-2　人体疟原虫 11 条 18S rDNA 保守区和变异区示意图

在掌握不同种类人体疟原虫 18S rDNA 序列及其同源性比对结果的基础上,在序列的保守区设计属间特异、属内通用引物,在变异区设计种间特异引物,通过 PCR 扩增样品中各疟原虫属和种的特异 DNA 片段,根据扩增结果中特异 DNA 片段的有无和大小或 Ct 值和 Tm 值,即可判定样品中是否含有疟原虫 DNA 片段,及对应原虫种类。这即是基于疟原虫 18S rDNA 的分子检测技术的开发研究,具体成果包括巢式 PCR 法、染料法实时荧光定量 PCR 法、多重 PCR 法和探针法等。

疫苗接种是一个对易感人群的关键性预防策略。2015 年 7 月,RTS,S/AS01 成为首个获得欧洲药品管理局(European Medicines Agency,EMA)正向科学意见的疟疾疫苗。随后,为了能为政策提供关于更广泛使用 RTS,S/AS01 的信息,根据 WHO 免疫战略专家咨询小组(Strategic Advisory Group of Experts,SAGE)和疟疾政策咨询小组(Malaria Policy Advisory Group,MPAG)的建议,WHO 建议在撒哈拉以南非洲的中高度疟疾传播环境中试行。该疫苗需要从 5 个月大的儿童开始共接种 RTS,S/AS01 疫苗四剂,前三剂至少间隔四周,第四剂在第三剂后约 15 ～ 18 个月。同时制定了疟疾疫苗实施计划(Malaria Vaccine Implementation Programme,MVIP)以响应 SAGE/MPAG 关于通过扩大免疫计划(Expanded Programme on Immunization,EPI)分阶段引入 RTS,S/AS01 的建议。2021 年 10 月,WHO 疟疾和免疫咨询小组对 RTS,S/AS01 证据的全面审查后建议在恶性疟原虫中度至高度传播地区的儿童中广泛使用该疫苗。

虽然目前我国研究的产品中尚未有任何一种疟疾疫苗获得上市许可,不过在红细胞前期疟疾疫苗、红细胞内期疟疾疫苗、传播阻断疫苗以及多抗原、多表位重组疟疾疫苗和多阶段融合蛋白疟疾疫苗等,取得一定进展。当前我国开展研究的有北京协和医学院(清华大学医学部)和中国医学科学院研发的针对恶性疟原虫抗原多样性所构建多表位重组蛋白疫苗 / 疟原虫随机重组抗原 –1(malaria random constructed antigen–1,M.RCAg–1)、中国医科大学研发的以动合子分泌蛋白 7(putative secreted ookinete protein 7,PSOP7)为抗原的传播阻断疫苗(transmission-blocking vaccines,TBVs)、由上海第二军医大学研发的 PfCP-2.9/PfCSP 重组疟疾联合疫苗、第三军医大学研制的红外期 GP96 NTD-CSP 重组 DNA 疟疾疫苗和安徽大学 pcD-awte 候选疟疾 DNA 疫苗,以及浙江理工大学的专家对间日疟传播阻断疫苗候选抗原 Pvs25 在家蚕杆状病毒系统中的表达情况进行的详细研究,可以有效刺激机体产生免疫保护反应。我国若首先将疟疾疫苗研制成功,即可在全球推广。

第三节　现场试验研究与应用

一、疟原虫的抗药性

任何生物在进化过程中,都必然会随着环境的变化调整自己,以适应环境并生存下去。疟原虫也不例外,其重要的变化之一就是对治疗药物产生抗性。

我国在疟原虫抗药性方面的研究方法与监测结果如下:

1. 体内法(in vivo tests)　2008—2009 年云南开展了青蒿琥酯 7 日疗效的监测,青蒿琥酯对恶性疟原虫有效治愈率达 96.74%。1998—2020 年云南和海南开展了双氢青蒿素哌喹片 3 日疗效监测,治愈率均大于 90%,根据WHO 的标准,恶性疟对 DHA-PIP 片敏感有效。

2. 体外法(in vitro tests)　云南 1988—2002 年采用 Rieckmann 体外法成功测定 153 例恶性疟原虫对青蒿琥酯的抗性,抗性率从 1988 年的 4.2%上升到 2002 年的 27.3%;海南省 1986—2015 年采用 Rieckmann 体外法成功测定 171 例恶性疟原虫对青蒿琥酯的抗性,抗性率为 0 ～ 2.2%;中国第二军医大学采用 RSA0-3 h 法成功测定云南和海南 111 例恶性疟原虫对青蒿素敏感性体外存活实验,只有 4 例体外生存能力大于 10%,敏感性为 96.4%(107/111)。

二、传疟媒介传播能量与易感性

媒介能量是衡量媒介的传疟能力、评价媒介防制措施的效果、预测疟疾传播潜能等方面的重要指标。由一个原发的无免疫力的疟疾病例,在一天时间内经过媒介按蚊的吸血可能传播的人数被称为该蚊种的媒介能量,所涉及的参数包括叮人率、叮人习性和感染性蚊的预期寿命等。经实验观察,按蚊的媒介能量因季节、环境和按蚊种类而有所不同。1996—1998 年媒介能量 $0.0812 \sim 0.2079$,1998 年因吸血指数和经产蚊比率低而媒介能量最低;其中,1997 年 7 $\sim$ 9 月中华按蚊的媒介能量为 $0.1565 \sim 0.4624(0.3166 \pm 0.1212)$,不同时期的媒介能量略有差异。1995 年对嗜人按蚊和中华按蚊的媒介能量比较显示,二者的媒介能量分别为 5.32 和 0.28,前者比后者高 19 倍。按蚊中肠细菌的微生态可能是造成这种差异原因之一,有望成为阻断按蚊传疟新方式之一。

按蚊的中肠细菌,特别是革兰氏阴性菌对疟原虫的发育具有一定的抑制作用,并由此影响按蚊的媒介能量。对恶性疟原虫更易感的嗜人按蚊中肠细菌种类不如中华按蚊丰富,而具有高效抗疟作用的革兰氏阴性菌可以在按蚊中肠内稳定共存,改变按蚊中肠细菌的群落结构,有可能会改变蚊虫的媒介能量,从而有效抵抗疟疾的传播。

思考题

1. 如果你作为小组成员之一,2 个月后将赴塞拉利昂开展疟疾试点防控工作,请根据自己的专业特长,思考一下赴塞期间可以开展哪方面研究? 并完成一份工作计划和研究方案,并说明该研究成果将如何助力疟疾防控。

2. 中疾控寄生虫病所在坦桑尼亚已经开展了 2 期的疟疾防控合作项目,成果是试点地区的疟疾发病率近 2 年来持续大幅度下降,但今年 7 月份,在某个试点突然出现了病例数量回升。请根据自己的专业特长,假定一个疫情反弹的可能原因,并设计一份工作和研究方案。

参考文献

［1］ 杨维平,丁敏.科学研究方法与实践［M］.西安:陕西师范大学出版社,
2013.

［2］ 刘涛,商洪才.科研思路与方法［M］.3版.北京:中国中医药出版社,
2021.

［3］ COX FE. History of the discovery of the malaria parasites and their
vectors［J］. Parasit Vectors,2010,3(1):5.

［4］ 袁亚男,姜廷良.中医药献给世界的礼物—青蒿素研究历程［N］.中
国中医药报,2022-4-27(3).

［5］ ARIEY F, WITKOWSKI B, AMARATUNGA C, et al. A molecular marker
of artemisinin-resistant Plasmodium falciparum malaria［J］. Nature, 2014,
505(7481):50-55.

［6］ 陆宝麟.中国动物志·昆虫纲(第九卷)双翅目蚊科(下)［M］.北京:科
学出版社, 1997.

［7］ 齐小秋.疟疾防治手册［M］.3版.北京:人民卫生出版社,2007.

［8］ 《中国疟疾的防治与研究》编委会.中国疟疾的防治与研究［M］.北京:
人民卫生出版社, 1991:97-155.

［9］ 汤林华.中国嗜人按蚊生物学与防制［M］.上海:上海科学技术出版
社, 2008.

［10］ 武松,黄芳,王多全,等.西藏墨脱县疟疾暴发自然村伪威氏按蚊与
威氏按蚊生态习性比较［J］.中国血吸虫病防治杂志, 2013, 25(4):
362-366.

［11］ 马雅军,吴静,马颖.基于rDNA-ITS2序列的中国按蚊属塞蚊亚属部
分种类的系统发育研究(双翅目:蚊科)［J］.昆虫分类学报, 2011,
33(4):245-256.

［12］ 郭绍华,周水森,黄芳,等.应用多重PCR法分析西藏察隅疟疾流行区按
蚊吸血习性［J］.中国寄生虫学与寄生虫病杂志, 2012,30(2):122-126.

［13］ 许龙善,吴金俊,黄柏芳,等.中华按蚊和嗜人按蚊的遗传关系和传疟
能力的比较研究［J］.中国人兽共患病杂志, 1995, 11(3):26-28.

［14］ 李美,汤林华.嗜人按蚊和中华按蚊相关细菌差异的初步探讨［J］.中

国媒介生物学及控制杂志, 2008, 19（4）：283-286.

［15］ 李美,汤林华.三种革兰阴性细菌在按蚊饲养水体及按蚊中肠内存活能力的研究［J］.国际医学寄生虫病杂志, 2010, 37（3）：148-151.

［16］ WANG, SIBAO, DOS-SANTOS, et al. Driving mosquito refractoriness to *Plasmodium falciparum* with engineered symbiotic bacteria［J］. Science, 357（6358）：1399-1402.

［17］ 杨文,许国君,康杨,等.四川省嗜人按蚊与中华按蚊对溴氰菊酯和二氯苯醚菊酯的敏感性测试［J］.中国媒介生物学及控制杂志, 2003, 14（3）：171-172.

［18］ 李美,肖宁,夏志贵.基于无性期 18 SrDNA 特异性引物检测 5 种疟原虫 9 PCR 的建立和应用［J］.中国寄生虫学与寄生虫病杂志,2023,41（1）：36–43.

［19］ ZHANG S, GUO S, FENG X, et al. Anopheles Vectors in Mainland China While Approaching Malaria Elimination［J］. Trends Parasitol, 2017, 33（11）：889-900.

［20］ 汤林华,高琪.中国疟疾的控制与消除［M］.上海:上海科学技术出版社, 2013.

［21］ LEE K S, COX-SINGH J, SINGH B. Morphological features and differential counts of Plasmodium knowlesi parasites in naturally acquired human infections［J］. Malaria Journal, 2009, 8（1）：73.

［22］ 江莉,张耀光,蔡黎,等.疟原虫种属同检多重 PCR 方法的建立和应用［J］.中国寄生虫学与寄生虫病杂志,2018,36（4）：380-387.

［23］ ZHU X, ZHAO Z, FENG Y, et al. Genetic diversity of the Plasmodium falciparum apical membrane antigen I gene in parasite population from the China-Myanmar border area［J］. Infect Genet Evol,2016,39：155-162.

［24］ ZHANG LL, YAO LN, CHEN HL, et al. Genetic diversity analysis of PvCSP and its application in tracking of Plasmodium vivax［J］. Exp Parasitol. ,2018,188：26-35.

［25］ FENG H, GUPTA B, WANG M, et al. Genetic diversity of transmission-blocking vaccine candidate Pvs48/45 in Plasmodium vivax populations in China［J］. Parasit Vectors,2015,8：615.

[26] 曲久鑫.第二代恶性疟原虫多表位人工抗原疫苗的构建和筛选[D].中国协和医科大学,2010.

[27] 李敏,郑文琪,何一雯,等.新型疟疾传播阻断疫苗候选抗原PbPSOP7基因截短片段的克隆及表达特点的研究[J].微生物学杂志,2016,36(4):41-46.

[28] 谭章平.GP96 NTD-CSP重组DNA疟疾疫苗诱导小鼠产生保护性免疫及遗传减毒子孢子的构建[D].第三军医大学,2013.

[29] LERTPIRIYASUWAT C, SUDATHIP P, KITCHAKARN S, et al. Implementation and success factors from Thailand's 1-3-7 surveillance strategy for malaria elimination [J]. Malar J, 2021, 20(1):201.

[30] SUDATHIP P, KITCHAKARN S, SHAH JA, et al. A foci cohort analysis to monitor successful and persistent foci under Thailand's Malaria Elimination Strategy [J]. Malar J, 2021,20(1):118.

[31] KYAW AMM, KATHIRVEL S, DAS M, et al. Assessment of surveillance and response strategy for malaria elimination in three low-endemic settings of Myanmar in 2016 [J]. Trop Med Health, 2018, 46(1):11.

[32] KHEANG ST, SOVANNAROTH S, BARAT LM, et al. Malaria elimination using the 1-3-7 approach: lessons from Sampov Loun, Cambodia [J]. Public Health, 2020,20(1): 544.

[33] AUNG PP, THEIN ZW, HEIN ZNM, et al. Challenges in early phase of implementing the 1-3-7 surveillance and response approach in malaria elimination setting: A field study from Myanmar [J]. Infect Dis Poverty, 2020,9(1):18.

[34] PLOWE CV,et al. Pyrimethamine and proguanil resistance-conferring mutations in Plasmodium falciparum dihydrofolate reductase: polymerase chain reaction methods for surveillance in Africa. American Journal of Tropical Medicine & Hygiene, 1995, 52:565–568.

[35] HUANG F, TANG L, YANG H, et al. Therapeutic efficacy of artesunate in the treatment of uncomplicated Plasmodium falciparum malaria and anti-malarial, drug-resistance marker polymorphisms in populations near the China-Myanmar border[J]. Malar J, 2012, 11:278.

［36］ LIU H，YANG HL，TANG LH，et al. In vivo monitoring of dihydroartemisinin-piperaquine sensitivity in Plasmodium falciparum along the China-Myanmar border of Yunnan Province，China from 2007 to 2013［J］. Malar J，2015，14:47.

［37］ 刘德全,刘瑞君，张春勇，蔡贤铮，唐铣，杨恒林，杨品芳，董莹. 我国恶性疟原虫对抗疟药敏感性的现状［J］. 中国寄生虫学与寄生虫病杂志，1995，10:37-40.

［38］ HUANG F，TAKALA-HARRISON S，JACOB CG，et al. A Single Mutation in K13 Predominates in Southern China and Is Associated With Delayed Clearance of Plasmodium falciparum Following Artemisinin Treatment［J］. J Infect Dis，2015，212（10）:1629-1635.

第五章

中国疟疾防控实践案例

学习目标：

掌握中国疟疾防控主要试点实践；熟悉中国不同时期、不同地区因地制宜的疟疾防控试点的成功案例；了解中国疟疾控制和消除的基本实践和主要经验。

摘要

本章不仅系统总结了我国中南部地区针对不同传疟媒介的因地制宜、分类指导的抗疟策略和措施，如开展滞留喷洒控制嗜人按蚊、采用药浸蚊帐控制大劣按蚊、应用生物防治控制按蚊幼虫等适宜当地的策略和措施；还总结了以传染源控制为主的试点实践和探索，如贵州凯里、江苏邳州等，同时详细介绍了以"五省联防联控工作机制""消除疟疾经验和 1-3-7"消除疟疾工作规范等成功实践。这些实施性研究对掌握中国疟疾防控主要试点实践的具体做法，学习中国不同时期、不同地区的因地制宜的疟疾防控试点的成功案例具有很好的借鉴作用。此外本章最后还提出消除疟疾后防止输入疟疾再传播面临的挑战。

第一节　疟疾防控试点研究

在中国疟疾控制和消除工作中,始终贯彻依靠科技进步推动防治工作不断深入发展的策略思想。根据各个时期防治工作的需要,对防治工作中发现的问题集中人力、物力和财力优势,在重点疫区设立防治试点,开展了大量的现场调查研究工作,在现场试点中研究解决办法。用试点研究的结果和积累的经验,指导中国防治工作的开展;对实验室研究的成果和新技术,在现场试点中进行验证、应用;对技术骨干在试点的实践中进行培训;对防治过程中疟疾的流行特征在试点进行观察;以试点防治结果评价全面的防治效果等,在此基础上总结经验,有力地推动了中国疟疾防治工作的发展。

案例 5-1　海南省大劣按蚊防治试点研究

(一)背景介绍

大劣按蚊是海南岛山林地区重要的传疟媒介,为 A 种团,主要孳生在有荫蔽的河床、石穴,其次在溪床积水。大劣按蚊嗜吸人血,偏野栖,但在人房可捕获成蚊,主要分布在山林和丘陵地区等,全年均可发现,7 ~ 10 月为高峰,夜晚活动高峰时间是 22:00—次日 1:00,凌晨 4:00—5:00 停止活动。1951—1966 年调查结果显示,海南岛大劣按蚊的唾液腺子孢子自然感染率为 2.46% ~ 7.01%,有时可高达 11%。

(二)目的与内容

调查发现大劣按蚊为野栖蚊种,结合其对自然环境要求比较严格的特点,相关部门开展了一系列疟疾防治研究工作。

1. 单一进行大规模人群服药为主的防治措施　1955 年在海南万宁南桥乡茄新村开展试点。该村共有人口 678 人,居民原虫率为 68.50%。5 月份全体居民服氯胍 2.8 g 或米帕林 2.4 g,以后每 5 天 1 次用氯胍 0.2 g 进行预防服药共 100 天,最后再服氯胍 2 g 和扑疟喹啉 160 mg。同时,对进出的流动人口用氯胍预防。6～8月份服药期间共出现18例患者,3个月的发病率为2.70%。停药后9月份居民带虫率降到0.90%,月发病率为6.90%。翌年4月原虫率回升到50.20%。说明单纯处理传染源虽能暂时降低流行程度,但由于媒介按蚊的存在,残存的传染源不能彻底清除,中止措施后可以在短期内恢复严重传播。

2.单一进行杀虫剂室内滞留喷洒等媒介防控措施　先后选用"六六六"、DDT、杀螟硫磷室内滞留喷洒、DDT针对性喷洒、DDT野外喷洒、"六六六"野外烟熏、杀螟硫磷超低容量喷洒和砍伐村庄周围的灌木林等媒介防控措施,结果显示均能够降低媒介密度,但存在效果持续时间短、不能阻断传播的问题。

3.传染源控制措施与媒介防控措施相结合　1982年以前,每年两次用DDT或"六六六"作室内滞留喷洒,两次全民集体治疗,广大农村的发病率从1957年的34.90%逐步下降到42/万。原来有丛林覆盖的一些山区农场、茶场以及小城镇,在执行上述常规抗疟措施的同时,结合生产和建设逐年有计划有步骤地扩大居民点四周的开发范围,清除附近的密林,种植经济作物,发病率下降更为迅速,而且稳定在较低水平。如海南省琼中县的大丰农场,1958年疟疾发病率高达89%,大劣按蚊可以普遍查见。1959年开展常规的抗疟措施后,大劣按蚊密度受到一定的控制,1960年发病率降至21.50%。1972年开始,场内大部分居民点已未查见大劣按蚊。1975年以后在场部以及半数以上的生产队均未发现疟疾病例,仅在边缘地区靠近丛林的居民点尚有少数疟疾病例。

(三)方法与效果

1982年起,重新对疟疾流行区进行分层,并针对不同地区采取不同的措施,对大劣按蚊数量较少而微小按蚊数量相对较多,发病率在1%～5%的地区,每年室内滞留喷洒杀虫剂1～2次,并对个别发病较高的村庄进行全民服药,同时加强疟疾监测。对于大劣按蚊长年存在且数量较多、发病率一般在5%～10%的村庄,每年仍用杀虫剂室内滞留喷洒1～2次,全民治疗2次。在以大劣按蚊为主要传疟媒介的海南黎族苗族自治州,疟疾发病率继续稳步下降,1982年为77/万,1983年为50/万,1984年为48/万。

案例 5-2　贵州省凯里市消灭疟疾试点研究

(一)背景介绍

凯里位于贵州东南部,1949 年前,疟疾流行猖獗。1957 年,根据中国医学科学院寄生虫病研究所和贵州省防疫站的调查,当地原虫率为 11%,其中间日疟占 78.20%,恶性疟占 17.80%,其中中华按蚊和微小按蚊是当地传疟媒介。经过深入全面的调查研究,认为凯里是以中华按蚊为主要传疟媒介的间日疟流行区。1958 年原卫生部委派中国医学科学院寄生虫病研究所专家在贵州凯里建立中国第一个消除疟疾试点。

(二)目的与内容

灭疟运动分为三个阶段:群众性疟疾防治运动(1958—1961 年),巩固灭疟成果,扩大灭疟区域(1962—1964 年),净化疟区(1965 年至今)。第一阶段主要侧重消灭传染源,采取结合区域性灭蚊的综合措施。第二阶段是实行疟区分类定级管理,大力开展爱国卫生运动,结合病灶点落实好"三发现""三治疗"和"四管理"("三发现"是发现现症疟疾患者、有疟史和无症状携带者;"三治疗"是对现症疟疾患者、有疟史及带虫者进行治疗;"四管理"是对现症疟疾患者和带虫者管理,疟疾病灶点管理,疟区定级管理,外来人口中疟疾患者发现和管理)。具体实践是认真做好全民性疟史普查,全面掌握发热患者情况,积极发现疟原虫携带者;开展预防性治疗和病例治疗;抓好病灶点,48小时内到达现场,开展调查和全面服药、灭蚊处理。建立与凯里相邻的黄平、麻江等周边市县作为联防区,统一灭疟措施,互通情报,相互促进灭疟运动开展。第三阶段主要是净化疟区阶段,进一步消灭残存传染源,严防外地输入传染源,继续巩固灭疟成果,更加重视残存传染源的发现、病灶点的处理,疟疾患者和流动人口的管理。

(三)方法与效果

从 1958 年开始消除疟疾,经过八年反复斗争,疟疾发病率由 1957 年的 9.44%,下降到 1965 年的 1/万,原虫率由 11.20% 下降到 0.19%,1971 年复查,发病率再降到 4/10 万,原虫率仍是 0。以中华按蚊为主要传疟媒介的地区,初期开展消灭传染源,在重点地区进行药物灭蚊的综合措施,并大力开展爱国卫生运动,大幅降低中华按蚊在疟疾传播季节的密度,有效地切断传播,迅速降低发病率。在灭疟后期,疟疾病例呈现散发,应更加注重对传染源的发现、治疗和管理工作,大力开展爱国卫生运动,对残余病灶点进行药物灭蚊。建立灭疟联防区,扩大灭疟区域,以点带面,逐渐扩大无疟区和基本无疟区。经过反复防治,1961 年后在试点县开始防治后期管理研究。贵州凯里先后建立灭疟管理与监测体系,制定了管理与监测等 9 项制度,建立灭疟联防区,扩大了灭疟区域,1985 年贵州凯里等 12 个市(县)在全国率先通过原卫生部基本消除疟疾考核,达到了基本消除疟疾的标准。

案例 5-3 海南省毛阳镇技术与管理措施相结合防控试点研究

(一)背景介绍

海南毛阳位于海南省中南部山区,曾是海南省典型超高度疟区。1959 年调查结果显示,海南省总人口 3116237 人,发病率为 4.07%,而毛阳当地疟疾发病率为 42.70%,原虫率为 47.30%,其中恶性疟占 67.30%,间日疟占 13.80%,主要的传疟媒介是微小按蚊和大劣按蚊。自 1962 年开展防治试验,取得较好成绩,疟疾发病率下降至 1996 年 0.86%,原虫率下降至 0.42%,已捕不到微小按蚊。1966 年起抗疟措施中断,防治工作逐渐松懈,导致 1977—1978 年恶性疟和间日疟(氯喹抗性株)暴发流行,发病率上升至 12.26%,原虫率上升至 5.02%,微小按蚊回升至 23.10%。

(二)目的与内容

针对耐药性恶性疟疾的扩散和危害,1980 年海南寄生虫病防治研究所在琼中县毛阳镇,以控制抗氯喹恶性疟为主要目标,采取综合性防治措施控制疟疾。

在组织管理上坚持做到"三健全"和"三定期"。"三健全"即健全镇防病治病领导小组,健全卫生院防保组和血检组,健全管区卫生站,配备专业人员,从镇到管区到村庄都有专人负责,层层落实抗疟措施。"三定期"即防疫人员和乡村医生定期学习汇报,定期巡诊检查,定期总结评比表彰奖励先进。

在技术措施上,认真落实"四针对""六处理"。"四针对"即对发热患者及时血检,患者确诊后及时治疗,发现传染源和传播媒介及时治疗和清除,流动人口及时登记管理。"四针对":一针对疟区分层病灶区和散发区两层分别采取措施;二针对抗性虫株,统一采用药物分别用于病例治疗,假定性治疗,预防服药和集体治疗,现疟患者追踪根治等;三针对传疟媒介进行全面春、秋两季的滞留喷洒;四针对传染源管理。"六处理":一是发热患者调查和登记处理;二是确诊病例的调查处理(三天内找到病例进行随访和个案流行病学调查登记,并给予治疗);三是病灶点的调查和处理(滞留喷洒灭蚊,对病家四邻或全村集体预防服药处理);四是微小按蚊残存的调查处理[对全部居民点进行按蚊普查(包括山寨),以发现微小按蚊残存情况,视其对疟疾的传播情况进行喷洒处理];五是残存传染源的发现和处理(对偏远地区居民进行居民原虫调查);六是流动人口的管理(给予登记、采血和预防服药,流动人口的临时驻地开展喷洒处理)。

(三)方法与效果

通过采取上述措施,毛阳地区居民疟疾发病率从 1978 年的 5.02% 下降至 1980 年后的 0.48%(1981 年的 0.33%),1992 年后未再发现当地感染的恶性疟病例。该地区成为国内外以大劣按蚊为主要传播媒介的同类疟区中,恶性疟发病率最低的地区之一。

案例 5-4　河南省开封市间日疟复发机制试点研究

(一)背景介绍

间日疟肝内期发育机制至今不明,中国地域广阔,纵跨热带、亚热带和温带地区,不同地区间日疟的潜伏期和复发的种类和间隔时间存在差异。20世纪六七十年代,在河南省开封采取媒介按蚊人工感染志愿者方式对当地间日疟的潜伏期、潜隐期和复发规律进行现场试验研究。

（二）目的与内容

河南省在非流行季节和非流行区条件下采用实验室感染按蚊直接叮咬健康志愿者的方式,对间日疟的复发潜隐期进行研究。以血检到疟原虫为复发。在河南开封对 110 例病例单以氯喹 1.5 g（基质）3 天疗法治疗,以肃清外周血内的无性体,定期开展随访。凡治疗后再次出现临床症状和疟原虫阳性作为复发,计算初发与复发和其历次发病间的潜隐期。

（三）方法与效果

河南研究结果表明,存在长、短潜隐期两种复发机制,存在长潜伏期短潜隐期复发机制和短潜伏期长潜隐期复发机制。同时广西和湖南实验也表明上述情况,结论表明,短潜伏期间日疟病例经过治疗后,第一潜隐期均长,以后各次短隐期全短;长潜伏间日疟复发,第一二潜隐期均短（图 5-1）。此外,云南省实验研究表明,还存在多次短隐期复发,无近期和远期复发之分,也存在既有近期复发又有远期复发。也采用了类似方式进行间日疟复发潜隐期实验室研究。

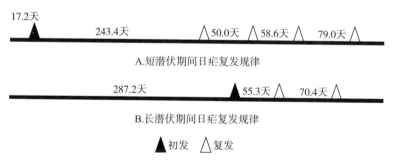

A.短潜伏期间日疟复发规律

B.长潜伏期间日疟复发规律

▲初发　△复发

图 5-1　间日疟复发规律

引自：中国疟疾的防治与研究编委会，中国疟疾的防治与研究 . 北京：人民卫生出版社，1991.

案例 5-5　河南省鹿邑县观堂镇传染源控制与灭蚊综合措施试点研究

（一）背景介绍

河南省鹿邑县观堂镇位于黄淮平原河网地带,沟河坑塘众多,常年积水面积约占全乡总面积的 10%,中华按蚊是当地的传疟媒介,沟河坑塘是其主要孳生地。1960 年和 1970 年疟疾发病率分别为 39.60% 和 43.30%。1971 年起,河南省采取控制传染源与灭蚊防蚊相结合的综合措施进行疟疾控制。

(二)目的与内容

1. **采用 MDA 措施控制传染源**　对传染源用磷酸氯喹加磷酸伯氨奎进行 3 日双疗程或 8 日疗法,对疑似病例进行 3 日疗法,对有疟史患者继续休根治疗。开展季节性预防服药。

2. **采用减少媒介幼虫的方式进行媒介控制**　组织群众开展打捞水草,放养食蚊鱼(如柳条鱼等)吞食按蚊幼虫的方式控制传播媒介,进而减少成蚊密度。对苇塘滋生地进行杀虫剂马拉硫磷进行滞留喷洒。

(三)方法与效果

1983 年 7～12 月试点区疟疾发病率较 1982 年同期下降 50%,而对照区同期发病率上升 2.78%。经过以上措施,试点发病率大幅下降,15 年内除个别年份略有回升外,其余均有明显下降。试点观察结果表明,黄淮平原低洼河网地带,采取控制传染源为主的灭蚊防蚊的综合防治措施,可以有效地控制疟疾暴发流行,将发病率控制在较低水平。

案例 5-6　江苏省邳州市"开后窗"方式叠加推广使用蚊帐降低疟疾发病率试点研究

黄淮平原系以中华按蚊为传疟媒介的间日疟流行区,1960 年及 1970 年曾发生两次暴发流行,经采取严密的防治传染源措施(传播休止期全民治疗和流行季节全民化学预防,以下简称"两全"措施)后,疟疾发病率大幅度下降,但一旦停用"两全"措施,疟疾发病率即出现回升。

(一)背景介绍

江苏省邳州市岱山位于苏鲁豫的黄淮平原地区。境内地势平坦,沟渠纵横交错,水稻面积占总耕地的 30%～50%,居民普遍有露宿习惯。1974—1979 年原徐州地区卫生防疫站和邳州卫生防疫站在此进行防治试验。1972—1975 年采用"两全"和发热患者管理措施,疟疾发病率从 1971 年的 62.50% 下降至 1975 年的 0.70%,1976 年停用"两全"措施后,疟疾发病率逐年回升,至 1980 年达 18.08%,5 年回升 25.8 倍。经调查,黄淮平原自实施农田水利化和扩种水稻后,中华按蚊数量激增,而当地群众缺少防蚊设备,夏秋多有露宿习惯,导致人蚊接触频繁,促使媒介能量明显增高,这是近年来疟疾反复流行的主要原因。

(二)目的与内容

在 1980—1985 年选择在旱地改水田和疟疾流行两方面均有代表性的江苏邳州岱山乡进行实验研究,针对中华按蚊偏野栖和嗜吸畜血的特性,通过改良环境、卧房开后窗改善室内通风,动员居民改变露宿习惯、使用蚊帐,利用动物偏诱等方法减少人蚊接触,从而达到降低媒介能量的目的,从而降低疟疾发病率。

(三)方法与效果

1979 年以前居民蚊帐覆盖率低,此后逐年有所提高,1985 年使用蚊帐率达 93.80%,大多数人改变了露宿习惯(表 5-1)。1980—1985 年发热患者年血检率分别为 69.30%,68.20%,53.40%,51.60%,40.60% 和 45.80%。疟疾发病率分别为 18.08%,5.13%,1.53%,0.67 %,0.23% 和 0.045%。1983—1985 年停用"两全"措施后,疟疾发病率仍稳定地下降,与实验前的 1976—1980 年停用"两全"措施后疟疾发病率逐年回升的情况形成明显的对照。1980 年 9 月上中旬发病高峰很明显,1981 年以后明显较低平,表明已有效控制疟疾。疟疾分布面迅速缩小,1980 年和 1981 年有疟疾患者的生产队的百分比均为 100%,1982—1985 年分别下降为 89.90%,71.30%,37.80% 和 9%。1984 年在岱山一队,当人群用蚊帐率由 66.20% 上升为 86.80%,露宿率由 18.40% 下降为 3.70% 时,野外中华按蚊(采自同一豆地)的人血指数则由 0.217 下降为 0.033,下降 84.80%,并由此使媒介能量从 0.384 下降至 0.049,下降 87.20%,显示了减少人蚊接触对降低媒介能量的显著效果。

1986—1993年疟疾监测期间,疟疾发病率并未出现反复,而是进一步下降。说明采用以改良环境、减少人蚊接触、结合传染源查治的综合性措施,对控制以中华按蚊为媒介的不稳定间日疟流行区疟疾的远期效果是稳定的。

表 5-1 岱山 1979—1985 年人群防蚊情况调查

年份	调查人数	每顶蚊帐使用人数	用蚊帐率 /%	露宿率 /%
1979	11856	3.1	70.0	23.0
1980	2983	2.5	77.3	9.5
1981	4672	1.8	86.8	8.1
1982	5110	1.7	94.3	3.1
1983	5243	1.7	89.0	7.0
1984	6208	1.7	91.5	5.7
1985	5550	1.7	93.8	4.6

案例 5-7 海南省大劣按蚊区采用药浸蚊帐抗疟试点研究

(一)背景介绍

海南五指山毛阳的居民以黎族为主,有蚊帐,住房多数是泥墙茅草顶,村庄分散,村周丛林密布,溪沟纵横,年平均气温23℃,年均降水量大于1500 mm,原属超高度疟区。在捕获大劣按蚊的村庄,每年传播季节仍发生一定数量的病例,成为疟疾灶点(疫点)。为了评估在以大劣按蚊为媒介的疟疾病灶点的效果,用药帐作为主要控制措施进行现场验证,连续实施三年,并与使用室内滞留喷洒措施对照比较,结果表明药帐防疟效果明显。

（二）目的与内容

药帐区含毛旦等 7 个村 871 人,喷洒区含牙合等 7 个村 739 人,两区的村庄距离约 6 km。每个村均有疟疾病例,平均发病率为 1.13%。药帐区自 1986—1988 年,每年对各村居民的蚊帐用溴氰菊酯浸药 1 次,三年浸帐数量分别为 406 顶、519 顶和 531 顶,药帐覆盖率三年分别为 80.40%、83.20% 和 84.20%。对照组采用 DDT 喷洒,覆盖率为 86%。

（三）方法与效果

药帐区处理后居民带虫率为 0 ～ 0.23%,比处理前的带虫率有所下降,比喷洒区的带虫率(0.71% ～ 0.89%)下降较明显,发病率均有下降,但无统计学差异。大劣按蚊连续监测发现未有明显变化。使用药浸蚊帐可以显著地降低感染率但不能完全阻断传播。在万宁南桥对上山住宿人群采用药浸蚊帐保护,可减少人蚊接触,降低媒介能量,同时加强疟疾病例治疗,将传染源控制至低水平,则可有效控制"上山感染"。在云南省采用行为改变策略成功地促进了药浸蚊帐的正确使用,与其他措施一起有效地降低了当地疟疾发病率和流行程度。

案例 5-8 河南省永城市采用生物灭蚊蚴控制疟疾回升试点研究

（一）背景介绍

永城市位于黄淮平原河网地带,豫鲁苏皖四省交界处,曾是黄淮流域间日疟流行的代表地区,1970 年全民疟疾发病率高达 33.68%。河南省永城市属于单一中华按蚊分布区。经各级政府和疟疾防治工作者长期艰苦的努力,采取传染源控制和消灭传播媒介等综合性的防治措施后,到 1991 年,该市疟疾发病率已连续 3 年降低至万分之一以下,并通过了原卫生部制定的基本消除疟疾考核验收。1992—2002 年连续 11 年无疟疾病例报告。2003 年以来疟疾发病呈现快速回升的态势,2003 年,永城市开始出现本地间日疟病例,当年报告 12 例。2004—2005 年间日疟发病连续大幅度上升,分别为 168 例和 710 例,较上年分别上升 13 倍和 3.23 倍。

(二)目的与内容

对疟疾疫情较重的李寨、马桥、裴桥、黄口、侯岭 5 个乡镇中的 31 个行政村实施生物灭蚊蚴措施,使用球形芽孢杆菌悬浮剂(江苏省扬州市绿源生物化工有限公司生产),剂量为 8 ml/m² 水面,哈逊 1035 BP 型喷雾器(粒谱直径≤50 μm)均匀喷洒村内和村周水塘,每 15 天喷洒一次。

(三)方法与效果

1. **中华按蚊蚊蚴密度和成蚊密度变化**　实施球形芽孢杆菌喷洒后第 2 天可见中华按蚊各期幼虫,第 14 天时仅见 1 龄期幼虫。实施球形芽孢杆菌第四次喷洒后蚊蚴密度下降率达 100%、且成蚊密度降为 0。

2. **疟疾发病情况**　实施生物灭蚊蚴措施当年永城市没有出现疟疾暴发点,实施球形芽孢杆菌生物灭蚊蚴措施行政村共发病 323 例,发病率为 0.48%,较上年 0.98% 的发病率下降 51.30%,有统计学差异(χ^2=118.099,$P<0.001$)。与未实施生物灭蚊蚴措施的行政村相比,两者 2006 年发病率没有统计学差异(χ^2=2.818,P=0.093),2007 年前者低于后者 0.54% 的发病率,有统计学差异(χ^2=4.378,P=0.036)。

第二节　中部疟疾联防联控工作机制实践及推广

在中国控制疟疾流行阶段,由不同行政区域相互毗邻的、自然地理条件相同、流行因素一致、流行程度相近地区创立了具有中国特色的联防联控机制。疟疾联防联控多年来,促进了疟疾措施的落实,使行政与业务通过联防联控得以进一步融合,各部门能协调一致解决疟防工作出现的问题,是中国消除疟疾的成功经验。

在控制疟疾流行过程中,中国创立了具有中国特色的疟区联防联控机制。在上级政府或卫生主管部门的组织或指导下,由不同行政区域相互毗邻的、自然地理条件相同、流行因素一致、流行程度相近地区组成联防。参与联防地区的疟疾防治专业技术单位在上级防治专业技术部门的指导下，共同制定联防的策略和措施，并实行统一计划，同步行动，联合培训，互通信息，相互检查，定期联合召开会议交流经验等，使联防联控发挥以下方面的重要作用。

1. **保证防治措施的落实**　通过把搞好本地的疟疾防治作为当地政府对联防区域的承诺，不断加强对疟防工作的领导，提供保障。

2. **不断巩固防治成果**　通过贯彻统一的防治策略，采取统一的技术和组织措施，实行同时、同步行动，扩大了措施的覆盖面，有效避免了由于防治工作进程不一，致使传染源或传播媒介等扩散而影响防治效果。

3. **有效防止或遏制疫情的扩散**　通过互通信息，使信息公开、透明，及时了解毗邻地区的突发疫情等情况，使毗邻地区能及时采取应对措施。

4. **及时解决防治工作中的困难**　通过相互检查，及时发现联防范围内防治工作中的薄弱环节，共同采取应对措施，推进防治工作。

5. **不断提高防治效果**　通过经验交流会，互相学习先进经验。

案例 5-9　苏鲁豫皖鄂五省联防

（一）背景介绍

江苏省、山东省、河南省、安徽省和湖北省（以下简称"五省"）在 20 世纪 60 年代和 70 年代曾两次发生大范围的疟疾暴发流行，1970 年五省报告发病人数（2198.84 万）占全国报告疟疾病例总数的 91.16%。虽经 1971—1972 年的防治，发病人数有所减少，但 1973 年 5 省疟疾报告病例数仍达 1372.94 万。1974 年在国务院的直接指导和原卫生部的组织下，五省针对区域内疟原虫种相同、媒介按蚊种类和生态习性相似的特点，实行区域联防，同步实施共同的防治策略和措施。

（二）目的与内容

1974 年 12 月五省在郑州达成了五省疟疾联防问题的协议，商定每年 7 月 1～10 日对五省疟防工作进行一次检查。每省参加十人，组成五个检查团，团长由各省卫生行政部门负责同志担任。1975 年为山东到江苏，江苏到安徽，安徽到湖北,湖北到河南,河南到山东,以后各年度采取循环的方式进行交叉检查。五省根据不同的防治阶段共同采取针对性防控措施,并进行联合检查措施落实情况。

(三)方法与效果

在 1974—1979 年疟疾大范围暴发流行时,重点抓好传播季节全民预防服药和传播休止期全民根治服药的"两全服药"(即全民根治和全民预防服药)措施,取得良好效果。到 1979 年,五省发病人数由 1973 年的 1372.94 万降至 191.41 万,减少了 86.06%,较 1970 年的 2198.84 万减少了 91.29%。

1980 年后五省继续实施联防,并根据疟疾流行程度及自然、社会因素的变化,调整联防的指导思想和技术措施,不断巩固和发展防治成果。其中的江苏、河南和安徽三省交界毗邻地区共同采取 DDT 滞留喷洒和菊酯类杀虫剂浸泡蚊帐为主的综合防治措施,并分别在 1988—1991 年间实现了消除恶性疟的目标。

2000 年以后,五省针对沿淮河以北地区出现的间日疟疫情回升和局部暴发流行,通过即时通报疫情信息、相互交流防治经验和共同探讨防治对策和共同采取加强传染源控制为主的综合防治措施等,有效控制了疫情回升和局部暴发流行。到 2008 年,五省疟疾发病 6195 例,占全国发病数的比例由联防开始前的 91.16% 降至 23.59%,平均年发病率降至 0.69/ 万。

2010 年启动消除疟疾行动计划后,各省围绕消除行动计划,制定了各自的疟疾防控技术方案,在控制疟疾疫情的基础上,积极推进消除疟疾工作,通过五省疟疾联防机制,督促政府加大投入,提升各级疟防专业队伍的能力建设,共同应对输入病例上升趋势,防止疟疾输入再传播。

案例 5-10　粤桂琼三地流动人口疟疾联合管理

(一)背景介绍

广东、广西和海南都曾是中国疟疾流行严重的省份。20 世纪 90 年代初期,三地局部疟疾暴发流行均与流动人口有关,因此加强流动人口和本地居民疟疾管理与监测已成为三地疟疾防治工作的重点。

（二）目的与内容

1992 年由广东、广西与海南三地卫生厅发起,组织成立了粤桂琼三地流动人口疟疾联合管理区,随后联防区范围扩大,参加联防的市县数不断增多。

联防区制订了联合管理方案,签订联防协议,组成三地流动人口疟疾联合管理领导小组及下设办公室,实行省(区)轮流值班制。联防区最初涉及广东省 6 个市县,广西 8 个市县,海南 10 个市县等 24 个市县,联防单位不断加入,最终联防区成员单位共 38 个市县。以广东 6 个市县为例,1992—2010 年共有疟疾病例 57257 例,年均发病率 0.31/ 万,高于全省年均发病率(0.014/万),其中流动人口 32398 例,占 56.58%。

为了加强流动人口疟疾管理,卫生部门与公安等有关部门配合,在流动人员进入本地时进行临时入户登记和采血检查,服预防药,发放疟疾检疫证;对流动人员聚居的工棚进行喷洒或浸帐灭蚊,必要时进行预防服药;加强发热患者血检疟原虫,对疟原虫阳性患者给予根治,并将疟疾疫情登记卡转给流动人员原籍市县疾病预防控制中心;在流动人员离开疟区时,对疟史者和疟原虫阳性者再次给予根治。

（三）方法与效果

一是统一了组织领导,成立联合领导小组并下设办公室,加强了流动人口疟疾管理工作的组织领导;二是统一了技术方案,统一了三地流动人口疟疾管理方案。各联防成员单位认真执行联防联控方案,做好流动人口疟疾防治管理措施;三是统一了信息沟通机制,每月通过网络向联防单位通报疟疾疫情资料、监测数据和流动人口信息,值班省每季度进行整理分析,定时向联防成员单位发送。互通信息、交流经验,使各联防成员单位共享联防区内流动人口疟疾信息和防治经验,提高流动人口管理的及时性、针对性。经过 28 年开展三地流动人口疟疾联合管理区联防联控工作,降低了三地流动人口疟疾的发病率和死亡率。联防区的建立极大的推进了三地消除疟疾进程,联防效果显著。

粤桂琼三地流动人口疟疾联合管理区成立并运行 28 年来,在大统一的前提下,通过协商制定联合管理方案,通过签订联防协议开展区域间疟疾联防联控工作。各联防单位在疟疾防治工作安排上,享有充分的自主权,这是联合管理活动具有持久生命力的基本前提。在抗疟策略方面,除遵循统一的防治原则外,各省可以根据本省的具体情况,在局部范围内做适当调整。在防治方法和措施方面各地可因地制宜,有所侧重,并提倡创新。既没有因为强调联防的统一性而束缚各省手脚,也没有因为各省自行其是而破坏协调和统一。这种大统一,小分散,因地制宜,分类指导的工作方法,使三地疟疾防治工作始终呈现出一种充满活力的防治局面。粤桂琼三地流动人口疟疾联合管理区这种联防联控方式可在任何县际、市际、省际间适用。

中国在疟防工作中,区域联防是特别具有中国特色的措施,联防联控40多年来,形成了很多个区域的疟疾联防形式,针对区域联防的主要经验有:

1.疟疾是一种传播快、蔓延迅速的急性传染病,因此在防控过程中疟疾的流行程度和防治效果,在毗邻地区往往是相互影响和制约的,因而根据某个时期的防治需求,由相互毗邻、自然条件相似、流行因素相同、流行程度相近的若干行政区域组织起来,建立区域性的抗疟联防,共同制定防治策略和措施,并实行统一计划,同步行动,联合培训,互通信息,相互检查,交流经验,评比表彰,使得疟防工作既轰轰烈烈,又能扎扎实实,推动疟疾防治工作的深入发展。

2.实践证明,建立疟疾区域性联防,有利于交流互相促进,有利于发动群众,有利于各项抗疟措施的落实,是加快疟疾防治步伐,巩固和扩大抗疟成果的一种有效方法。1998年时全国已有15个省份4.9亿人口地区实行省际或地(市)、县之间的疟疾联防。

3.2017年,为进一步巩固消除疟疾成果,防止输入疟疾引起再传播,国家卫生计生委制定了消除疟疾联防联控机制,将全国24个流行省分为4个联防联控区域,协作开展消除疟疾工作。至2018年,22个省份均建立了与其他省份的联防联控机制,形式多样,包括学习交流、交叉检查、互相督导、疫情互通、技术合作等,每1~2年开展一次会议、督导检查或经验交流学习活动。

4.国内的疟疾联防联控机制基本上为行政层面发文组织,业务部门具体制定方案并落实。检查方案需要根据不同防治任务重点加以适时调整。未来的疟疾联防联控机制不仅是区域性的,还应吸纳部门参与,如海关的卫生保健中心、商务和文旅等部门。检查内容除围绕消除疟疾技术方案,同时也应将防止输入再传播技术措施的检查纳入其中。

第三节　风险人群管理及实践

安徽省位于中国东南部,2000 年起,疟疾病例呈快速增长。为尽快控制疟疾病例上升势头,安徽省在对全省疟疾流行特征研究的基础上,提出了结合病例和水体的分布对自然村内居民实施划范围人群服药的措施,通过 2007—2011 年连续五年的人群服药,安徽省疟疾发病数大幅度下降,2011 年底报告疟疾病例 529 例,2014 年实现了无本地报告病例的目标。2006 年安徽省的疟疾报告病例曾占全国的 60% 左右,安徽省疟疾的控制与消除为全国实现消除疟疾目标奠定了基础。

案例 5-11　安徽省实施风险范围人群服药控制疟疾回升

一、背景介绍

安徽省位于中国东南部,是中国历史上疟疾流行较严重的省份。间日疟曾在全省范围内流行,经大力防治,1999 年疟疾发病率为 1.20/10 万。但 2000 年起,沿淮及淮北地区间日疟疫情出现反弹,病例数逐年上升,至 2006 年全省报告病例 34984 例,发病率达 57.20/10 万(图 5-2),病例数居中国首位。病例主要分布于黄淮平原地区的亳州、淮北等 6 个市的 24 个县,疟疾病例与往年同期相比呈快速增长趋势。

安徽省淮北平原地区为暖温带半湿润季风气候,5 ～ 10 月份为疟疾流行季节。1986—2006 年,黄淮平原地区采取的主要抗疟措施除了进行现症病例治疗外,还包括在春节疟疾休止期对重点人群进行药物治疗,休止期治疗为温带型间日疟的主要控制措施之一。服药的重点人群包括:上年得疟疾的患者、患者家庭成员、邻居等。其中,对于发病率>1% 的自然村采取全民服药的措施。另外,在疟疾流行高峰季节,对疟疾疫情发生波动的疫点进行

预防性服药。服用的药品中伯氨喹（基质 22.50 mg/d）均为连续服用 8 天，总
剂量为 180 mg。

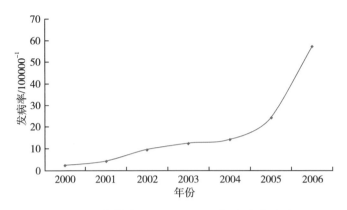

图 5-2　安徽省 2000—2006 年疟疾发病率

2000—2005 年，安徽省休止期治疗 9.40 万人，流行季节预防服药 7.10
万人。2007 年休止期治疗对象为：2006 年发病率≥1% 的行政村中的"五类
人"（1 年内有疟史者、有疟史者家属、疑似疟疾、不明原因发热和疑似感冒的
发热患者）和 2006 年发病率＜1% 行政村中 1 年内有疟史者，即重点为疟疾
患者和家属，全省共累计休止期治疗 114750 人。

二、目的与内容

（一）人群服药方案的制定

针对 1999 年后严峻的疫情形势，安徽省意识到可能既往的防治策略和
措施需要修改，开展了一系列的调查研究工作，最终确定采取划范围风险人
群服药的措施。

2006 年，通过对 6 个县 30 个自然村疟疾病例的分布研究得出：疟疾患
者在自然村的分布与水体的分布有关，可能需要结合病例和水体的分布对自
然村内居民实施划范围人群服药。2007 年 4 ～ 5 月对全省病例数最多的涡
阳县龙山镇 101 个自然村进行疟疾传播风险范围的划定和服药试验，结果该
镇服药后的 1.5 个月病例较上年同期上升 62.30%，但该县其他乡镇同期上升
363.60%，证明划范围人群服药方案可以施行。

2007 年 8 月、9 月和 10 月，安徽省在沿淮淮北的 24 个疟疾防治重点县（市、区）开展了三轮人群服药，实施服药的为近两年发生疟疾病例的自然村，服药范围根据疟疾病例和水体的分布确定，累计服药覆盖人口 140 余万人，共完成服药 440 余万人次，此举遏制了连续 7 年安徽省疟疾发病上升的趋势：2007 年下半年较 2006 年同期下降 33.34%，而上半年较上年同期上升 156.03%，全年较上年下降 21.94%。结果证明，划范围人群服药方案在大范围内可以实行且效果很好。

2008 年起，安徽省疟疾休止期人群服药的自然村为近两年发生疟疾病例的自然村，服药范围为根据近三年病例和水体的分布划定。划定具体步骤和要求：

1. 绘图区按地理方位绘出自然村居住区域的轮廓，标出其中主要道路将村分成片。

2. 标出近三年所有病例居住地在村内的位置。

3. 若自然村内各个方位都有病例，即全民服药。

4. 若病例在自然村内某部分分布，标出村内所有水体的位置，结合病例的分布和水体的分布，划定范围。范围包括病例周围 50 m 和距病例 50 m 以内的水体周围 50 m 的所有住户，范围可适当扩大。

服药禁忌证为：除本身药物禁忌证外（如葡糖 -6- 磷酸脱氢酶缺乏、系统性红斑狼疮及类风湿性关节炎患者禁用磷酸伯氨喹），同时不对以下人群进行：<1 周岁、孕产妇、哺乳期妇女、年老体衰者、长期患有心血管疾病及肝肾功能不全者。

（二）人群服药方案的实践

1. 人群服药的组织实施　2008—2011 年，安徽省卫生厅每年召开重点地区专题会议，与沿淮淮北疟疾重点地区的市卫生局签订年度疫情控制目标管理责任书。各重点市县疾控部门与政府部门多沟通，得到各级政府和党委的重视，加强党委对服药工作的领导。各级人民政府召开专题会议，层层会议部署，层层签订目标责任书，如分管县长组织分管乡镇长、院长召开动员会，县政府与乡镇政府、乡镇政府与村委会、卫生局与卫生院、卫生院与村卫生室签订责任状，明确各级职责，对工作不落实的责任单位和人员予以追究。省级和各重点市、县人民政府在人群服药期间，成立领导组织、开展人员培训。各县组织送药小分队,并安排督导组每日督导,重点市、县安排乡镇驻点督导组,狠抓各项防治措施的落实。

为保证人群服药等疟防措施的有效实施,2007 年,安徽省财政安排 480 万元用于专项购置清除传染源行动所需 140 万人的预防药品。中央财政和全球基金疟疾项目对安徽省疟疾防治工作也大力支持,对药品的购买和工作人员补助、培训经费给予支持,保证了全省疟疾防治工作的良好开展。各疟疾高发市县也每年安排疟疾专项经费。

做好人员培训和组织是保证服药率的关键,做好人员培训,对村医和村干部进行集中培训。使参与工作的各级领导和业务人员一定要清楚方案要求,并严格落实,不能擅自扩大或缩小服药对象的范围。相关市、县和乡镇成立领导小组、技术指导小组、督导组、突发应急处理组,责任明确到人,对每个服药行政村成立由村干部、村防保医生和村医组成的送药小分队。小分队中应选择有影响力、有号召力、有威望的村医或乡医和村干部送药提高服药依从性,做到送药到手,看服到口,不服不走。

设立奖惩措施,政府部门对疟疾防治工作进行专门表彰,表彰做出突出贡献的基层组织和个人。并强化村医的责任心,将送药工作与村医利益福利挂钩,对缺乏责任心的村医给予经济或行政上的处罚。

2. 通过开展健康教育提高服药对象的主动性和依从性　各地政府在组织服药工作前,召开由卫生、财政、广电、教育等部门和各乡镇镇长参加的服药工作动员会议。教育、广电等部门与卫生部门高效合作,在服药之前和服药期间,因地制宜地组织开展多种形式的健康教育宣传,普及疟疾防治知识,做到家喻户晓,人人皆知,营造社会氛围。宣传发动对提高服药依从性作用很大,通过宣传告知服药安全性,让老百姓自愿服药。如制作发放丰富的宣传物品,并要求对服药对象每人发放一张健康教育处方,在上面公布当地疟疾防治咨询电话。提前告知服药时间并要求知情同意签字。

3. 服药过程的质量控制　服药期间,省卫生厅和疾控中心组织多个驻点督导组和 2 个巡回督导组对 24 个重点县(市、区)的服药组织和实施情况进行检查督导,各重点地区政府投入了大量的人力和物力,组织了大量的市级、县(市、区)级技术指导组和督导服药组,做到了政府部门和卫生部门分别分片包干,责任到人。服药期间采取驻点和巡回督导措施,省市县三级驻点开展服药督导,政府督导对提高乡镇重视很关键。如涡阳县分管县长在服药期间赴乡镇和村级实地督导达 10 余个工作日,县卫生局局级干部分片负责,在服药期间每天一汇报一总结,出一期进展简报。几个疟疾高发市的卫生局分管局长带队交叉督导,通报督导结果。督导注意事项有:督导要细致,从细节发现问题,督导有策略,如询问老百姓是否服药、药品颜色、服用剂量、服药天数、找出剩余药品;业务人员督导从技术层面对科学合理地划定服药范围、服药禁忌证和注意事项的把控。

4. 药物不良反应的监测、处理 各级制定下发抗疟药物不良反应应急处置预案,加强对突发事件的预防和控制工作,防止出现群体性事件。各级疟疾防治技术指导组严格按照方案要求开展工作,在确定服药对象时详细了解服药对象的身体情况,对不宜服药的对象一律不准服药,严格掌握服药范围。严格执行服药剂量和服药禁忌证,避免出现过量服用或偶合反应。同时做好严重不良反应的应急处理工作。在《健康教育处方》中告知服药后可能出现的副作用,如厌食、上腹部不适、呕吐、腹痛、痉挛、头晕等,并说明出现严重不良反应时,及时与当地村医联系。

三、方法与效果

20 世纪初,针对间日疟疫情大幅回升的问题,安徽省根据本地间日疟的流行特点,对曾经广泛采用的"两全服药"(即全民根治和全民预防服药)措施进行修正,创新地提出了风险范围群服药措施,并取得满意的效果,主要内容如下:

1. 采取了划定风险范围,较过去实施全民服药的人群大为减少,药品数量和出现药品不良反应的比例也相应地减少了。服药人数的减少进一步减轻了督导服药人员的工作压力,提高了督导服药的质量,使人群全程服药率得以提高,防控效果好。

2. 风险范围人群服药是对可能存在的未发作的长潜伏期间日疟带虫者进行传染源的清除,肃清残留的传染源,防止流行季节疫情扩散。

3. 风险范围人群服药时间一般安排在春节前后,主要是考虑外出劳务人员春节集中返乡,减少漏服人员,同时因农闲时期人员相对固定,提高服药率,保证服药效果。

4. 风险范围人群服药涉及人数较多,实施前一定让政府做好宣传和组织工作。使每位服药对象能充分理解服药的意义,提高服药依从性,对可能出现的不良反应做好解释,避免出现群发性癔症;对严重不良反应要有处理预案。

2007 年三轮哌喹预防服药遏制了连续 7 年发病上升的趋势,实现了发病低于 2006 年的转折:2007 年上半年全省疟疾发病数较 2006 年同期上升 156.03%,2007 年下半年较 2006 年同期下降 33.34%,全年较 2006 年下降 21.94%(图 5-3)。2008 年起每年上半年实施磷酸伯氨喹休止期人群服药措施。2008—2013 年每年服药人数为:1762991 人、910411 人、703006 人、370794 人、193356 人和 4411 人,合计 13984669 人。2008 年和 2009 年,全省疟疾病例数分别比上年下降 50.69% 和 56.23%。2014 年之后,全省无本地感染间日疟病例发生(图 5-4)。实施人群服药的措施对安徽省乃至中国中东部间日疟疫情的下降起到了关键性的作用,为中国 2021 年实现疟疾消除奠定了坚实的基础。

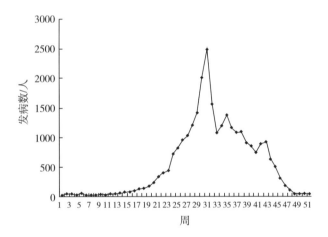

图 5-3　安徽省 2007 年疟疾周发病数

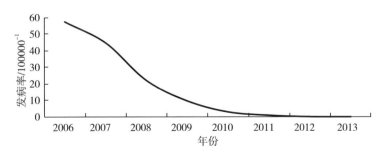

图 5-4　安徽省 2006—2013 年疟疾发病率

第四节　嗜人按蚊地区消除恶性疟的策略及实践

中国恶性疟主要分布于北纬33°以南各地,曾是中国西南部、南部疟疾重度流行区的优势虫种,而地处中国中东部的江苏、安徽、河南三省江淮之间地区也曾是恶性疟的地方性流行区。据20世纪50年代的调查,恶性疟流行比较严重,如河南信阳居民疟原虫阳性者中恶性疟占58.40%,安徽省全椒县血检疟原虫阳性者中恶性疟占74.40%,因患恶性疟病死亡401人;1960—1970年间,江苏省75个县中,64个有恶性疟报告,1962—1965年,累计报告恶性疟58914例,死亡264例,病死率0.45%。

案例 5-12　中部三省恶性疟防治

一、背景介绍

20世纪70年代后期,苏、皖、豫三省恶性疟疫区范围缩小。20世纪80年代初,苏、皖、豫三省的江淮之间丘陵地区恶性疟暴发,1984年分别有4、17、4个县的184个乡(镇)报告了3438例病例,河南淮滨县张庄乡和固始县往流乡9月份血检发热患者的疟原虫阳性者中,恶性疟原虫阳性者分别占77.16%和79.01%,淮滨县张庄乡居民恶性疟原虫率为10.83%。

经调查证实,三省恶性疟流行区的传疟媒介有中华按蚊和嗜人按蚊。对安徽省舒城县芦镇有恶性疟流行的黄柏村调查,中华按蚊和嗜人按蚊疟原虫腺子孢子自然感染率分别为0.47%和1.69%,恶性疟原虫人工感染的腺子孢子感染率分别为3.00%和10.90%。1983—1985年,三省在恶性疟流行区及其周围地区调查,嗜人按蚊分布与恶性疟分布相一致,虽不是所有嗜人按蚊分布的点都有恶性疟流行,但所有恶性疟流行的点均捕到嗜人按蚊。河南省淮滨县嗜人按蚊疟原虫腺子孢子自然感染率0.22%,江苏省恶性疟原虫人工感染的腺子孢子感染率为37.09%。因此嗜人按蚊是三省恶性疟的主要传播媒介。

二、目的与内容

在苏、鲁、豫、皖、鄂五省疟疾联防机制下,苏、皖、豫三省把恶性疟防治列为重点,增加投入,加强组织管理,针对嗜人按蚊主吸人血和家栖的习性特征,统一采取以控制传播媒介为主和加强传染源管理的综合性防治措施,同步行动,互通信息,相互检查,逐步达到控制暴发、降低发病率和消除恶性疟的目标。

(一)组织措施

各级党委和政府,历来都十分重视疟疾的防治工作,把疟疾作为影响全省人民身体健康和社会经济发展的重大公共卫生问题列入全省社会经济发展的总体规划,领导、组织防治工作的实施。各地还制定了各种疟疾防治技术规范,包括:疟疾镜检站工作规范、杀虫剂室内滞留喷洒和浸泡蚊帐规范、疟疾治疗、预防和抗疟药使用方法等相关文件和规范。

(二)媒介防制

对曾有恶性疟发病或有嗜人按蚊分布地区,于每年的 6 月中、下旬实施1 次、连续 2 年的 DDT 室内滞留喷洒或 / 和溴氰菊酯浸泡蚊帐灭蚊。

1. DDT 室内滞留喷洒　1985 年开始,对居民的住房、畜舍以 50% DDT 胶悬剂,按 2 g/m² 的剂量全面喷洒。1985—1993 年,三省的 27 个县(市)、157个乡(镇)的累计 385.91 万人口范围内,对 36695.42 万 m² 的人房、畜舍施了喷洒,平均房屋的覆盖率为 99.20%。

2. 浸泡蚊帐　1986 年,河南省商城县对浸泡蚊帐防制嗜人按蚊的效果进行了观察,结果显示,试验区浸帐后嗜人按蚊的室内密度和室外叮人率较对照区分别下降了 93.30% 和 89.40%。与 1985 年在同类型疟区的淮滨县所观察的 DDT 室内滞留喷洒效果相比,二者对控制媒介和降低疟疾发病率的效果相一致,但浸帐较喷洒具有方法简单、不需专用设备、群众易接受、节省人力及物力等优点,因此 1987 年后得到了广泛应用。1987 年后,三省普遍采用 2.50% 溴氰菊酯粉剂以 15 ～ 20 mg/m² 的剂量浸帐灭蚊。到 1993 年,三省的 26 个县(市)、231 个乡(镇)累计在 372.95 万人口范围内浸泡蚊帐 189

万顶,每年居民蚊帐的平均浸泡率为 95.39%。

(三)传染源管理

在恶性疟流行县(市),以乡为单位设立疟原虫镜检站,对发热患者检查疟原虫,平均每年的血检率在 5% 以上,村庄覆盖率在 90% 以上,1984—1994年累计血检发热患者 3940 730 人次,检出恶性疟患者 4186 例。对所有的恶性疟患者以磷酸氯喹合并磷酸伯氨喹治疗。

(四)预防服药

在疟疾传播季节对发病率(包括间日疟)较高或有暴发趋势村庄的居民,实施氯喹合并伯氨喹三日疗法预防服药,1985—1994 年间,三省累计服药人数达 739.93 万。

(五)联防联控

1980 年苏、皖、豫、皖分别组织恶性疟联防。1985 年,豫、皖同时开展DDT 室内滞留喷洒。同年开始实施三省恶性疟联防,统一实施方案、统一策略、统一行动,互通信息,联合检查,互相学习,相互促进,力争达到消除恶性疟的目标。联防在很大程度上推动了各级政府对疟疾防治工作的持续关注,把搞好本地的防治工作作为对其他省或县(市)的承诺,有效地促进了当地的疟疾防治不断取得进展和成效。

三、方法与效果

(一)控制了嗜人按蚊

实验观察结果表明,以 15 mg/m² 的溴氰菊酯对实验村居民 94.53% 的蚊帐在 7 月上旬进行 1 次浸泡,浸帐 10 天后帐内嗜人按蚊的密度即降至 0,当年室外叮人率也迅速下降,9 月中旬后也降至 0,而对照村该蚊的帐内密度和室外叮人率都处于较高水平。浸帐第 2 年后连续 4 年在浸帐村观察中也未再捕到嗜人按蚊,显示浸帐对该蚊有良好的防制效果。对中华按蚊虽可降低浸帐当年帐内密度,但对室外叮人率则影响不大,浸帐第 2 年后,帐内密度恢复常态。对两种按蚊防制效果存在差异是因为嗜人按蚊喜吸人血和室内吸血,浸帐可降低其种群数量,而中华按蚊偏吸畜血和室外吸血,浸帐难以降低其种群数量。

据江苏、河南的观察,随着灭蚊措施的实施,嗜人按蚊占按蚊的比例、室内及室外的密度、叮人率逐年下降,1989 年后已难以捕到嗜人按蚊。

(二)消除了恶性疟

1984 年,恶性疟流行自河南安徽毗邻地区,横跨安徽省江淮地区,直至江苏安徽毗邻地区,毗邻成片。河南流行县 4 个,出现恶性疟暴发流行,淮滨县恶性疟发病率最高,达 30.02/ 万,病例占三省总病例数的 43.70%(1503/3438);江苏流行县 4 个,安徽散在分布于 17 个县。1984—1990 年,三省恶性疟流行范围逐年缩小,流行县数由 1984 年的 3 省 25 县 183 乡镇,逐年下降至 1990 年的 1 省 3 县 4 乡镇。

1984 年,中部地区报告恶性疟 3438 例,江苏、安徽、河南分别报告 199 例、317 例、2922 例。1985—1987 年恶性疟病例迅速减少,由 1985 年的 1065 例迅速下降至 38 例。1988—1989 年略有回升,分别为 60 例、95 例,但 1990 年下降至 5 例,1991 年实现恶性疟零病例。河南恶性疟下降很快,1988 年起未发生本地感染恶性疟。1987 年前,江苏、安徽恶性疟下降趋势较一致。1988 年起,江苏未发生本地感染恶性疟。1988—1989 年,安徽个别县出现局部暴发流行,导致恶性病例小幅上升,1990 年迅速减少,1991 年起未发生本地感染恶性疟。

近年来,中部三省每年都有数量不等的输入性恶性疟,但未发生继发传播病例,表明中部地区消除恶性疟的成果是巩固的。中部地区消除恶性疟的实践,解决了恶性疟防治工作的关键问题,为其他地区恶性疟的消除乃至全国消除疟疾提供了宝贵的经验和范例。

第五节 传疟媒介控制策略及实践

1949 年以后,在党和各级人民政府的领导下,广大群众开展了轰轰烈烈的爱国卫生运动。把卫生工作与群众性卫生运动相结合,把卫生工作与农业生产相结合,不但发展了生产,而且有效改善了城乡环境卫生,控制了疟疾等媒传疾病的发病。本文介绍了中国不同时期的爱国卫生实践活动以及农业生产活动(稻田间歇灌溉)控制传疟媒介的策略及实践,为其他国家和地区控制疟疾提供借鉴。

一、爱国卫生运动背景介绍

(一)爱国卫生运动的理念

1952 年 12 月,第二届全国卫生工作会议召开。毛泽东为大会题词:"动员起来,讲究卫生,减少疾病,提高健康水平,粉碎敌人的细菌战争。"从那时起,全国上下掀起了轰轰烈烈的爱国卫生运动,先后开展了除四害、改水改厕、城乡环境卫生整洁行动、创建健康城市等工作,取得显著成效。把卫生工作与群众性卫生运动相结合。在党和政府的领导下,贯彻执行积极防治方针;针对当地病媒,因地制宜,尽可能把环境防制放在首位,同时合理采取生物防制、物理防制、化学防制、法规防制等综合性防制措施;做到防制工作与生产结合,科学技术与群众运动结合,坚持反复斗争,控制病媒,消除疾病。

(二)不同时期中国爱国卫生运动的策略与实践

1. 国民经济恢复时期(1949—1952 年) 中华人民共和国成立初期,全国疟疾发病率曾高达 548.23/10 万,构成了严重的公共卫生威胁。党和政府十分重视除害防病工作,1949 年提出了"贯彻预防为主工作方针,开展群众性的卫生运动"。1952 年,毛泽东同志号召全国人民动员起来,开展爱国卫生运动。全国各地农村疏通渠道,使水流畅通,或变死水为活水,以供灌溉之用,既能防止蚊虫孳生,又有利于农业生产。同时利用农闲填平了大量的污水洼坑,进行环境改造,为进行系统防制蚊媒建立了基础。通过大搞"除四害"

讲卫生为主要内容的爱国卫生运动,疟疾发病率大幅下降。

2. 社会主义改造和建设时期(1953—1965 年) 该历史时期,政务院发出了继续开展爱国卫生运动的指示,工作重点是城市厂矿,形式为突击和日常保洁相结合,不少厂矿建立了清洁队、卫生扫除日等制度,处理城市的粪便、垃圾、污水、积水,改造、疏浚或者填垫不清洁的河沟坑洼,改善环境卫生。1955 年冬,毛泽东起草并下发通知要求各地把爱国卫生运动和"除四害"结合起来,全国上下展开以环境改造和环境处理为主要措施的"除四害"运动,对当时媒介生物传染病防治起到了积极有效的推动作用。1960 年 3 月,全国人大通过的《1956—1967 年全国农业发展纲要》(以下简称《纲要》)把"除四害"讲卫生列入《纲要》内容,"四害"密度大幅降低。

3. 1966—1976 年 该时期内,在农村围绕解决好管水和粪便这 2 个基本问题,农村爱国卫生运动采取了改造环境卫生等各项措施,受到了广大农村居民的欢迎,可概括为"两管、五改",即管水、管粪,改水井、改厕所、改畜圈、改炉灶和改造环境。对于传染病防控起到了积极作用。到 1976 年,疟疾发病率由 1970 年的 2961.10/10 万下降至 470.76/10 万。

4. 改革开放时期(1978 年至今) 1978 年 8 月,全国爱国卫生运动经验交流会提出"人民城市人民建""门前三包"(卫生、秩序、绿化)和"四自一联(自修门前路、自通门前水、自搞门前卫生、自搞门前绿化,统一规划联合集资)等措施。20 世纪 80 年代起,陆宝麟院士提出"蚊虫综合治理"理念,长效杀虫剂浸泡蚊帐在中国四川和云南等省使用,有效促进了中国疟疾发病率的下降。1989 年国务院发布了《关于加强爱国卫生工作的决定》,要求各级政府把爱卫工作纳入社会发展规划,创建"卫生城市",城市卫生质量大幅提高。到 1990 年底,全国共有 11.70 万例疟疾病例,发病率下降至 10.60/10 万,同20 世纪 50 年代相比下降了 95.00%。截至 1995 年,疟疾发病率显著降低至4.19/10 万。

2015 年 1 月,国务院印发《关于进一步加强新时期爱国卫生工作的意见》中将建立健全病媒生物监测网络(媒介生物可持续控制策略基础),纳入"努力创造促进健康的良好环境"中。2016 年 10 月,《"健康中国 2030"规划纲要》指出"深入开展爱国卫生运动"实施以环境治理为主的病媒生物综合预防控制策略(媒介生物可持续控制策略核心内容),并指出病媒生物控制水平是健康城市和健康村镇的重要指标。10 余年来,该策略及相关技术方案对中国媒介生物传染病防控起到积极的指导作用。2017 年以来已无本地病例发生，中国的疟疾已经从控制走向消除。

稻田间歇灌溉控制中华按蚊蚊蚴

一、背景介绍

间歇灌溉根据不同时期水稻生长发育特点以及对水分胁迫敏感程度而采取差别化指标。有效分蘖期宜浅湿交替，每次灌水 2～3 cm（土壤水势 0 kPa），待水层落干后（土壤水势 –5～0 kPa）灌水。干田期当土壤水势降至 –20～–10 kPa 才复水。拔节长穗期宜浅水灌溉（水层深度 2～3 cm，土壤水势 0 kPa）与湿润灌溉（土壤水势 –8～–5 kPa）交替进行。采用间歇灌溉使得稻田生态环境发生重大改变，这一变化既有利于水稻生长发育与产量形成，又对稻田蚊媒防治产生明显效果，因而是积极的和非常有益的，值得大力推广。

二、目的与内容

在双季稻耕作区中华按蚊出现于双季稻期相符合的两个高峰就是例证。蚊蚴在水体中才能生存，无水即无蚊。而中华按蚊的季节消长和种群数量又与稻田积水时间、深度有关。即使在平均气温为 28.1℃、相对湿度为 77%、极利于蚊虫孳生繁殖的 7 月份干田期间，无论何种土质的对照、试验稻田，均未发现蚊蚴孳生。而在试验田落干，对照田积水的同日调查结果则完全不同，前者仍未发现蚊蚴孳生，后者密度却高达 592 条 /m²。表明稻田干湿间灌能收到理想的控蚊效果。

通过对蚊虫水性阶段各期在稻田表面无水土层状态下的生存能力观察，中华按蚊幼虫存活力大都只有 1 天，经 48 小时后死亡率分别达 97.50% 和 9.50%，几乎不能生存至第三天；中华按蚊卵的耐干能力，大都只有 1 天，卵至第五天均不能孵出；稻田间歇灌溉后，蚊蚴各发育期及蛹的密度均比传统灌溉法低。

三、方法与效果

稻田蚊幼虫及蛹的密度,随着稻田积水的时间越长密度越高,反之,稻田干旱时间越长其密度越低。采用稻田间歇灌溉措施,对中华按蚊的幼虫及蛹的平均防制率达 78.83% 以上。只要适时掌握好水稻的返青、分蘖、抽穗、灌浆等生长期的用水,坚持间歇灌溉,适当晒田 3 ～ 7 天,就可以有效地控制稻田蚊蚴孳生。

间歇灌溉稻田积水时间短,抑制了土壤的还原性,有利于养根保叶抗衰老,使水稻根系向土壤深层伸展,因此,间歇灌溉水稻的有效穗、结实率、千粒重均比传统灌溉法高。且间歇灌溉稻田不易发生水稻病害,若自然水源不足的水稻田,或靠机(电)动灌溉的稻田,采用间歇灌溉,既节约用水,又可降低生产成本。

爱国卫生运动必须同城乡生产相结合,使运动直接为生产服务,并且把"除四害"讲卫生的计划放在总的生产建设计划之内。爱国卫生运动依靠广大人民群众,把环境改造和环境治理作为蚊虫防制的治本之策,同时合理采取物理防制、化学防制、生物防制等综合性防制措施。

由于稻田积水面广大,而按蚊分布广、数量大,且对杀虫剂产生耐药性,杀虫剂污染环境越来越严重,稻田药物防制按蚊有诸多困难。中国水稻田间歇灌溉灭蚊试验,取得良好效果。地处热带的非洲,也有大量水稻种植,水田按蚊孳生是一个不可忽略的重要环节,控制非洲疟疾,稻田间歇灌溉灭蚊是可供借鉴的重要技术手段。

案例 5-14　生物防制

一、背景介绍

生物防制是直接或间接利用自然生物剂以控制各种媒介生物,在中国媒介防制历史上,除众所周知的鱼外,还开展了病原微生物的实验研究,取得了不错的效果。

二、目的与内容

(一)应用鱼类防制

1. 稻田养鱼灭蚊 中国稻田养鱼的历史至少可以追溯到 1700 年前。传统的稻田养鱼主要是鲤鱼,随着科技的发展,放养鱼种类不断增加,包括草鱼、鳊鱼、鳙鱼、罗非鱼等。同时,全国稻田养鱼面积也不断扩大,到 1982 年,广东、广西、贵州、四川、云南、湖南、浙江、江西、福建 9 个省份稻田养鱼的面积已达到 600 万亩。

2. 放养柳条鱼灭蚊 早在 20 世纪 20 年代,上海市就引进了柳条鱼。据观察,每亩稻田或茭白田投放柳条鱼 500 尾左右,可使中华按蚊和库蚊的幼虫密度减少 95%。

(二)应用微生物防制媒介

1. 苏云金杆菌 H-14 苏云金杆菌 H-14 有防制多种蚊虫的效力,对非靶生物和哺乳动物安全。1986 年在湖北省选择 500 亩稻田观察效果,试验田在处理后 24 小时,中华按蚊幼虫密度为 0,42 ~ 72 小时后有少数 1 ~ 3 龄幼虫出现,到了 192 小时有众多各龄幼虫出现,对照区则呈自然变化。

2. 球形芽孢杆菌 球形芽孢杆菌是一种昆虫病原菌,杀蚊毒性主要是由于在生长过程中产生的毒素,通过增加敏感蚊虫上皮细胞膜的通透性,引起细胞膨胀,最终导致蚊子了死亡。此外,球形芽孢杆菌的芽孢在死蚊幼虫体内和一定的环境下发生再循环,野外应用持续期长。21 世纪初,河南省在应对黄淮平原疟疾疫情回升时,除常规的传染源管理结合媒介控制措施外,施行了生物灭蚊蚴措施。

3. 旌德罗索虫 70 年代后期,国内开始蚊类寄生线虫的研究。1980 年在安徽旌德地区从中华按蚊幼虫中找到寄生线虫——新种旌德罗索虫,并证实按蚊是它的专性宿主,对非靶生物无害。以压缩喷雾器向按蚊孳生水体喷洒旌德罗索虫的感染期幼虫,24 小时后,采集按蚊幼虫剖检,测定小型孳生地里中华按蚊混合龄期的感染率为 81.7% ~ 95.0%,大型孳生地里为 34.1% ~ 72.7%。湖州地区的试验显示旌德罗索虫被引入稻田后有再循环的能力。

三、方法与效果

稻田广泛养鱼,不止有利于控制稻田里蚊虫特别是中华按蚊的孳生繁殖,还可得鱼利、使稻谷增产。四川省实验表明,每亩田以放养 400 尾鲤鱼为最佳,既能达到灭蚊效果,同时能节省材料,又有利于鱼的生长。总体来说,用苏云金杆菌 H-14 重复处理较大面积的稻田,有降低中华按蚊种群之效,缺点是残效期短。喷洒球形芽孢杆菌后中华按蚊幼虫下降 75.6% ~ 100%,成蚊下降 56% ~ 100%,发病率较上年下降 51.3%,事实证明,球形芽孢杆菌生物灭蚊蚴措施有效控制了疟疾传播,减少了疟疾发病。纵观实验室研究和现场试验,均显示旋德罗索虫是一种有潜力的生物防制剂。

案例 5-15 中国嗜人按蚊的防制

一、背景介绍

嗜人按蚊是中国疟疾传播的重要媒介之一,属嗜吸人血和家栖蚊种。在 20 世纪 90 年代前,中国嗜人按蚊主要分布 18 个省 245 个县,调查研究显示,嗜人按蚊主要栖息于人房,也栖息于牛舍及其他禽、畜舍。嗜人按蚊一般在每年 8 ~ 9 月为一个密度高峰,在有关的地方出现与双季稻相符合 2 个高峰。历史资料表明,嗜人按蚊是疟疾暴发的主要媒介,其传疟能力是中华按蚊的 10 倍。嗜人按蚊对间日疟和恶性疟均易感,嗜人按蚊分布与中部地区恶性疟分布范围相一致。

二、目的与内容

1. **滞留喷洒效果显著** 1983 年在皖西舒城县采用 DDT 进行滞留喷洒和传染源治疗,一年内即可迅速控制媒介种群数量,有效地降低恶性疟的发病和传播。

2. **浸泡蚊帐** 1987 年采用溴氰菊酯和二氯苯醚菊酯处理的蚊帐对嗜人按蚊毒效作用(KT_{50} 和 LT_{50})研究结果表明嗜人按蚊仅次于微小按蚊。

1990 年采用溴氰菊酯处理的蚊帐对嗜人按蚊进行毒杀效果研究，蚊帐处理
1 ～ 104 天，暴露 30 分钟，嗜人按蚊平均死亡率为 97.90%。1985—1987 年
在广东深圳现场研究发现，溴氰菊酯浸泡蚊帐后的试验区嗜人按蚊密度下降
85% ～ 90% 以上，疟疾发病率明显下降，分别下降 60% 和 74.60%。

三、方法与效果

连续 2 年每年开展 1 次滞留喷洒，进行嗜人按蚊控制恶性疟的纵向观察，
嗜人按蚊在室内的组成、叮人率均大幅下降，效果显著，对中华按蚊的效果不
明显，对恶性疟效果更为显著，1985 年起未发现恶性疟感染者。1985 年在河
南省开展 DDT 滞留喷洒防制恶性疟效果研究表明，DDT 滞留喷洒对防制嗜
人按蚊效果好，连续开展滞留喷洒结合传染源控制措施可以基本消除恶性
疟。1985 年，深圳市疟疾暴发主要以嗜人按蚊为优势传疟媒介，滞留喷洒杀
虫剂后，疟疾发病率明显下降。

1986 年在四川宜宾使用溴氰菊酯浸泡蚊帐后嗜人按蚊密度下降
96.60% ～ 100%，疟疾发病率下降 94.40%。1990 年先后在河南豫南，福建建
阳，贵州赤水，广西那坡，江苏盱眙等地开展浸泡蚊帐防制嗜人按蚊现场试
验，嗜人按蚊密度有大幅下降，同期疟疾发病率和带虫率也大幅下降。

上述结果表明采用室内滞留喷洒和药物浸泡蚊帐防制嗜人按蚊均有良
好效果，有效地促进嗜人按蚊密度大幅下降，当地疟疾发病率和带虫率均有
大幅下降。

案例 5-16　中国微小按蚊的防制

一、背景介绍

微小按蚊分布于中国北纬 33° 以南的山丘地区，尤以北纬 25 度以南更
为普遍。在云南，微小按蚊分布于海拔 1900 m 以下地区。微小按蚊存在两
个种型，一种主嗜人血、家栖，另一种主嗜牛血、野栖。室内的栖息场所主要
为卧室，其次为起居室，厨房仅偶尔发现。野外栖息场所十分分散，在树洞、
石洞、刺竹丛、杂木丛、草丛等处均可发现。3 月份季节性数量变动开始上升，

多数地区 4～6 月为密度高峰期,部分地区在 9 月份、10 月份会出现一个小高峰,11 月至次年 3 月维持中等密度。微小按蚊对孳生环境要求较严格,幼虫喜孳生于有阳光和半遮阴、水流缓慢、水质清澈的溪沟里,且多在有杂草的岸边。微小按蚊是中国北纬 25°以南地区的主要传疟媒介,在 25°以北其传疟作用逐渐减弱。20 世纪 50 年代,海南的平均子孢子感染率为 3.30%,云南为 0.52%,广西为 0.14%,贵州为 0.03%。

二、目的与内容

1. 滞留喷洒效果显著　20 世纪 50—70 年代,采用 DDT 滞留喷洒。
2. 浸泡蚊帐　1988 年、1989 年在以微小按蚊为主要媒介的海南五指山红山乡使用溴氰菊酯浸泡蚊帐,与使用 DDT 室内滞留喷洒作为对照比较观察。1989 年在云南沧源县开展溴氰菊酯浸帐对微小按蚊防制研究。

三、方法与效果

滞留喷洒实践证明,20 世纪 50 年代和 60 年代采用 DDT 一年一次或"六六六"一年二次连续喷洒可以基本消灭微小按蚊;但 20 世纪 70 年代以后,在防制微小按蚊上未能取得 20 世纪 60 年代的效果,未能使其绝迹。

浸泡蚊帐和 DDT 滞留喷洒使人房中微小按蚊有所下降,并能较好控制居民疟疾发病率,两组效果无显著差别,在云南沧源也观察到类似现象。海南由微小按蚊引起疟疾局部流行或暴发点,采用 DDT 滞留喷洒或溴氰菊酯浸泡蚊帐均能够取得较好的控制效果。

案例 5-17　中国大劣按蚊的防制

一、背景介绍

大劣按蚊在 20 世纪 50 年代称白踝按蚊(*Anopheles leucosphyrus*),后将其订正为巴拉巴按蚊,并于 1982 年又将其更名为大劣按蚊。该蚊是一个复合体,已知包含 A、B、C、D、E 和 F 6 个型,海南主要为 A 型,云南主要为

D 型。大劣按蚊嗜吸人血。海南吸血活动高峰出现于子夜前后。云南大劣按蚊夜间吸血活动高峰出现于 20:00—21:30。大劣按蚊属于野栖蚊种,夜间人房饱吸血后,稍微停留便飞向野外,白天在室内很难捕到。云南 8 月份达到高峰,9 月后逐月下降。大劣按蚊幼虫仅孳生于一些特殊的场所,绝大多数生长于有良好遮阴的山涧、岩石、溪床凹陷所形成的浅洼或小石穴的积水中,其次为山涧溪床积水和雨后地面积水。这些场所,水不流动或稍有流动,水底多为岩石或粗沙砾,上面覆盖一层烂泥和腐殖质,水色棕黄。大劣按蚊 A 和 D 幼虫均有孳生。但 A 多孳生于前者的固定性的水体中而 D 则多孳生于后两者的雨季临时性小积水中。大劣按蚊是海南山地森林区的主要传疟媒介,经杀虫剂室内喷洒基本消灭微小按蚊以后,更显出它的重要性。

二、目的与内容

1. 滞留喷洒　先后采用人房内滞留喷洒,孳生地超低容量滞留喷洒,野外超低容量喷雾,山寮滞留喷洒,野外烟雾防制。

2. 浸泡蚊帐　1986 年在海南山区将溴氰菊酯浸泡居民蚊帐作为主要的防疟措施,连续实施三年。同时将采用 DDT 滞留喷洒作为对照,并比较二者的疟疾控制效果。1989 年 4 月至 1992 年 3 月在海南万宁北大乡进行了二氯苯醚菊酯浸泡蚊帐防疟试验。用溴氰菊酯乳剂浸泡大网孔门窗帘,防制大劣按蚊。

3. 环境改造　考虑到大劣按蚊孳生场所和栖息习性,以及农场垦区开发种植作物后,大劣按蚊密度下降的事实。1976 年在一个山村进行开发周围环境防制试验。

三、方法与效果

杀虫剂滞留喷洒对大劣按蚊有一定的防制效果,可以降低蚊虫密度和感染率,从而减少其传疟作用,但持效较短。经生物测定结果,一次喷洒后有效期不超过 1 个月,连续两次喷洒没有明显延长持效作用。孳生地超低容量喷雾使大劣按蚊幼虫短期内受到了抑制,但对成蚊效果不够理想。以 25%

二三乳剂野外超低容量喷雾,对大劣按蚊有 55 天以上的防制效果。

1986 年在海南山区将溴氰菊酯浸泡居民蚊帐作为主要的防疟措施,居民疟疾发病率由处理前 1985 年的 1.17%,降至处理后 1989 年的 0.42%;居民带疟原虫率和血清抗体阳性率分别由处理前的 0.40% 和 18.10%,降至处理后的 0.18% 和 5.60%,防疟效果较显著。疟疾传播强度和感染频率虽已明显减低,但对大劣按蚊种群密度和季节消长以及经产蚊比率,均未见有明显影响。与 DDT 室内滞留喷洒($2\ g/m^2$)每年一次或两次对照比较,防疟效果无显著差别。浸帐一次对大劣按蚊的生物残效达 300 天以上,方法较为简便,成本费用较低,群众较易接受,可以替代常规的 DDT 滞留喷洒,作为疟疾综合防治中的一项主要措施加以推广。海南万宁结果表明,浸泡蚊帐对大劣按蚊自然种群密度及疟疾传播均有明显的防制效果。

开发周围环境的试验表明该措施能够有效地控制大劣按蚊的种群数量。环境改造经一年观察结果,大劣按蚊密度从开发前平均每次捕获 3.7 只下降至 0.58 只,居民疟疾带虫率从 4.40% ～ 33.50% 下降至 0 ～ 2.70%。开发环境花费劳力大,且未能及时,而海南岛气候温和,雨量充沛,种植作物,开发后不久丛林茂密,大量植被生长迅速。实施开发防制措施导致大劣按蚊密度回升,因此,此法难推广。虽经过各种防制措施,但仅能短期降低种群密度和寿命,疟疾仍在不断传播。有条件的地区,进行开发防制大劣按蚊;开发后要及时种植庄稼,并尽可能使开发地带探索更有效地防制大劣按蚊。开发后要及时种植经济作物,连成一片。对于当前开发防制有困难的地区,除了预防服药(尤其是上山生产活动人群)以及现症患者治疗外,采用滞留喷洒(包括房屋周围 10 m 范围内),是当前较为适宜的措施。

第六节　消除疟疾试点研究实践及成果

1949 年以来,在各级政府的高度重视下,中国疟疾防治工作取得了显著成效,全国绝大部分流行县的疟疾发病率已降至 1/ 万以下,年发病率超过 1/ 万的县不到 100 个。如果继续采用"群防群治"的强化措施,成本－效益太高,无法全国推广,因此出台了国家消除疟疾行动计划和工作方案,制定了以病例和疫点为核心的"线索追踪、清点拔源"策略和"1-3-7"工作规范。为了实现消除疟疾目标,原卫生部在 2009 年开展了中国消除疟疾试点工作,目的为积累实现消除疟疾目标及应对输入性病例的经验,建立消除疟疾考核评估体系,推动全国消除疟疾工作。

一、策略与措施

(一)工作目标

1. 具体目标

(1)发热患者年血检总人数不低于辖区总人口数的 2%,其中 5～10 月份血检人数不低于年血检总人数的 80%。

(2)疟疾病例实验室检测率达到 100%。

(3)疟疾病例确诊后 24 小时内的报告率达到 100%。

(4)疟疾病例规范治疗率达到 100%。

(5)报告疟疾病例中开展流行病学调查的比例达到 100%。

(6)疫点居民疟疾防治知识知晓率达到 90%。

(7)居民防蚊设施保护率达到 90% 以上。

2. 具体措施

积极开展发热患者血检,最大限度地发现疟疾病例,每年对试点县各医疗机构相关医务人员及责任报告单位的疫情报告人举办 1 期疟疾疫情信息报告管理培训班,不断完善疟疾疫情信息管理系统,确保无疟疾病例漏报;规范诊疗服务,确保疟疾病例及时发现和规范治疗;对疫点进行规范化处置,防止疫情扩散蔓延,疟疾病例经网络直报后的 4 个工作日内,对患者开展流行病学调查并完成调查报告。开展健康教育与健康促进活动,提高居民的疟疾防护意识;加强流动人口管理,防止疟疾病例输入和传播,如在网站上发布境外疟疾流行状况、防治知识和服务信息,并与相关的旅行网站链接,实行健康告知制度,建立信息沟通机制,加强流动人口随访;对从境内、外的疟疾高度流行区返乡人员开展随访,对发热者进行血检。开展基线调查,便于考核效果和总结经验,加强防治资料管理,确保考核工作有据可依,建立消除疟疾试点协作网络,实现资源信息共享,开展血检质量控制、媒介控制效果评估和定期进行督导和考核。

（二）试点县的选择和考核

在河北、浙江、福建、山东、广东 5 省和上海市，各选择 1～2 个县作为消除疟疾试点县。消除疟疾试点的考核评估，随着消除疟疾试点工作的有序进行，原卫生部疾控局组织开展了消除疟疾试点考核评估工作，开展疫情及资料审核：

（1）通过传染病疫情报告网络收集被考核县近 3 年来的疫情数据，查看所有报告病例的核实、流行病学调查和疫点处置情况资料。

（2）在县综合医院和随机抽取的 2 个乡镇卫生院，查看近 3 年来的发热患者血检登记本，核实疟疾病例的发现与报告情况。

（3）查阅相关工作资料，对照综合评估表内容核对相关数据资料，并按照评分标准进行评分。

开展现场考核：

（1）实验室镜检技能考核：抽取县综合医院、县疾病预防控制中心和随机抽取 2 个乡镇卫生院（或社区卫生服务中心）检验室的 5 名镜检人员进行实验室镜检技能考核。每人镜检 6 张血片，对阳性血片进行虫种鉴定。

（2）疟疾诊治知识考核：抽取试点县综合医院发热门诊的医生、护士、县疾控中心专业人员以及随机抽取 2 个乡镇卫生院（或社区卫生服务中心）的 10 名全科医生和护士进行疟疾诊治知识的考核。考核题由考核组在题库中随机抽取 10 题组成。

（3）血片复核：对启动消除疟疾试点工作以来保留的所有阳性血片进行复核，同时抽取 30 张阴性血片进行复核。

（4）居民疟防知识知晓率调查：在最后一例报告疟疾病例所在村（社区）走访 50 户居民，进行问卷调查，了解居民对疟疾防治知识的知晓情况、居民防蚊措施的使用状况。召开试点县消除疟疾工作座谈会，参会人员包括卫生及有关部门、县疾病预防控制中心、乡镇卫生院、县中心医院干部、防治人员和医疗检验人员。考核结果，根据现场考核结果，对照现场考核评分表的评分标准进行评分。综合评分≥90 分为合格。

二、经验与效果

1.12 个消除疟疾试点县达到了消除的目标,表明国家确定的消除疟疾目标、策略和措施是正确的、可行的。

2. 试点县总结的经验,如福建省对所有病例进行实验室检测,开展镜检加基因分型,建立健全病例资料库;广东省邀请乡镇政府相关人员参加消除疟疾知识培训,成立疟疾专家技术指导小组,加强技术指导;河北省健全纵向到底(县、乡、村三级防保人员)横向到边(卫生、人劳、文教等各相关部门)的网络体系,加强流动人口管理和输入病例监测;上海市强化区县、街道镇政府的"属地化管理"原则,健全"医防协同"工作模式,探索"省际合作"合作机制,对全国消除疟疾有指导和借鉴作用。

3. 消除疟疾试点的实践也为《中国消除疟疾行动计划(2010—2020 年)》《消除疟疾技术方案》和《消除疟疾考核评估方案》工作指标的部分修正工作提供了科学依据。通过试点工作发现发热患病和疟疾相关性很低,2% 的血检率浪费了大量卫生资源,全国消除疟疾行动计划中的血检率可以相应下调。在试点工作中,要求"县疾控中心应在网站上发布境外疟疾流行状况、防治知识和服务信息,并与相关的旅行网站链接。"但是在实际工作中,县级疾控中心并无能力开展此项工作,且开展本项工作的实际效果也不大。在试点的考核评估中,曾有走访 50 户居民进行居民知晓率的调查,在现场调查和后期的总结中发现该指标人为影响成分太多,所以在《消除疟疾考核评估方案》中没有被纳入(表 5-2,表 5-3)。

表 5-2　消除疟疾试点考核评估结果

县名	资料审核分	权重	现场考核分	权重	综合分
福建沙县	95.5	0.5	100.0	0.5	97.75
福建建阳	95.5	0.5	100.0	0.5	97.75
广东惠城	95.5	0.5	90.0	0.5	92.75
广东兴宁	93.0	0.5	98.5	0.5	95.75
河北成安	99.8	0.5	—	0.5	—

续表

县名	资料审核分	权重	现场考核分	权重	综合分
河北任县	94.5	0.5	99.8	0.5	97.15
上海松江	100.0	0.5	98.2	0.5	99.10
上海闸北	98.5	0.5	99.8	0.5	99.15
浙江安吉	98.3	0.5	97.5	0.5	97.90
浙江海盐	99.3	0.5	100.0	0.5	99.65

注：山东荣成和薛城使用的是试点表格，此仅分析国家表格。

表5-3　消除疟疾试点考核评估失分原因

失分项目原因	满分	县名及扣分
消除疟疾规划或实施方案，由政府或多部门下发者得3分，仅由卫生部门下发者得2分	3	任县1、闸北1
2010年以来，未每年安排消除疟疾专项经费	4	惠城4、兴宁4
2010年以来，每年工作计划和总结，缺1项扣0.2分	3	成安0.2
2010年以来，每年都开展督导检查，缺1年扣0.3分，记录资料不全扣0.1分	3	安吉0.5、海盐0.5
2010年以来，1例病例个案调查表填写不完整	10	惠城0.5
2010年以来，疫点处置，报告不规范扣1分	10	安吉1
2010年以来，涉及病例及时报告、规范治疗、实验室确诊、个案调查、疫点处置、休根的指标，因被考核县无病例，按分值的90%给分	45	沙县4.5、建阳4.5、兴宁3、任县4.5、闸北0.5
2010年以来，每年至少开展1次健康教育活动且资料完整，有1年未开展扣1分，资料不完整的扣0.5分	10	安吉0.2、海盐0.2
镜检技能考核，5人×6片，定性判定错误1张扣10分，读错虫种扣5分	30	惠城10、安吉2.5

续表

失分项目原因	满分	县名及扣分
医务人员知识考核，10 人 ×6 题，每人错 1 题扣 0.5 分	30	兴宁 1.5
居民疟防知识知晓率调查，50 人 ×5 题，答对 ≥3 题为合格，每 1 例不合格者扣 0.2 分	10	任县 0.2、松江 1.8、闸北 0.2

第七节　消除后防止输入再传播的挑战

2010 年实施国家消除疟疾行动以来,本地感染疟疾病例大幅度减少,我国自 2016 年报告最后一例本地原发疟疾病例后,到 2020 年底已连续 4 年无本地原发疟疾病例,所有原疟疾流行省份均已通过国家消除疟疾终审评估,并通过 WHO 国家消除疟疾评估。消除疟疾并不意味着我国再也没有疟疾患者,近年来随着我国外出务工、经商、旅游以及参与国际交流活动的人员日益增多,输入性疟疾疫情居高不下。输入性疟疾不仅危害我国人民的身体健康和生命安全,也对巩固我国消除疟疾成果构成严重挑战。2017 年和 2018 年我国境外输入性疟疾患者人数分别为 2858 例和 2671 例,死亡人数均为 7 例,2019 年我国境外输入性疟疾病例为 2673 例,死亡 19 例。此外,我国主要疟疾流行区的传播因素尚没有根本改变,传疟媒介依然存在。WHO 目前尚无全球性消除后防止输入再传播的技术指南,防止疟疾输入再传播当前存在如下挑战:

一、探索境外输入疟原虫虫株不同的病原生物学特性

非洲和东南亚是我国输入性疟疾的主要来源地,2005—2015 年所占的比例分别约为 75% 和 25%,输入性病例虫种多样,4 种人体疟原虫均有发现,但以恶性疟原虫为主,2014 年我国首次报告了 1 例自马来西亚输入的诺氏疟病例。此外,当前研究表明,由东南亚输入的 *P.v* 其病原生物学特征与我国

南方的 $P.v$ 热带株相似,由朝鲜输入的 $P.v$ 其病原生物学特征与我国北方的 $P.v$ 温带株相似,非洲埃塞俄比亚等国虽处于热带地区但当地为高原型气候,其输入 $P.v$ 的病原生物学特征尚不清楚,有待进一步研究。

二、强化境外输入病例在本地传播适配性研究

由境外输入病例在本地传播仅指由境外病例携带的疟原虫通过本地按蚊引起的传播。近十年来我国尚未发现输入继发的恶性疟病例,其主要原因可能与我国的传疟媒介的分布和特性有关。历史资料已显示中华按蚊对恶性疟不易感。在海南有大劣按蚊的山区几乎没有境外输入疟疾病例,云南边境地区跨境输入的病例绝大多数为间日疟,边境村寨虽有微小按蚊分布,但当地几乎没有非洲等远距离国家和地区输入的恶性疟病例。

我国原疟疾流行地区仍存在间日疟传播媒介和传播条件,也出现过输入继发的间日疟病例。但对已发现的输入继发的间日疟病例分析发现,所有输入继发的间日疟病例均表现为短距离输入继发,如云南边境和湖南的输入继发间日疟与缅甸等东南亚邻国输入传染源有流行病学或基因的关联性,辽宁的输入继发可能病例(当时按本地传播病例报告)与朝鲜和韩国等邻国输入传染源有流行病学关联性。至今为止,尚未发现有远距离输入继发病例。

我国在实施国家消除疟疾前已没有本地传播的卵形疟,近 10 年每年有境外输入的卵形疟病例,但从未发现有输入继发的卵形疟病例,其原因尚不清楚。尽管自 20 世纪 90 年代后已没有本地原发的三日疟病例,但广东等地仍偶见超长潜伏期或复发的三日疟病例,海南山区也曾出现由超长潜伏期或复发的三日疟病例导致的本地传播。我国每年有境外输入的三日疟病例,但也未发现输入继发的三日疟病例,其原因尚待进一步研究。

三、提升对境外输入性疟疾病例临床诊疗水平

在境外输入性疟疾病例中,由非洲输入的疟疾病例以恶性疟为主,东南亚国家以间日疟为主。其中,境外输入间日疟病例的临床症状和体征与我国本土间日疟病例的临床症状和体征相似,但境外输入恶性疟病例的临床症状

和体征远比我国本土恶性疟病例复杂和凶险，以高热和腹痛、腹泻等胃肠道症状和体征为主的恶性疟以及以高热和肺部湿啰音、絮状阴影等呼吸系统症状和体征为主的恶性疟常因误诊和延误治疗导致重症疟疾和死亡。

境外输入恶性疟病例的病情进展常较快，一般发热 5 天以上未能及时就诊或确诊的病例常迅速转为危重型恶性疟。我国每年有因延误诊治导致的重症疟疾和死亡病例报告。近年来，多地报告有输入性三日疟和卵形疟病例，两者与间日疟的临床症状和体征较为相似，很难判别，部分卵形疟病例临床症状较重，也有导致重症疟疾的报告。

临床医生疟疾诊断的意识不足，特别缺乏对输入性恶性疟特殊临床症状和体征的识别经验，主要依靠医院临床检验人员的病原学检测进行确诊。目前，由于临床检验人员的显微镜血涂片查疟原虫经验不足和部分患者因曾服过抗疟药物导致疟原虫形态改变等原因，实验室漏检时有发生。

四、关注境外输入性疟疾病例的抗药性，规范化使用抗疟药

由于境外恶性疟原虫对青蒿素类特效抗疟药物的敏感性降低和部分国产青蒿素复方药物中青蒿素含量不足等因素，部分患者经口服青蒿素复方药物 2～3 天常规剂量和疗程治疗后镜检仍能查见疟原虫。加之部分患者在境外习惯使用奎宁类针剂短期注射缓解症状，回国就诊时常强烈要求注射治疗，导致我国部分医疗机构不规范使用抗疟药和过度使用青蒿素类注射剂治疗的情况时有发生，少数医院甚至使用青蒿素类注射剂治疗输入的间日疟和卵形疟病例。

五、提高高危人群疟疾防治知识和就诊意识

输入性疟疾病例大部分是赴非洲、东南亚等疟疾高度流行区的劳务人员，他们缺乏相关的疟疾防治知识和意识，在境外主要从事建筑、采矿等野外作业，防蚊设施差，极易感染疟疾，且在国外患病后大多未进行规范治疗，回国后出现疟疾症状时也往往不能及时就诊，影响早期诊断和规范治疗。

六、加强输入性疟疾管理

掌握往返境外疟疾流行区的人员信息,是及时开展输入性疟疾病例线索追踪调查和同行回国人员传染源筛查的关键。但往返境外疟疾流行区的人员信息来源包括出入境管理部门、商务部门和劳务派遣机构等多个部门和机构,各个部门或机构均无法单独掌握所有出入境人员的相关信息。尽管我国消除疟疾行动计划由 13 个相关部委联合发文,部分省也开展了多部门合作和信息交流共享等方面的探索,但多数地区部门间的合作仍无相应的机制和制度保障,加之很多出国务工人员是通过私人中介或非正规劳务公司派遣出国,人员流动性大,信息来源少,更加大了管理的难度。

思考题

1. 20 世纪 60—90 年代,中国针对不同疟疾流行类型(如不同传疟媒介)开展了哪些防控试点? 主要策略和效果是哪些?

2. 中国开展五省和三省疟疾联防联控的主要背景和目的是哪些? 解决哪些主要问题? 如何推进当时疟疾防控进程?

3. 中国开展高风险人群服药的主要策略和实践有哪些? 有哪些主要经验?

4. 中国疟疾防控试点实践和效果,对当前非洲疟疾控制和消除进程有哪些启示?

参考文献

[1] 周祖杰. 中国疟疾的防治与研究[M]. 北京:人民卫生出版社,1991.

[2] 汤林华,高琪. 中国疟疾的控制与消除[M]. 上海:上海科学技术出版社,2013.

[3] WANG D, CHAKI P, MLACHA Y, et al. Application of community-based and integrated strategy to reduce malaria disease burden in southern Tanzania: the study protocol of China-UK-Tanzania pilot project on malaria control [J]. Infect Dis Poverty, 2019, 8(1):4.

［4］ 卫生部疟疾专家咨询委员会．苏、鲁、豫、皖、鄂五省廿年来疟防工作取得巨大成绩［J］．中国寄生虫病防治杂志，1993，6：1．

［5］ 周华云．千年顽疾，今朝消除——记江苏省消除疟疾历程［J］．江苏预防医学，2019，30（5）：482-483+489．

［6］ 许娴，张滔，姜静静，等．安徽省疟疾控制和消除历程［J］．热带病与寄生虫学，2020，18（2）：65-69+80．

［7］ 尚乐园．苏鲁豫皖鄂五省疟疾联防情况汇报［J］．疾病控制杂志，1998，（2）：92-93．

［8］ 钱会霖，汤林华．中国五十年疟疾防治工作的成就与展望［J］．中华流行病学杂志，2000，（3）：65-67．

［9］ 吴兴荣．5省疟疾联防20周年的作用与意义浅析［J］．中国寄生虫学与寄生虫病杂志，1995，（S1）：115-118．

［10］ 王善青．海南疟疾70年——从肆虐走向消除［J］．中国热带医学，2019，19（08）：707-718．

［11］ 孔祥礼，刘颖，王伟明，等．苏皖豫三省恶性疟联防成效回顾性分析［J］．中国热带医学，2016，16（10）：986-988．

［12］ 尚乐园，高琪，刘新，等．苏、鲁、豫、皖、鄂五省疟疾联防30年效果评价［J］．中国病原生物学杂志，2006，（01）：51-53．

［13］ 朱东山，杨维中，李华忠，等．中部疫情不稳定地区疟疾发病特征及休止期策略［J］中国热带医学，2007，（08）：1281-1284．

［14］ 苟锦博，冯子键，李华忠，等．磷酸哌喹用于人群疟疾预防服药的副反应调查［J］．中国热带医学，2008，（04）：541-543．

［15］ 周晓农，张少森，徐俊芳，等．中国消除疟疾风险评估分析［J］．中国寄生虫学与寄生虫病杂志，2014，（6）．

［16］ 闫润泽，周水森，夏志贵，等．中国疟疾传播时空分布特征分析［J］．中国病原生物学杂志，2014，（3）．

［17］ 高琪．中国消除疟疾面临的机遇与挑战［J］．中国血吸虫病防治杂志，2011，（4）．

［18］ 丰俊，周水森．从控制走向消除：中国疟疾防控的历史回顾［J］．中国寄生虫学与寄生虫病杂志，2019，37（5）：505-513．

［19］ 大力开展以除四害为中心的爱国卫生运动［M］．上海：上海人民出版

社,1958.

[20] 陆宝麟.蚊虫综合治理[M].2版.北京:科学出版社,1999.

[21] 刘起勇.媒介生物可持续控制策略和实践——新中国70年媒介生物传染病控制成就[J].中国媒介生物学及控制杂志,2019,(4):361-366.

[22] 潘波,林锦炎,张贤昌,等.广东省消除恶性疟流行及防治策略的研究[J].热带医学杂志,2010,10(11):1325-1327.

[23] 林荣幸,张贤昌,潘波,等.粤桂琼三省区流动人口疟疾联合管理广东区效果评价[J].热带医学杂志,2012,12(3):259-262.

第六章

抗疟产品

⊕ **学习目标:**

　　掌握 WHO 推荐的抗疟媒介控制产品、诊断产品、治疗产品和防蚊器械品种;熟悉各类产品的性能、特点;了解各类产品的适用条件与推广性及 WHO 资格预审流程。

📖 **摘要:**

　　抗疟产品在消除疟疾工作中扮演着至关重要的作用,包括媒介控制产品、诊断产品、治疗产品和防蚊器械产品等,本章通过列举媒介控制产品中的室内滞留喷洒、室外空间喷洒防成蚊和幼虫的农药,诊断产品中的疟疾快速诊断试剂条,疟疾治疗药物中杀灭红内期疟原虫和杀灭肝内期疟原虫两大类药物,防蚊器械中的长效防蚊蚊帐、捕蚊器等抗疟产品的性能、作用方式和使用方法等,以及对 WHO 虫媒控制产品资格预审过程进行介绍,旨在了解各类抗疟产品使用条件与推广性,同时对 WHO 资格预审的流程有比较深入的了解,目的是为疟疾防控工作的开展及中国 PQ 认证提供指导。

第一节　媒介控制产品与器械

一、媒介控制产品

化学防治由于操作容易,杀灭作用快速、有效,目前仍是媒介综合治理的主要方法之一。WHO 不断更新推荐用于防治疟疾媒介的室内滞留喷洒和空间喷洒防蚊农药,以及防治蚊幼虫的农药和剂型,这对全球消除疟疾工作的开展起到了积极的推进作用。

(一)WHO 推荐用于室内滞留喷洒防治疟疾媒介的农药

2015 年 3 月 2 日,WHO 发布更新推荐用于室内滞留喷洒防治疟疾病媒的农药和剂型,品种总共 12 个(表 6-1)。

(二)WHO 推荐用于空间喷洒防蚊农药

2016 年 2 月 5 日,WHO 发布推荐用于空间喷洒防蚊的 5 种农药,及其剂量、剂型、施药方式和环境(表 6-2)。

(三)WHO 推荐防治蚊幼虫的农药和剂型

2016 年 2 月 5 日,WHO 发布经 WHO 农药评估计划(WHO Pesticide Evaluation Scheme,WHOPES)测定,更新推荐用于防治蚊幼虫的农药和剂型,共有 9 个品种,该类农药悬浮剂、乳油和可湿性粉剂可以用于液体喷雾;颗粒剂可以直接投撒入水中(表 6-3)。

(四)适用条件与可推广性

使用杀虫剂滞留喷洒灭蚊以阻断传播途径是防控疟疾的重要措施。20 世纪 80 年代前,国内外将 DDT 广泛用于室内滞留喷洒灭蚊以控制疟疾发病。但由于媒介按蚊对 DDT 广泛产生抗药性,同时鉴于其稳定性及进入食物链后的富集作用对环境和健康的影响,80 年代之后,DDT 被低毒、高

表 6-1 WHO 推荐用于室内滞留喷洒防治疟疾媒介的农药和剂型

序号	农药名称	剂型[a]	类别[b]	剂量/(g a.i.·m^{-2})	作用方式	持效期/个月
1	滴滴涕（DDT）	WP	OC	1～2	触杀	>6
2	马拉硫磷（malathion）	WP	OP	2	触杀	2～3
3	杀螟硫磷（fenitrothion）	WP	OP	2	触杀、空气触杀	3～6
4	甲基嘧啶磷（pirimiphos-methyl）	WP、EC	OP	1～2	触杀、空气触杀	2～3
	甲基嘧啶磷（pirimiphos-methyl）	CS	OP	1	触杀、空气触杀	4～6
5	噁虫威（bendiocarb）	WP、WP-SB	C	0.1～0.4	触杀、空气触杀	2～6
6	残杀威（propoxur）	WP	C	1～2	触杀、空气触杀	3～6
7	顺式氯氰菊酯（alpha-cypermethrin）	WP、SC	PY	0.02～0.03	触杀	4～6
	顺式氯氰菊酯（alpha-cypermethrin）	WG-SB	PY	0.02～0.03	触杀	<4
8	联苯菊酯（bifenthrin）	WP	PY	0.025～0.05	触杀	3～6
9	氟氯氰菊酯（cyfluthrin）	WP	PY	0.02～0.05	触杀	3～6

续表

序号	农药名称	剂型 [a]	类别 [b]	剂量 / (g a.i. · m⁻²)	作用方式	持效期 / 个月
10	溴氰菊酯 (deltamethrin)	SC-PE	PY	0.02 ~ 0.025	触杀	6
	溴氰菊酯 (deltamethrin)	WP、WG、 WG-SB	PY	0.02 ~ 0.025	触杀	3 ~ 6
11	醚菊酯 (etofenprox)	WP	PY	0.1 ~ 0.3	触杀	3 ~ 6
12	高效氯氟氰菊酯 (lambda-cyhalothrin)	WP、CS	PY	0.02 ~ 0.03	触杀	3 ~ 6

注：[a]CS，微囊悬浮剂；EC，乳油；SC，悬浮剂；SC-PE，聚合 - 悬浮剂；WG，水分散粒剂；WG-SB，水分散粒剂 - 水溶包装袋；WP，可湿性粉剂；WP-SB，可湿性粉剂 - 水溶包装袋。[b]OC，有机氯；OP，有机磷；C，氨基甲酸酯；PY，菊酯。

表6-2 WHO推荐用于空间喷洒防蚊农药

序号	农药	剂型	室内 g a.i./1000 m³		室外 g a.i./ha¹	
			空间喷雾		空间喷雾	
			（冷）喷雾	热雾	（冷）喷雾	热雾
1	溴氰菊酯（deltamethrin）	UL	0.5	0.05	0.5～1.0	0.5～1.0
	溴氰菊酯（deltamethrin）	EW	—	0.05	1	—
2	高效氯氟氰菊酯（lambda-cyhalothrin）	EC	—	—	1～2	2
3	马拉硫磷（malathion）	EW、UL	—	—	112～600	112～600
4	氯菊酯（permethrin;25 cis: 75 trans;10.35% w/w）+ S- 生物烯丙菊酯（S-bioallethrin;0.14 w/w）+胡椒基丁醚（piperonyl butoxide;9.85% w/w）	EW	0.55*	0.73*	—	—
5	精右旋苯醚氰菊酯（d-d,trans-cyphenothrin）	EC	0.1～0.2	0.2	3.5～4.0	3.5～4.0

注：EC，乳油；EW，水乳剂；UL，超低容量液剂（ULV）。

* 氯菊酯。

表 6-3 WHO 推荐用于防治蚊幼虫的农药和剂型

序号	农药及含量	剂型 [a]	类别 [b]	剂量 /a.i.			
				通常（开放水体）			繁育水体
				g/ha	mg/m²		mg/L
1	苏云金芽孢杆菌以色列亚种 strainAM65-52（3000 ITU/mg） *Bacillus thuringiensis* israelensis strainAM65-52（3000 ITU/mg）	WG	BL	125 ～ 750[c]	12.5 ～ 75[c]		1 ～ 5[c]
	苏云金芽孢杆菌以色列亚种 AM65-52（200 ITU/mg） *Bacillusthuringiensis* israelensis strain AM65-52（200 ITU/mg）	GR	BL	5000 ～ 20000[c]	500 ～ 2000[c]		—
2	毒死蜱 （chlorpyrifos）	EC	OP	11 ～ 25	1.1 ～ 2.5		—
3	除虫脲 （diflubenzuron）	DT、GR、WP	BU	25 ～ 100	2.5 ～ 10		0.02 ～ 0.25
4	氟酰脲 （novaluron）	EC	BU	10 ～ 100	1 ～ 10		0.01 ～ 0.05
5	吡丙醚 （pyriproxyfen）	GR	JH	10 ～ 50	1 ～ 5		0.01
6	倍硫磷 （fenthion）	EC	OP	22 ～ 112	2.2 ～ 11.2		—

续表

序号	农药及含量	剂型 a	类别 b	剂量/a.i.		
				通常（开放水体）		繁育水体
				g/ha	mg/m²	mg/L
7	甲基嘧啶磷（pirimiphos-methyl）	EC	OP	50～500	5～50	1
8	双硫磷（temephos）	EC、GR	OP	56～112	5.6～11.2	1
9	多杀霉素（spinosad）	DT、EC、GR、SC	SP	20～500	2～50	0.1～0.5
	多杀霉素（spinosad 83.3）	DT-单层	SP	250～500	25～50	—
	多杀霉素（spinosad 25）开放水体 open bodies of water 在高有机质开放水体中防治致倦库蚊 control of Culex quinquefasciatus in open bodies of water with high organic matter	GR-缓释	SP	250～400	25～40	—
				1000～1500	100～150	—

注：[a]DT，片剂；GR，颗粒剂；EC，乳油；WG，水分散粒剂；WP，可湿性粉剂；[b]BL，细菌杀幼剂；JH，保幼激素类；BU，苯甲酰脲类；OP，有机磷；SP，多杀霉素；[c]制剂产品；g/ha，克/公顷；mg/m²，毫克/平方米；mg/L，毫克/升。

效、长效的拟除虫菊酯所取代。但随着拟除虫菊酯在农业上广泛大量使用，蚊虫对这类杀虫剂的抗药性又成了一个突出问题。然而，因操作容易，杀灭作用快速、有效，因此，化学防治目前仍是疟疾媒介按蚊综合治理的主要方法之一。

二、防蚊器械

（一）WHO 推荐的长效防蚊蚊帐产品

长效防蚊蚊帐（long lasting insecticidal mosquito nets, LLINs）是由 WHO 推荐并用来抗击非洲疟疾的一种产品，它的特性是使蚊帐网布含有拟除虫菊酯类杀虫剂，达到驱杀蚊虫的目的。使用拟除虫菊酯浸泡蚊帐或喷洒在蚊帐上，以及引入增效剂胡椒基丁醚（piperonyl butoxide, PBO）等制作成长效防蚊蚊帐，是抗疟工作中媒介防治的重大进展。WHO 推荐的长效防蚊蚊帐产品、推荐用于防治疟疾病媒的蚊帐处理农药产品在全球消除疟疾工作起着非常重要的作用。

2016 年 2 月 5 日，WHO 发布新推荐的长效防蚊蚊帐产品和其标准状态（表 6-4）。

（二）捕蚊器械

捕蚊器广泛应用于蚊虫的密度监测及蚊虫的物理杀灭。它们分别利用了蚊子趋光性、对温度敏感性、喜群聚性、对 CO_2 的趋向性和觅性信息素而至的生态习性特点，利用捕蚊器风机高速搅动周围空气形成涡流吸进捕蚊袋等物理方式，无污染的捕获或捕杀蚊虫（表 6-5）。

（三）灭蚊喷雾器

用于疟疾媒介防制的各种喷雾器，目前已经广泛应用于多种场所及环境的杀灭成蚊，主要包括：机（电）动超低容量喷雾器、热烟雾机、手推车式（背负式）动力常量喷雾器、手动式常量喷雾器等（表 6-6）。

表 6-4 WHO 推荐的长效防蚊帐产品和标准状态

序号	产品类别	商品名	推荐状态	标准出版状态
1	溴氰菊酯涂膜法（deltamethrin coated on polyester）	DawaPlus 2.0	临时	发布
2	顺式氯氰菊酯嵌入法（alpha-cypermethrin incorporated into polyethylene）	Duranet	正式	发布
3	顺式氯氰菊酯涂膜法（alpha-cypermethrin coated on polyester）	Interceptor	正式	发布
4	溴氰菊酯嵌入法（deltamethrin incorporated into polypropylene）	LifeNet	临时	发布
5	顺式氯氰菊酯嵌入法（alpha-cypermethrin incorporated into polyethylene）	MAGNet	正式	发布
6	顺式氯氰菊酯嵌入法（alpha-cypermethrin incorporated into polyethylene）	MiraNet	临时	发布
7	氯菊酯嵌入法（permethrin incorporated into polyethylene）	Olyset Net	正式	发布
8	氯菊酯＋增效剂胡椒基丁醚嵌入法（permethrin and PBO incorporated into polyethylene）	Olyset Plus	临时	发布
9	溴氰菊酯嵌入法（deltamethrin incorporated into polyethylene）	Panda Net 2.0	临时	发布

续表

序号	产品类别	商品名	推荐状态	标准出版状态
10	溴氰菊酯涂膜法（deltamethrin coated on polyester）	Perma Net 2.0	正式	发布
11	组合型：溴氰菊酯涂膜层（加强侧边），与溴氰菊酯和增效剂胡椒基丁醚嵌入层（帐顶）[combination of deltamethrin coated on polyester with strengthened border（side panels）, and deltamethrin and PBO incorporated into polyethylene（roof）]	Perma Net 3.0	临时	发布
12	顺式氯氰菊酯涂膜法（alpha-cypermethrin incorporated into polyethylene）	Royal Sentry	正式	发布
13	顺式氯氰菊酯嵌入法（alpha-cypermethrin coated on polyester）	SafeNet	正式	发布
14	溴氰菊酯涂膜法（deltamethrin coated on polyester）	Yahe	临时	发布
15	溴氰菊酯涂膜法（deltamethrin coated on polyester）	Yorkool	正式	发布

表 6-5　捕蚊产品

产品名称	应用领域	产品特点	参数
（一）WJ-C 全自动高效蚊虫采样器	主要用于开展蚊虫的密度监测；研究蚊虫的生态、分布、区系；研究蚊媒病及其流行规律；反生物战和降低局部蚊虫密度等	1. 捕获效率高，杂虫少，是传统捕蚊器的千倍以上 2. 捕获针对性强，能有效地保持蚊虫的完整性 3. 集成化设计，无安全隐患，随时随地地开展工作	CO_2 装置：CO_2 自动发生器 捕获装置：折叠式 U 形捕获器 控制方式：自动控制 保护方式：自动断电过流保护 自动发生器工作电压：3 V 双电源输出锂电池容量：3 V/12 V-40 AH 电池充电器：12 V/5 A 风机工作电压：12 V 电量显示：LED 数字显示 产品形式：集成化拉杆箱式 外形尺寸（长×宽×高）：420 mm×285 mm×565 mm
（二）疾控电动吸蚊器可充电吸蚊器/手持监测捕蚊器/移蚊器 DX3 V 北京	蚊虫监测设备，捕捉活蚊（不伤虫体）。除专业机构外，对有过敏体质、不适宜用药物杀虫且蚊虫又不多的家庭尤为适合	1. 采用冷触媒光催化技术诱捕、紫外光诱捕、人体诱捕、气流诱捕等综合技术，诱捕方式完善，诱捕效果好 2. 蚊子被气流吸到储蚊室，然后脱水风干而死，没有电击时的"啪啪"声，不产生异味，也没有高压电，既安全又安静	1. 电机：额定功率 1 W 2. 电池：直流电压 3 V（两节 1 号电池） 3. 风扇：Φ60 mm，共 3 叶（现为 5 叶吸力更好） 4. 贮蚊罐：罐口 Φ40 mm 罐底：Φ68 mm，H80 mm 5. 挡蚊网：Φ50 mm 6. 排气网：Φ65 mm 7. 贮电筒：Φ38 mm，H140 mm，开关 1 组

续表

产品名称	应用领域	产品特点	参数
		3. 被诱捕的活蚊会释放出化学信号或称性信息素来引诱异性靠拢，因此可以起到连带捕杀作用 4. 由于可以持续不断的捕捉周围的吸血雌蚊，从而能有效地打断周围空间的蚊群繁衍周期，达到杀灭成群蚊虫的功效	
（三）功夫小帅诱蚊灯/疾控诱蚊灯/蚊虫密度监测捕蚊灯/光催化灭蚊器	适用于专业媒介按蚊监测及家庭、户外捕灭成蚊	是一种多功能、无污染的高效捕杀工具，具有结构简单、售价低廉、美观大方、体积小、耗电省等特点	

表 6-6 灭蚊喷雾器

一、电动超低容量喷雾器

产品名称	应用领域	产品特点	参数
（一）2680 超低容量喷雾器	1. 医院、学校、电影院、汽车、火车、食品加工厂、度假山庄、旅游景点等场所等的室内外灭成蚊 2. 室、大棚、畜牧养殖场、仓库等场所的灭成蚊 3. 公园、绿化带等室外环境的灭成蚊	使用交流电为动力、带动风机产生高速旋切气流，同时将药液加压按照一定流量送到喷嘴与高速气流汇合处，在高速旋切气流和喷嘴特殊结构的共同作用下，将药粒破碎为极小的雾粒。能实现速杀害虫和空气消毒直接的作用。具有雾粒直径小，悬浮时间长，实用性和耐用性，流量调整精确和一致度更高，雾化效果更佳等特点	工作电压：220 V 50 Hz 工作形式：手提和肩背两用 雾粒大小：50 μm 以下 流量大小：0 ～ 400 ml/min 电动功率：450 W 药箱容积：6 L 整机重量：3.2 kg 外形尺寸：400 mm × 200 mm × 300 mm
（二）528 B 蓄电池超低容量喷雾器	1. 医院、学校、电影院、汽车、火车、食品加工厂、度假山庄、旅游景点等场所等的室内外灭成蚊 2. 室、大棚、畜牧养殖场、仓库等场所的灭成蚊 3. 公园、绿化带等室外环境的灭成蚊	使用蓄电池为动力、带动风机产生高速旋切气流，同时将药液加压按照一定流量送到喷嘴与高速气流汇合处，在高速旋切气流和喷嘴特殊结构的共同作用下，将药粒破碎为极小的雾粒。能实现速杀害虫和空气消毒用的作用。具有手提式与肩背式两用设计，独特肩带使用更轻松、手提把手坚固，防滑、抗腐蚀，避免敬药液腐蚀和意外强大冲击力损坏；蓄电池能源，不需外接电源，行走自由；无须燃油，无废气排放，低碳环保；快速更换电池设计，新颖灵活方便可靠等性能特点	雾粒大小：50 μm 静风喷距：8-10 m 喷雾流量：0 ～ 14 L/h（可调） 动力方式：24 V 蓄电池 工作形式：手提式和肩背式 电机功率：450 W 药箱容量：2.2 L 化学药剂类型：水性或油性制剂 整机重量：4.7 kg 外形尺寸：570 mm × 180 mm × 285 mm 电机调速：具有高速和低速调节功能

续表

产品名称	应用领域	产品特点	参数
（三）606 背负式蓄电池电动超低容量喷雾器	1. 医院、学校、电影院、汽车、火车、食品加工厂、度假山庄、旅游景点等场所的室内外灭成蚊。2. 室、大棚、畜牧养殖场、仓库等场所的灭成蚊。3. 公园、绿化带等室外环境的灭成蚊	使用蓄电池为动力，带动风机产生高速旋切气流，同时将药液加压按照一定流量送到喷嘴与高速气流汇合处，在高速旋切气流和喷嘴特殊结构的共同作用下，将药粒破碎为极小的雾粒。能实现速杀害虫和空气消毒的作用	工作电压：24 V 电机形式：无刷直流电机 电机转速：23000 r/min 输入功率：450 W 整机质量：9 kg 药箱容量：5 L 外形尺寸：500 mm × 238 mm × 460 mm 喷雾流量：0～350 ml/min 电池容量：24 V，30 Ah
（四）UNIPRO 5 型电动超低容量喷雾器	通用型，适合害虫防治，杀菌消毒／卫生保健，植物保护和储存产品控制	通过特殊的 IGEBA 超低量喷雾头，可以极佳地散布雾滴，实现 ULV 方法能够与任何可供使用的 230 V 插座连接，具有极为灵活的应用可能性密封且免维护的电机喷雾头的喷射角能够连续可调（水平方向上 360° 可调，垂直方向上 180° 可调）	型号：UNIPRO 5 输入电源：220 V 50/60 Hz 驱动电机：1.5 kW 排气量：1.0 m³/min 可调节流量：0～18 L/h 微粒：36 mm（90%） 药箱容量：26 L 净重：56 kg

二、车载式超低容量喷雾器

产品名称	应用领域	产品特点	参数
（一）BWC-50车载式蓄电池超低容量喷雾机	应用于城市大面积的病媒昆虫防治等领域；适用于农业作物、果园等中高大作物的病虫害防治及大面积水稻、小麦等农作物的灭成蚊。亦适用于对疫病流行区和公共场所灭成蚊等	具有射程大，穿透性好等特点： 1 微孔高速离心雾化，可喷洒生物制剂，保证活性 2 机内电器设备全部采用安全电压，低压喷药；保证操作者使用安全 3 机上配有清洗水箱，自动进行转换清洗，使用方便使操作者免受污染 4 推车式设计，转向灵活，移动方便。安装转向锁定脚轮，车载定位时锁定可靠 5 采用蓄电池提供动力，无污染，经济性好，可室内使用。循环充电	雾粒大小：50 μm 喷雾流量：0～50 L/h（可调） 静风喷距：≥20 m 动力方式：24 V，150 Ah 蓄电池（容量可选） 充电方式：智能型充电 额定功率：600 W 额定电流：25 A 雾化方式：微孔高速离心雾化 风扇转速：3000 r/min 风量：50 m³/min 药箱容积：70 L 冲洗水箱容积：5 L 药／水箱转换方式：电动 喷雾方向（水平）：0°～180° 喷雾方向（垂直）：-15°～55° 外形尺寸：1130 mm×650 mm×1190 mm 旋转方式：电动 空机重量：80 kg（不含电池）

续表

产品名称	应用领域	产品特点	参数
（二）DYNA-FOG L30 电动超低容量喷雾器	特别适用于大型场馆及室外环境灭成虫使用，亦适用于对疫病流行区和公共场所灭成蚊等	特殊的专利高速喷嘴，每分钟34000转，产生的雾粒体积一致；一次充电可连续使用4小时，节约使用成本；喷距最远，小于20 μm的雾粒可达30 m；宁静（低于70 dB）；可单独及车载连续使用，适合各种环境	型号：L30 输入电源：12 V,DC 电机：12 V，无碳刷 流量：519 ml/min 微粒：小于20 mm（90%） 药箱容量：57 L 净重：48 kg 尺寸：112 cm×74 cm×99 cm
（三）U40 HD-M 型车载武超低容量喷雾器	应用在城市大面积的按蚊防治等领域；亦适用于对疫病流行区和公共场所灭成蚊等	目前功率最大（18 P），喷嘴数（4个）最多的机载式超低容量喷雾器；可360°调整喷嘴喷雾方向，4个喷嘴可同时使用或单独使用，5 m电缆遥控装置，引擎电启动；特殊设计，性能可靠，高效的保护措施；满足公共卫生消毒杀虫条件要求，90%以上雾粒达到20 μm	型号：U40 HD-M 引擎：18马力，4冲程（v型双引擎） 排气量：3500 r/min 时 6.0 m³ 输出水（最大）：60 L/h 微粒：小于20 mm（90%） 喷嘴数量：4 药箱容量：75 L 净重：196 kg 尺寸：110 cm×95 cm×68 cm

续表

续表

三、热烟雾机

产品名称	应用领域	产品特点	参数
（一）TS-35 A 斜挎手提式热力烟雾机	适用于仓库、食品肉类加工、温室、公园、野营地、购物中心、学校、饭店、公寓、旅馆等场所及外环境灭成蚊	全方位使用不熄火，工作性能稳定；效率高，用药省，防治成本低，弥漫性好，附着力强，重量轻，易操作，易维护，简单方便。	静风喷距：20 m 左右 动力方式：燃油（汽油） 喷雾流量：10～42 L/H（可调） 化油器：平衡增压式 点火方式：电子脉冲点火棒 供电方式：4×1.5 V 干电池 药箱容量：5 L 油箱容量：1.5 L 燃油消耗：1.5 L/H 工作形式：手提式与肩挎式两用 整机重量：7.9 kg 外形尺寸：1440 mm×270 mm×315 mm 燃烧室性能指标：11.6/15.8 kW / HP 油门调节与开关：独立分开，方便操作 药箱压力：0.25 bar 油箱压力：0.06 bar 药阀开关：关药泄压一体

续表

产品名称	应用领域	产品特点	参数
（二）TSP-65 型热力烟雾机	适用于城市领域，如下水道、车站、码头、公园等灭成蚊	整机无部件运动，性能稳定可靠；配备电子打火，启动迅速方便；材质耐高温，耐腐蚀；效率高、安全、环保	工作形式：手提式与肩挎式两用 化油器：平衡增压式 燃烧室性能指标：11.6/15.8 kW/HP 点火方式：电子脉冲点火棒 供电方式：4×1.5 V batteries 燃油消耗：1.8 L/H 喷雾流量：60～65 L/H（可调） 油箱容量：1.5 L 药箱容量：5 L 外置药箱 16 L 药箱压力：0.25 bar 油箱压力：0.06 bar 药阀开关：关药泄压一体 喷雾方式：水雾烟雾两用 喷管要求：采用二次氧化材料 整机重量：7.0 kg 外形尺寸：136 cm × 27 cm × 31.5 cm
（三）TS-95 大型车载式热力烟雾机	适用于大面积空间喷洒，如垃圾处理厂、绿化带和大面积外环境灭成蚊	操作简单、全自动控制、防治方式有触杀和熏蒸，运载方便、三轮、四轮车均可运输	工作形式：车载式 燃烧室性能指标：36.8 kW/HP 供电方式：12 V 燃油消耗：4 L/H 喷雾流量：95 L/H（可调） 油箱容量：6 L 药箱容量：60 L 药箱压力：0.3 bar 油箱压力：0.06 bar 整机重量：47 kg 外形尺寸：2002 mm × 587 mm × 740 mm

四、手推车式动力常量喷雾器

产品名称	应用领域	产品特点	参数
（一）手推式 3 WZ-160 T 高压动力打药车	适用于城市园林绿化、花木路树、草坪水稻、旱作基地及果园、水稻、草坪圃；农业禽畜牧养殖场、街道、医院、学校、码头、垃圾场所等灭成蚊	特有前后均装置卷管器，作业范围更大，效率更高。 1. 可进行雾化施药，直流清洗、水柱喷射，特别适合野外作业 2. 适用范围广：动力、药泵、喷枪、喷枪可任意组合，满足不同层次及市场需要 3. 特有回液搅拌装置，喷药、消毒前后效果一样	配置：5.5 HP 汽油机或者 220 V 1.5 kW 电机 燃油箱容积：3.6 L 机油箱容积：0.6 L 油耗 [g/（HP·h）]：290 三缸柱塞泵工作压力：20～35 bar 吸水量：34 L/min 射程：水平 12～15 m，垂直 10～12 m 管枪根据客户需求选配
（二）AT-405 P 大功率手推车喷雾器	适用于果园、花圃苗木、蔬菜大棚、茶园、草坪以及公共场所、垃圾场地灭成蚊	功率大、自动混药、雾化、射程远（高），推拉行走自如；操作简便，便于维修	型号：AT-405 P 发动机：本田 4.0 四冲程发动机 排气量：144 CC 功率（PS/RPM）：22.7/18003 5.0/2000 流量：22.5 L/min 油箱容量：2.5 L 药箱容量：100 L 净重：70 kg 尺寸：156 cm × 84 cm × 86 cm

续表

五、背负式动力常量喷雾器

产品名称	应用领域	产品特点	参数
(一) 雾岛 3 WBD-20背负式电动常量喷雾机	适合于山区田间地头喷施农药，用于各种小面积农作物、花卉、园林、林木果树等灭成蚊	压力高，噪声低，不宜堵塞。锂电动力，重量轻，寿命长，支持快充。广角扇形喷头，细腻雾化，施药均匀，增加农药利用率；圆锥形喷头，呈现圆锥状。智能调速装置，无级调速，可随意调节喷雾压力。加厚背带和腰垫，符合人体工程学，可减轻劳动强度	额定流量：1.1 L/min 药箱容量：20 L 电池：锂电 6000 mAH 充电时间：1～3 h 尺寸：39.45 cm × 25.5 cm × 56 cm 工作时间：≥1.5 h 整机重量：4.3 kg 泵形式：柱塞泵 软管长：1.4 m 压力：0.2～0.6 MPa 喷出量：0.4 MPa 下 1.2 L
(二) 亚胜常量 锂电池背负式喷雾器	适合于山区田间地头喷施农药，用于各种小面积农作物、花卉、园林、林木果树等灭成蚊	机动性强，作业舒适，安全可靠	锂电池续航：5 h 有效喷雾：120度扇形 1 m 喷幅，粒径：100～110 μm 伸缩杆最长 2.6 m

续表

产品名称	应用领域	产品特点	参数
六、手压式常量喷雾器			
（一）B&G 手压喷雾器	1. 广泛适用于果园、园林、高粱、棉花、水稻、甘蔗等大棚，小麦、玉米、农作物以及花卉、蔬菜、果树等的灭成蚊 2. 用于车站、码头、学校等灭成蚊 3. 配上推车可用于城市绿化带、公园和草坪等灭成蚊	机动性强、使用安全、提背舒适	型号：10-P 3.8 L 型号：20-P 7.6 L 型号：30-P 11.4 L
（二）B&G N124 CC 专用不锈钢手压喷雾器	1. 广泛适用于果园、园林、高粱、棉花、水稻、甘蔗等大棚，小麦、玉米、农作物以及花卉、蔬菜、果树等的灭成蚊 2. 用于车站、码头、学校等灭成蚊 3. 配上推车可用于城市绿化带、公园和草坪等灭成蚊	机动性强、使用安全、提背舒适	型号：N124-CC 容量：3.8 L 泵：黄铜气泵 软管：1.22 m 黄铜延接管：20 cm

（四）WHO 推荐用于防治疟疾病媒的蚊帐处理农药产品

2016 年 2 月 5 日，WHO 发布新推荐用于防治疟疾病媒的蚊帐处理农药产品的有效成分、剂型和剂量（表 6-7、表 6-8）。

表 6-7　常规处理产品

序号	农药	剂型及含量 [a]	剂量 [b]
1	顺式氯氰菊酯（alpha-cypermethrin）	SC 10%	20～40
2	氟氯氰菊酯（cyfluthrin）	EW 5%	50
3	溴氰菊酯（deltamethrin）	SC 1%,WT 25%;和 WT 25%+ 粘合剂 [c]	15～25
4	醚菊酯（etofenprox）	EW 10%	200
5	高效氯氟氰菊酯（lambda-cyhalothrin）	CS 2.5%	10～15
6	氯菊酯（permethrin）	EC 10%	200～500

注：[a]EC,乳油；EW,水乳剂；CS,微囊悬浮剂；SC,悬浮剂；WT,水分散片剂；[b]每平方米蚊帐含有效成分的 mg 数；CK-O TAB 1-2-3[®]。

表 6-8　长效防蚊蚊帐产品

产品名称	产品类别	持药期 / 个月
ICON[®]MAXX	高效氯氟氰菊酯 lambda-cyhalothrin10%CS+ 粘合双包装剂量：家庭蚊帐 62 mg a.i./m[2]（130 cm × 180 cm × 150 cm）；剂量范围：50 mg a.i./m[2]（家庭用大蚊帐）～83 mg a.i./m[2]（单人蚊帐）	30～36
YORKOOL[®] 长效杀虫蚊帐	蚊帐采用大网眼透气帐纱，依靠药物驱避蚊虫，减轻憋闷之感。网纱韧性升级，承重力强，结实耐用，不易破	使用寿命长达 4 年，可经 20 次水洗药效不流失

三、适用条件与可推广性

长效防蚊蚊帐将杀虫剂经过特殊的固化工艺,让蚊帐能持续的释放药物;WHO 目前的技术指标为 20 次洗涤后,蚊虫击倒率 95%、死亡率 80%;材质为聚乙烯的蚊帐处理工艺是植入法,材质为涤纶的蚊帐处理工艺是涂层,两种方法都能使长效药物蚊帐的药效具有抗洗涤的效果。广泛发放和使用长效蚊帐是预防疟疾传播,降低疟疾发病率和死亡率的有效方法。WHO 报告显示,在非洲国家使用长效防蚊蚊帐可以显著降低疟疾的感染率;在实现了长效防蚊蚊帐高覆盖率的国家,其疟疾病例数和死亡数明显下降。捕蚊器广泛应用于蚊虫的密度监测及蚊虫的物理杀灭,灭蚊喷雾器械用于疟疾媒介防制的各种喷雾器,目前已经广泛应用于多种场所及环境的杀灭成蚊,两类器械种类繁多,适用于室内、外多场所的灭成蚊。长效防蚊蚊帐、捕蚊器和灭蚊喷雾器在全球任何国家和地区都适用及具推广性,尤其在疟疾流行最严重的非洲区域。

第二节　疟疾诊断产品

常用的疟疾检测方法包括显微镜镜检、疟疾快速诊断试剂、疟原虫核酸检测和血清学检测等。其中,疟疾快速诊断试剂盒(malaria rapid diagnostic tests,RDTs),是利用免疫层析技术发展起来的快速免疫色谱法,是一种用来定性检测具有疟疾症状和体征人群抗凝静脉血或毛细血管血中疟原虫抗原的体外快速诊断方法。免疫层析技术在疟疾诊断中的运用主要是检测 3 种靶抗原,第一种是疟原虫富组氨酸蛋白-Ⅱ(pHRP-Ⅱ),第二种是疟原虫乳酸脱氢酶(pLDH),第三种是疟原虫谷氨酸脱氢酶(pGDH)。这 3 种抗原均具有种属特异性,可一起结合在免疫层析试剂条上进行间日疟、恶性疟、卵形疟以及混合感染的检测等,对人体疟原虫的诊断做出辅助诊断。免疫层析试条是一种操作简单,能够快速准确提供诊断结果的检测方法,近年来已经作为疟疾的辅助诊断方法得到广泛应用。

一、国内 RDTs 产品

国产 RDTs 有 Wondfo 万孚胶体金快速检测试剂盒、艾康 P.f/P.v 胶体金免疫层析检测试剂盒等（表 6-9）。国产 RDT 近年疟疾检测能力得到不断的改进，其中由广州万孚生物技术公司生产的 RDTs，敏感性高达 94%，特异度为 89%，与进口 RDT 检测效果不相上下。万孚生物创新性研制的疟原虫检测试剂（胶体金法）和恶性疟原虫（抗原）检测试剂（胶体金法）分别获中国食品药品监督管理局（China Food and Drug Administration，CFDA）注册证，欧盟国家统一的强制性产品认证（Conformite Europeenne，CE）认定以及广东省高新技术产品认定。

近年以万孚为首的国产疟疾快速诊断试剂不断获得 WHO 的全球招标，打开了海外市场，在国际上的竞争力不断加强。

二、国外 RDTs 产品

世界上同类商品有国外的 SD BIOLINE Malaria Ag P. f/P. v 诊断试剂盒，CareStart™ Malaria HRP2/pLDH（Pf/PAN）COMBO 诊断试剂盒，First Response® Malaria Ag P. falciparum（HRP2）Card Test 诊断试剂盒，BinaxNOW® Malaria 诊断试剂盒等（表 6-10）。

三、适用条件与可推广性

在传统上，疟疾诊断主要依靠显微镜镜检，这对镜检人员的技术和经验要求较高，并为各地输入性疟疾的监测带来了较大的挑战。免疫层析试剂条能够快速准确提供诊断结果的检测方法，具有操作简便、快速、敏感、检测结果直观易判读等特点，人员只需简单培训即可熟练操作，易于在基层普及。快速检测试剂条法不需要专门仪器设备，携带方便，操作人员根据试剂盒说明书便能够正确操作，适用于各级医疗卫生机构。RDTs 有较高疟疾诊断敏感性和特异性，已经成为 WHO 极力推荐的疟疾诊断方法之一，近年来也已经成为全球各国进行疟疾监测的常规工具。

表 6-9 国产疟疾快速诊断产品

序号	产品名称	性状	性能	检测虫种
1	Wondfo® 万孚疟疾快速诊断试剂盒	为在硝酸纤维素膜上检测区预先包被固定 pfLDH 和 panLDH 单克隆抗体，在质控区固定鼠 IgG 多克隆抗体，结合垫固定有 panLDH 单克隆抗体胶体金标记物。通过捕获全血样品中特异性恶性疟原虫乳酸脱氢酶（pfLDH）和疟原虫乳酸脱氢酶（panLDH），结合检测过程中硝酸纤维素膜上质控区是否出现胶体金标记物 panLDH 抗体与抗鼠 IgG 多克隆抗体反应线来判定样本量是否足够，层析过程是否正常	对于核酸检测 CT 值 <34 的样本，抗原阴性检出率 100%	综合判定是否存在恶性疟感染、恶性疟与其他疟原虫混合感染、恶性疟以外的其他疟原虫感染
2	艾康 P.f/P.v 试剂盒	为国内最早投入使用的产品，通过在硝酸纤维素膜上包被两种特异性单克隆抗体来检测靶抗原 HRP-II和 PLDH，判定疟原虫感染种类	—	能鉴别诊断恶性疟和间日疟
3	Malaria Pf Rapid Test		WHO 恶性疟原虫面板检测评分（panel detection score, PDS）在 200 个寄生虫/μL 时≥75%，测评分数为89分	综合判定是否存在恶性疟感染

续表

序号	产品名称	性状	性能	检测虫种
4	Malaria Pf/Pan One Step Rapid Test	—	WHO 恶性疟原虫面板检测测评分在 200 个寄生虫/μL 时≥75%，测评分数为 89 分。B：同日疟原虫面板检测评分（PDS）≥75%，200 个/μL，测评分数为 91.4 分	综合判定是否存在恶性疟感染、恶性疟与其他疟原虫混合感染、恶性疟以外的其他疟原虫感染
5	KHB® Malaria Ag（HRP2）Pf Rapid Test	—	WHO 恶性疟原虫面板检测测评分在 200 个寄生虫/μL 时≥75%，测评分数为 85 分	综合判定是否存在恶性疟感染

表 6-10　WHO 推荐的疟疾快速诊断产品

序号	产品名称	产地	恶性疟原虫 *hrp2* 表达，间日疟原虫和疟疾阴性检测			
			检测评分		假阳性率 /%	无效率 /%
			A	B	C	D
1	SD BIOLINE Malaria Ag *P.f/P.v*	韩国	92	94.3	1.9	0
2	SD BIOLINE Malaria Ag *P.f*（hrp2/pLDH）	韩国	90	NA	0	0
3	SD BIOLINE Malaria Ag P.f/Pan SD BIOLINE Malaria Ag *P.f*/Pan（POCT）	韩国	94	91.4	0	0
4	SD BIOLINE Malaria Ag *P.f/P.v*, g	韩国	89	97.1	0	0
5	SD BIOLINE Malaria Ag *P.f* SD BIOLINE Malaria Ag P.f.（POCT）	韩国	95	NA	0	0
6	CareStart ™ Malaria HRP2/pLDH（*P.f*/PAN）COMBO	美国	87	94.3	0	0
7	CareStart ™ Malaria HRP2（Pf）	美国	92	NA	0	0
8	CareStart ™ Malaria HRP2/pLDH（*P.f/P.v*）COMBO			100	0	0
9	CareStart ™ Malaria HRP2/pLDH（*P.f*）	美国	96	NA	0	0
10	CareStart ™ Malaria pLDH（PAN）	美国	84	88.6	0	0
11	First Response® Malaria Ag P.falciparum（HRP2）Card Test	印度	95	0	0.4	0

续表

序号	产品名称	产地	恶性疟原虫 *hrp2* 表达，间日疟原虫和疟疾阴性检测			
			检测评分		假阳性率 /%	无效率 /%
			A	B	C	D
12	First Response® Malaria Ag P. falciparum（HRP2）Card Test	印度	91	NA	1	0
13	First Response® Malaria Ag. pLDH/HRP2 Combo Card Test	印度	82	91.4	1.9	0
14	First Response® Malaria Ag. *P.f./P.v.*Card test f	印度	94	100	0	0
15	ParaHIT f Ver.1.0 Rapid Test for P.falciparum Malaria Device	印度				
16	BinaxNOW® Malaria	美国				
17	Advantage Pan Malaria Card	印度	77	100	0.4	0
18	BIOCREDIT Malaria Ag *P.f/P.v*（pLDH/pLDH）	韩国	75	100	0	0

注：WHO 疟疾快速诊断试剂产品测试规划第 5-8 轮疟疾快速诊断试剂的表现：

A：恶性疟原虫面板检测评分（PDS）在 200 个寄生虫 /μl 时 ≥ 75%

B：间日疟原虫平板检测评分（PDS）在 200 个寄生虫 /μl 时 ≥ 75%

C：假阳性（FP）率＜ 10%

D：无效率（IR）＜ 5%

NA：缺失

第三节　抗疟药

全球疟疾治疗药物主要分为杀灭红内期疟原虫和杀灭肝内期疟原虫两大类。红内期疟原虫与疟疾的临床发作有关,肝内期疟原虫与疟疾的复发有关,因此,杀灭红内期疟原虫药物又被称为"控制临床发作药物",杀灭肝内期疟原虫药物又被称为"抗复发药物"。目前,在常用的多种疟疾治疗药物中,除磷酸伯氨喹是杀灭肝内期疟原虫药物外,其他疟疾治疗药物均为杀灭红内期疟原虫药物。

一、我国推荐的疟疾治疗药

(一)治疗药

1. 用于间日疟和卵形疟的疟疾治疗药。首选磷酸氯喹加磷酸伯氨喹。磷酸氯喹无效时,可选用哌喹、或磷酸咯萘啶或 ACTs 加磷酸伯氨喹。

2. 用于三日疟的疟疾治疗药。首选磷酸氯喹。磷酸氯喹无效时,可选用磷酸哌喹、或磷酸咯萘啶或 ACTs。

3. 用于恶性疟的疟疾治疗药。青蒿素类复方药(ACTs)或磷酸咯萘啶;妊娠 3 个月内的孕妇患恶性疟选用磷酸哌喹。

4. 用于重症疟疾的疟疾治疗药。青蒿素类注射液或磷酸咯萘啶注射液。

5. 用于恶性疟原虫与间日疟原虫,恶性疟原虫与卵形疟原虫混合感染者的疟疾治疗药。ACTs 或磷酸咯萘啶加磷酸伯氨喹。

6. 用于恶性疟原虫与三日疟原虫混合感染者的疟疾治疗药。青蒿素类复方药(ACTs)或磷酸咯萘啶;妊娠 3 个月内的孕妇患恶性疟选用哌喹。

(二)预防药

磷酸氯喹或磷酸哌喹。

(三)休止期根治药

磷酸伯氨喹。

二、WHO 推荐抗疟产品

WHO 标准清单每两年更新一次,优先考虑的是最有效、安全和经济的疟疾治疗药物。2019 年,第 22 版 WHO 标准清单共列出 13 种疟疾治疗药和 7 种疟疾预防药。其中,疟疾治疗药有青蒿琥酯、阿莫地喹、青蒿琥酯 + 阿莫地喹、青蒿琥酯 + 甲氟喹、甲氟喹、双氢青蒿素、磷酸哌喹、双青蒿素 + 哌喹、蒿甲醚、蒿甲醚 + 本芴醇、磷酸氯喹、磷酸伯胺喹、奎宁;疟疾预防药有磷酸氯喹、乙胺嘧啶、磺胺多辛 + 乙胺嘧啶、阿莫地喹 – 磺胺多辛 + 乙胺嘧啶、磷酸哌喹、甲氟喹、氯胍。疟疾治疗药的规格、用法、治疗虫种和副作用详见附录十五。

三、适用条件与可推广性

疟疾治疗药是防治疟疾的重要手段。目前,尚无一种疟疾治疗药对疟原虫生活史的各个环节都有杀灭作用。科学家们一直致力于研究发现各类有效的疟疾治疗药,从金鸡纳树皮中提取的奎宁、氯喹,抗叶酸类药物和青蒿中提取的青蒿素及其衍生物等都在治疗疟疾方面发挥着巨大的作用。其中青蒿素类疟疾治疗药具有低毒、速效的特点,对疟原虫无性体有较强的杀灭作用,能迅速杀灭疟原虫,从而控制症状,极大地减少疟疾危重病例及死亡病例的发生,在全球消除疟疾进程中扮演着越来越重要角色。

第四节　抗疟产品 WHO-PQ 流程——WHO 虫媒控制产品资格预审过程综述

WHO 病媒控制产品资格预审评估过程通过药品和保健产品准入司的监管和资格预审部进行协调。这些程序由资格预审单位的病媒控制产品评估团队（Vector Control Product Assessment Team，PQT/VCP）执行。WHO 病媒控制产品（Vector Control Products , VCPs）资格预审是通过标准化程序对单个 VCP 进行的综合评估，旨在确定产品是否符合 WHO 资格预审要求。资格预审评估过程包括：审查提交的产品档案和检查生产现场。WHO 资格预审的结果基于对 VCP 的安全性、质量和药效的评估，目的是为联合国有关机构和 WHO 成员国的采购决策提供指导。

一、WHO 虫媒控制产品资格预审流程介绍

（一）概述

对产品进行资格预审的决定包括两个部分：确定公共卫生价值和资格预审过程。首先申请人应向 WHO 提交路径确认申请表，预提交协调委员会（Pre-submission Coordination Committee，PCC）会根据申请者提交的路径确认文件中的声明和 WHO 已有的推荐目录对产品进行分类，确认产品的资格评审路径。当有 WHO 政策推荐时则进行资格预审路径；当 WHO 政策建议尚不确定时，则需进行新干预措施路径，该路径下由病媒控制咨询小组（Vector Control Advisory Group，VCAG）负责对产品的公共卫生价值进行评估。一旦确定了途径，申请人将准备和提交支持适用于产品类型的安全性、有效性和质量要求的数据包。提交后的材料进行完整性筛查。只接受完整的申请进行评估。一旦确定申请完成，将开始两项平行活动：一方面由专家进行病媒控制产品评估会议对申请进行评估，另一方面则是确保产品符合 WHO 建议的质量标准，一旦 WHO 确认相关产品的资格预审评估过程已完成，则该产品符合 WHO 资格预审要求，且该产品符合 WHO 基于潜在公共卫生价值的现有建议，则在申报制造地点制造的该产品将包括在 WHO 资格预审清单中。

（二）申请阶段简介

1. 路径确认

制造商有意向 WHO 提交评估的所有正在开发的病媒控制新产品都应提交确定途径的请求，提交的内容应包括路径确认表格、说明意图的信件

和标签声明。路径确认文件将由预协调委员会（Presubmission Coordination Committee，PCC）对申请进行审查，确定拟定申请的适当途径并通知申请人。

2. 预提交阶段

（1）预提交会议：提交申请之前，厂商负责编写完整产品档案，为了说明档案要求或与产品开发有关的具体问题制造商可以申请与PQT/VCP或者WHO审查团队－工厂检查服务组（WHO Prequalification Team-Inspections services）发起评审过程要求的讨论会议。同时，可在该阶段以向PQT/VCP提出测试方案审查的申请。

（2）提交：申请者完成文件准备工作后，将数据包提交PQT/VCP进行审核。WHO要求使用模块的方法编制产品的档案。文件总共包括以下六个模块：①行政信息和标签；②质量，安全和药效档案摘要；③质量档案；④安全档案；⑤药效档案；⑥工厂检查档案。

所有的测试应根据良好实验室规范（good laboratory practice，GLP）和适当的质量管理体系生成，所有的文件应该用英文提交。正常情况下，申请者应该是产品的制造者。如果申请者不是产品的制造者，所有相关的文件，包括（但不限于）制造合同文件也应该提交以证明申请者对于产品的制造过程和产品质量处于完全控制中。

3. 筛选阶段　对于提交的文件，PQT/VCP在对其进行评估前会先审查其完整性。文件不完整不会被评估。只有经审查符合完整性要求的文件才会被WHO保留做评审。

经过审查，如果文件被接受评估，PQT/VCP将会邮件通知申请者并且要求申请者签署一份"协议书"。只有申请者签署并邮件回复给虫媒控制产品资格审查小组后评估才能正式开始。

4. 评估阶段－全评估　提交的产品文件包的支撑材料将作为病媒控制产品评估会议（Assessment Session for Vector Control Products，ASVCP）和农药规范联席会议（Joint Meeting for Pesticide Specifications，JMPS）的一部分，由专家对申请进行评估。

资格预审申请的评估将按照以下标准进行：

质量：评估产品配方、制造工艺和物理/化学性质和WHO产品规范制定。

安全：根据配方评估急性毒理学和危害、暴露和风险以及拟定产品的预期用途。

药效：评估支持信息，以证实产品在适用于产品预期用途的条件／设置下对目标病媒的影响。

在对产品文件包的每一部分进行评估之后，PQT将向申请人提供报告。之后，要求申请人尽快提交PQT/VCP对文件问题和意见的回复，并提供其他资料。

5. 工厂检查 WHO将根据既定的SOP和质量管理原则，计划和协调VCP生产现场的检查，必要时，还将计划和协调原材料制造商现场和合同研究组织（Contract Research Organizations，CROs）的检查。

制造工厂的检查旨在评价是否符合WHO推荐的质量标准（ISO9001），并评估数据有效性。在工厂检查之前，将会对申请者提交的工厂主文件进行检查。对CROs的检查将着重于评价其是否符合良好的实验室管理规范（good laboratory practice，GLP）的要求，数据是否真实有效。

6. 资格预审决定

（1）做出决定：将产品列入预授权产品名单中的决定是基于资格预审当时所获得的信息，包括WHO进行文件审核和工厂检查的结果。WHO基于新的发现，会对决定作出修改。

（2）作出报告：每个文件评审报告，制造工厂的检查和表现评估报告都应该按照WHO的SOP过程和文件格式来描述结果、要求、推荐，并提交给制造商。

（3）资格预审清单：一旦WHO完成对相关产品的评估并且对评估结果满意，在被检查工厂中所制造的该产品名称连同编码，将会被列入WHO授权清单中。该清单会公布在WHO网站上，并且会标明产品名称、产品类别、生产商名称、生产地点、产品标签以及产品被授权年份。

7. 资格预审状态的有效性 从以下几个方面进行资格预审状态的有效性评估：①履行资格预审承诺；②变更报告；③上市后监督义务；④接受检验／复检；⑤继续遵守既定WHO规范。产品路径和制造商角度有不同的WHO-PQ流程（图6-1、图6-2）。

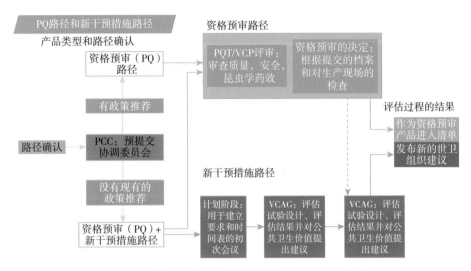

图 6-1　按不同产品路径划分的 WHO-PQ 流程

图源：WHO.Overview of the WHO Prequalification Assessment of Vector Control Products, 2021.

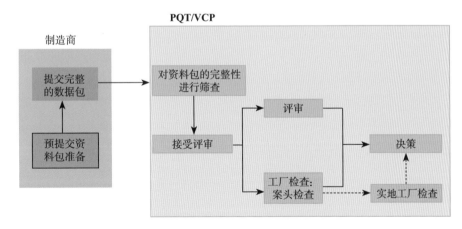

图 6-2　从制造商角度分析的 WHO-PQ 流程

图源：WHO.Overview of the WHO Prequalification Assessment of Vector Control Products, 2021.

二、中国 PQ 认证与展望

就 WHO 推荐的预防疟疾的核心干预手段——长效杀虫蚊帐的制造而言,中国企业拥有很大优势,这是因为中国提供了全球 80% 的长效杀虫蚊帐。但是从目前进入 WHO 虫媒控制产品资格预审清单的长效杀虫蚊帐来看,全球总共有 14 家企业的长效杀虫蚊帐产品进入了 PQ 清单,其中来自中国的企业仅有 3 家。就室内滞留喷洒产品而言,目前全球总共有 10 家企业的室内滞留喷洒产品进入了 WHO 虫媒控制产品资格预审清单,但是中国企业仅有 1 家。

究其原因,主要包括以下几个方面:① WHO-PQ 认证网站及政策文件均为英文,许多企业存在语言壁垒;②中国现有的相关产品生产企业大部分为代工企业,没有自己的产品;③大多数中国企业没有认识到 WHO 虫媒控制产品资格预审的重要性,或不了解 WHO 虫媒控制产品资格预审的流程及需要开展的实验;④大多数蚊帐制造企业没有专业研发团队,没有能力制造符合 WHO-PQ 认证要求的产品。

想从根本上解决中国企业在 WHO-PQ 认证方面存在的问题,首先需要让中国的企业认识到进行 WHO-PQ 认证的好处及必要性,了解到只有产品通过了 WHO-PQ 认证,才有可能成为联合国、全球基金、联合国儿童基金等组织和机构采购供应商。其次,要建立和已经有 WHO-PQ 认证产品的企业之间的紧密合作,多学习他人的经验。最后,企业应培养产品登记的专职人员不能完全依赖登记代理。

中国有全球最完整的产业链,具有劳动力充足、企业生产效率高、产能高等得天独厚的优势。近年来,中国国内越来越注重研发与创新,相信中国的企业一定会在未来的 WHO-PQ 认证清单中占有越来越重的地位。

📖 思考题

1. WHO 推荐的用于室内滞留喷洒防制疟疾媒介的农药有哪些?

2. WHO 推荐的用于空间喷洒防蚊农药有哪些?

3. WHO 推荐的长效防蚊蚊帐产品和防制疟疾病媒的蚊帐处

理农药产品有哪些？

　　4.国内外使用的捕蚊器和灭蚊喷雾器都有哪些？

　　5.国内外的捕蚊产品原理是什么？

　　6.国内外的 RDTs 产品有哪些？

　　7.WHO 和中国推荐的抗疟产品分别有哪些？

　　8.产品文件审查包括的 3 个技术领域分别是什么？

　　9.实施工厂检查时，依据的质量标准是什么？

参考文献

［1］王以燕,钟亚凤,赵永辉,等.WHO 更新推荐用于防治蚊虫的农药和剂型［J］.中华卫生杀虫药械,2016,22（03）:216-219.

［2］WHO. Malaria terminology［R］. Geneva：World Health Organization, 2016.

［3］RAY S, KUMAR V, BHAVE A, et al. Proteomic analysis of Plasmodium falciparum induced alterations in humans from different endemic regions of India to decipher malaria pathogenesis and identify surrogate markers of severity［J］. Journal of Proteomics, 2015, 127:103-113.

［4］WHO. WHO list of prequalified in vitro diagnostic products［R］. Geneva：World Health Organization, 2021.

［5］李卫东,张滔,姜静静,等.国产试剂 RDT 诊断疟疾效果评价［J］.中国病原生物学杂志,2013,8（12）:1099-1101.

［6］WHO. Recommended selection criteria for procurement of malaria rapid diagnostic tests［R］. Geneva：World Health Organization, 2018.

［7］王敬军.疟疾快速免疫诊断技术的应用研究进展［J］.黑龙江医学,2021,45（6）:669-670.

［8］蒙俏俊.疟疾诊断技术进展与应用［J］.中国医药科学,2019,9（01）:34-37,43.

［9］卫生部疾病预防控制局.疟疾防治手册［M］.3 版.北京:人民卫生出版社,2007:270-277.

［10］WHO. Model List of Essential Medicines 22 th List［M］. Geneva：World

Health Organization, 2019.

[11] 汤雨晴,郑维义. 抗疟疾药物的研究现状与发展[J]. 中国新药杂志,2019,28(08):961-966.

[12] WHO. Overview of the WHO prequalification of vector control product assessment [R]. Geneva:World Health Organization, 2017.

[13] WHO. The evaluation process for vector control products [R]. Geneva: World Health Organization, 2017.

[14] WHO. Malaria vector control policy recommendations and their applicability to product evaluation [R]. Geneva:World Health Organization, 2017.

[15] WHO. Proposal for a WHO Pre-Qualification Inspection Quality Standard and Site Inspection Process (Pre and Post Marketing)for Vector Control Products [R]. Geneva: World Health Organization, 2017.

附　录

本书附录内容均来源于我国和世界卫生组织疟疾防控实践所使用的文件、表格、报告框架等。附录仅供参考。

附录一　世界卫生组织抗疟用药用法

世界卫生组织抗疟用药具体用法为：

1. 蒿甲醚＋本芴醇片

（1）目标剂量范围：蒿甲醚总剂量为 5 ～ 24 mg/（kg·bw），本芴醇总剂量为 29 ～ 144 mg/（kg·bw）。

（2）推荐给药方案：蒿甲醚＋本芴醇，每日 2 次，共 3 天（共 6 次）。理想情况下，前 2 次剂量应该间隔 8 小时。

附录 1-1　蒿甲醚＋本芴醇使用方法

体重 /kg	蒿甲醚＋本芴醇片剂量 /mg，每日 2 次，共 3 天
5<15	20+120
15<25	40+240
25<35	60+360
≥35	80+480

注：使用蒿甲醚治疗疟疾病例时，要考虑血管通透性。

2. 青蒿琥酯 + 阿莫地喹片

（1）目前可用的配方：一种固定剂量的组合片剂，分别含有 25 mg+67.5 mg、50 mg+135 mg 或 100 mg+270 mg 青蒿琥酯和阿莫地喹。

（2）目标剂量和范围：目标剂量（和范围）为每天 4（2～10）mg/（kg·bw）青蒿琥酯 +10（7.5～15）mg/（kg·bw）阿莫地喹，每天 1 次，连续 3 天。建议总治疗剂量范围为每天 6～30 mg/（kg·bw）青蒿琥酯 + 阿莫地喹 22.5～45 mg/（kg·bw）。

附录 1-2　青蒿琥酯 + 阿莫地喹使用方法

体重 /kg	每日青蒿琥酯 + 阿莫地喹剂量 /mg，共 3 天
4.5＜9	25+67.5
9＜18	50+135
18＜36	100+270
≥36	200+540

3. 青蒿琥酯 + 甲氟喹片

（1）目前可用的配方：一种固定剂量的配方，包括含有 25 mg 青蒿琥酯和 55 mg 甲氟喹盐酸盐（相当于 50 mg 甲氟喹碱）的儿童片剂和含有 100 mg 青蒿琥酯和 220 mg 甲氟喹盐酸盐（相当于 200 mg 甲氟喹碱）的成人片剂。

（2）目标剂量和范围：目标剂量（范围）为每天 4（2～10）mg/（kg·bw）青蒿素 +8.3（5～11）mg/（kg·bw）甲氟喹，每天 1 次，连续 3 天。

附录 1-3　青蒿琥酯 + 甲氟喹使用方法

体重 /kg	每日青蒿琥酯 + 甲氟喹剂量 /mg，共 3 天
5＜9	25+55
9＜18	50+110
18＜30	100+220
≥30	200+440

4. 双氢青蒿素 + 哌喹片

（1）配方：目前提供的固定剂量组合片剂含有 40 mg 双氢青蒿素 +320 mg 哌喹，以及含有 20 mg 双氢青蒿素 +160 mg 哌喹的儿童片剂。

（2）目标剂量和范围：体重≥25 kg 的成人和儿童，目标剂量（范围）为每天 4（2 ～ 10）mg/（kg·bw）双氢青蒿素和每天 18（16 ～ 27）mg/（kg·bw）哌喹，每天 1 次，连续 3 天。体重小于 25 kg 的儿童的目标剂量和范围是每天 4（2.5 ～ 10）mg/（kg·bw）双氢青蒿素和每天 24（20 ～ 32）mg/（kg·bw）哌喹，每天 1 次，连续 3 天。

（3）推荐剂量方案：体重<25 kg 的儿童应至少接受 2.5 mg/（kg·bw）双氢青蒿素和 20 mg/（kg·bw）哌喹，以达到与体重≥25 kg 的儿童和成人相同的暴露量。双氢青蒿素 + 哌喹每日服用，连续 3 天。

附录 1-4　双氢青蒿素 + 哌喹使用方法

体重 /kg	每日双氢青蒿素 + 哌喹剂量 /mg，共 3 天
5<8	20+160
8<11	30+240
11<17	40+320
17<25	60+480
25<36	80+640
36<60	120+960
60<80	160+1280
>80	200+1600

5. 青蒿琥酯 + 磺胺多辛 / 乙胺嘧啶片

（1）配方：目前有水泡包装的划痕片，含 50 mg 青蒿琥酯和固定剂量组合片，含 500 mg 磺胺多辛 +25 mg 乙胺嘧啶。没有固定剂量的组合。

（2）目标剂量和范围：目标剂量（范围）为每日 4（2 ～ 10）mg/（kg·bw）青蒿琥酯，每天一次，连续 3 天，并且在第 1 天磺胺多辛 / 乙胺嘧啶单次给药至少 25/1.25（25 ～ 70/11.25-3.5）mg/（kg·bw）。

附录 1-5　青蒿琥酯 + 磺胺多辛 / 乙胺嘧啶片使用方法

体重 /kg	青蒿琥酯 每日剂量 /mg，共 3 天	磺胺多辛 / 乙胺嘧啶片单次给药 每日剂量 /mg，第 1 天
5＜9	25	250/12.5
9＜18	50	500/25
18＜30	100	1000/50
≥30	200	1500/75

附录二 世界卫生组织疟疾病例个案调查样表

第1部分 病例特征信息

1 编号：

2 该病例是否来自一个较大的疫点

　　□是,注明疫点编号：

　　□否

3 调查日期

4 调查机构

5 病例个人信息

5.1 姓名

5.2 现住址（包括详细联系信息）

5.3 户籍地址（如果与现住址不同请填写）

5.4 年龄

5.5 性别

5.6 职业（或其他与疟疾发病有关的风险因素）

5.7 疟疾诊断日期

5.8 病例报告日期

5.9 虫种

5.10 近期国内旅居史,例:国内其他疟疾流行区旅居史（过去 2 周内、6 个月内及 1 年内）

5.11 近期出国赴疟区旅居史（过去 2 周内、6 个月内及 1 年内）

5.12 近 3 个月输血史

5.13 可能的疟疾感染来源（可能的疟疾感染地）,标注经纬度（如可能）

5.14 患疟史,如果有请注明时间、地点、虫种和用何药物治疗等

5.15 近期是否接触输入性疟疾患者,如是,请提供详细信息

6 病例筛查和治疗

6.1 病例发现方式（被动病例筛查，主动病例筛查，流动疟疾防治站，其他）

6.2 主要症状

6.3 首发症状出现的日期

6.4 诊断方式（镜检或快速诊断试剂 RDT）

6.5 虫种（如果镜检发现，请标注原虫密度，是否可见配子体）

6.6 治疗（药名，剂量，疗程）

6.7 治疗结果（随访追踪，原虫清除，日期）

第2部分 病例分类

7 病例分类依据

7.1 原虫种类

　□恶性疟

　□间日疟

　□三日疟

　□卵形疟

　□混合感染（注明虫种：　　　　）

　□其他（注明：　　　　）

7.2 病例分类

　□输入病例 *

　□继发病例

　□本地感染病例

　□复发病例

　□复燃病例

　□输血感染病例

　□其他 **

病例分类依据：

* 外省输入或国外输入，请注明

** 此项可为患者拒绝接受调查或失访

第3部分　病例随访，家属和四邻调查

调查日期

8　病例入户调查（是否开展，日期，地图）

8.1　住址经纬度

8.2　家庭成员名单，症状筛查（是否发热），检测，检测结果

9　病家四邻调查（是否开展，日期，地图）

9.1　住址经纬度

9.2　邻居家庭成员名单，症状筛查（是否发热），检测，检测结果

注：若在家属和四邻筛查中发现阳性病例，即按照疫点调查方案继续进行。

10　媒介控制和预防措施（若开展）

11　跟进措施（若有）

12　调查员姓名、职务／职称

13　相关的病例编号或疫点调查记录编号

附录三 世界卫生组织疫点调查样表

第1部分

1 疫点编号：

2 疫点内所有疟疾病例疫情编号：

3 本报告日期：　　　　　　　　疫点发现日期：

4 行政区划和卫生机构服务覆盖范围：

5 疫点基本信息

5.1 疫点所在区域行政区划图

5.2 人口数、户数

5.3 疫点居民住户分布图，包括医疗设施、主要道路等

5.4 虫种分布情况（虫种，感染地位置和数量）

5.5 传疟媒介分布情况（主要媒介和次要媒介及其生态习性描述，包括孳生地调查结果，是否发现幼虫）

5.6 基于可接受性（城镇或乡村人口，海拔，主要的地形地貌，环境改造情况，疟疾历史和当前流行情况等）和脆弱性（靠近疟疾流行区或边境线或附近有难民营等）的疫点环境分类

5.7 基于脆弱性的疫点人群分类（人口流动情况，临时务工人员的数量，外出人员旅居史等）

6 疫点历史情况

6.1 过去五年内疫点所在区域报告的疟疾病例数及虫种

6.2 过去五年内包括主动病例侦查等的疟疾调查结果

6.3 过去五年内疫点类型变化情况（活动性疫点、残存非活动性疫点、被清除的疫点）

6.4 过去五年内开展的媒介控制措施，措施类型和开展日期

第2部分　疫点分类

7　疫点分类

7.1　疫点分类依据：

　　□恶性疟

　　□间日疟

　　□三日疟

　　□卵形疟

　　□混合感染（注明虫种：　　）

　　□其他（注明：　　）

7.2　疫点最初判定结果（日期：　　）

　　　□活动性疫点

　　　□残存非活动性疫点

　　　□已清除疫点

　　　□其他

判定依据：

7.3　疫点调查后校正判定结果（日期：　　）

　　　□活动性疫点

　　　□残存非活动性疫点

　　　□已清除疫点

　　　□其他

校正判定依据：

7.4　疫点与指示病例的关系（时间,空间,环境,如病例居住地,工作地等）

7.5　疟疾病例报告地位置和居民数

第3部分　疫点入户调查和周围人群筛查

在疫点开展清除传染源和阻断传播的措施,防止感染继续蔓延（如开展,请详细描述）

8　病例追踪（请详细描述）

例如：

8.1　走访邻居（是否开展，开展日期，绘制地图）

居住地经纬度

家庭成员名单，调查（如是否发热）和筛查结果

家庭成员接受治疗情况

8.2　开展的媒介控制和预防措施（如有请描述）

8.3　其他追踪措施（如有，请描述）

9　与本疫点相关的其他疫点调查记录和病例个案调查记录

10　疫点调查人员和填表人员姓名、职务／职称和签名

附录四　杀虫剂室内滞留喷洒技术规范

一、喷洒范围

在具备传播条件的疫点,对病家、四邻或整个疫点的所有人房和畜舍。

二、喷洒时间和频次

病例报告 1 周内完成室内滞留喷洒。根据杀虫剂在不同墙面的持效时间,决定喷洒的间隔时间,通常 1 年 1 ～ 2 次。

三、常用杀虫剂

WHO 推荐的拟除虫菊酯类等杀虫剂。

四、喷洒前准备

(一)测定不同墙面吸水率

将喷雾器内装入一定量的水,均匀地喷洒在预先划好的一定面积内的墙面,达到湿而不流的程度。将喷雾器内剩余水倒出计量,用原水量减去余水量,再除以喷洒面积,即得出该墙面单位面积的吸水率。一般瓷砖、玻璃表面的吸水率为 25 ～ 50 ml/m², 油漆、涂料表面的吸水率为 50 ～ 75 ml/m², 石灰面 75 ～ 100 ml/m², 水泥面 100 ～ 150 ml/m²。

计算公式:吸水率(ml/m²)=(原水量 – 余水量)÷ 喷洒面积

（二）计算杀虫剂使用浓度

计算公式：杀虫剂使用浓度（%）＝ 使用剂量（g/m²）÷ 墙面吸水率（ml/m²）× 100%

例如：采用氯氰菊酯进行滞留喷洒，每 m² 使用剂量为 0.03 g，测得墙面的吸水率为 100 ml/m²，则杀虫剂使用浓度（%）＝ 0.03 ÷ 100 × 100%＝0.03%。

计算公式：所需杀虫剂量（g）＝ 使用浓度（%）÷ 原药浓度（%）× 配制的喷洒液量。

例如：用氯氰菊酯进行喷洒，原药浓度 5%，杀虫剂使用浓度 0.03%，配制的喷洒液量为 10000 ml，则：

所需杀虫剂量 ＝ 0.03 ÷ 5 × 10000＝60（g 或 ml）。

五、喷洒程序

1. 在喷洒范围内，逐户登记需喷洒房间，并测量喷洒面积。

2. 将喷洒房间内靠墙物品移开，清扫墙面。

3. 依据不同墙面的吸水率，在较大容器内配制不同类型墙面相应杀虫剂浓度的喷洒液。

4. 选用扇形喷头的压缩式喷雾器。

5. 不同墙壁在喷雾器中装入相应墙壁杀虫剂浓度的喷洒液，逐户、逐房间喷洒，并做好记录。

6. 自上而下对墙壁均匀喷洒，墙面全部覆盖且湿而不流。

六、注意事项

1. 喷洒时室内能够移动的物品，特别是食物、衣被、炊具和玩具等应尽可能搬至室外，不能移动的物品应以纸张覆盖，以免污染；猪、鸡等家畜、家禽要圈好，以防食用污染的食物或被杀虫剂杀死的昆虫而中毒。

2. 橱柜等表面，原则上应喷洒，但应征得户主同意。

3. 全部操作过程应避免对地面、水源等的污染。

4. 喷洒液配置地点要远离水塘、水井等水源,以免因操作不当污染地面后,经雨水冲刷流入水源,造成人、畜、禽、鱼等中毒。

5. 所有配制的喷洒液及清洗器械的水均应喷洒到墙面上(包括室外),切勿倾入水源或地面。

6. 喷洒时,喷洒人员应穿长袖上衣和长裤,戴手套、帽和口罩,避免药液接触皮肤;作业结束后应及时清洗手、脸部等。

附录五　疫点处置室内滞留喷洒记录表

疫点地址：　　省　　县　　乡镇　　行政村　　自然村

编号	户主姓名	人口数	室内滞留喷洒房间数	IRS 面积 / ㎡

调查人员：　　　　　　调查日期：

附录六　杀虫剂浸泡蚊帐技术规范

一、浸泡范围

疟疾发病率较高的中高等流行区自然村。

二、浸帐时间与频次

一般在当地疟疾传播季节前实施,每年一次。

三、常用杀虫剂

拟除虫菊酯类杀虫剂。

四、浸泡前准备

(一)测定不同质地蚊帐吸水率

在容器内装入一定量的清水,将干蚊帐浸入,待均匀湿透后拧至湿而不滴程度,以吸水率(ml/m²)=[容器内装入水量(ml)−量容器内余水(ml)]÷蚊帐面积(m²)计算不同质地蚊帐的吸水率。

(二)计算不同质地蚊帐浸泡液杀虫剂使用浓度

以浸泡液杀虫剂浓度(w/v)=规定的杀虫剂剂量(g/m²)÷吸水率(ml/m²)×100%。

(三)计算所需杀虫剂剂量

所需杀虫剂剂量(g/ml)=浸帐液杀虫剂浓度(%)÷使用的杀虫剂原药

浓度(%)×配制的浸帐液量。

为了操作方便,应根据以上计算方法,按当地大、中、小蚊帐面积,算出1顶不同面积蚊帐所需的杀虫剂原药量(ml)。这样,在实行1帐1盆浸泡时,即可按蚊帐规格取一定量原药加入相应量的水中即可。

(四)健康教育

以居民组为单位,召开会议,宣传浸泡蚊帐的目的、意义和注意事项。

(五)蚊帐登记

以居民组为单位,逐户登记蚊帐,并同时告知居民清洗蚊帐、晒干备浸。

五、浸泡程序

在居民居住较集中的地区,先在较大容器内配制不同质地蚊帐浸泡液备用。再根据待浸蚊帐的质地和面积,盛适量相应质地蚊帐浸泡液于盆中,将蚊帐浸入揉搓,使蚊帐均匀浸湿,达到湿而不流程度。如蚊帐未浸透可再加浸泡液,如浸透后尚留浸泡液,可留于盆中用于下一顶蚊帐的浸泡,但勿再倒回大容器内。

在居民居住分散的地区,可一帐一配浸泡液。

六、注意事项

1. 浸泡后的蚊帐,挂在阴凉处干后使用,一年内勿清洗。
2. 全部操作过程应避免对地面、水源等的污染。
3. 浸泡液配置地点要远离水塘、水井等水源,以免因操作不当污染地面后,经雨水冲刷流入水源,造成人、畜、禽、鱼等中毒。
4. 剩余的浸泡液及清洗容器的水切勿倾入水源或地面,可刷于门帘或纱窗上。
5. 操作人员应加强个人防护,作业时穿长袖上衣和长裤,戴手套、帽子和口罩;作业结束后应及时清洗,防止中毒。
6. 对浸泡时因故未浸泡的蚊帐,做好扫尾补浸。

附录七　疟疾病例流行病学个案调查表

编号：

1　病例基本情况

1.1　患者姓名：

1.2　身份证号：

1.3　联系电话：

1.4　年龄：　　　周岁

1.5　性别：　　　①男　　　②女

1.6　户籍所在地（请详细注明行政村/居委会、自然村/居民组名称）：

　　　　　省　　　市　　　县（市、区）　　　乡（镇、街道）

（如为境外,国籍：　　　　　　　　　　　）

1.7　现住址（请详细注明行政村/居委会、自然村/居民组名称）：

　　　　　省　　　市　　　县（市、区）　　　乡镇

1.8　现住址 GPS 坐标：

2　本次发病、诊断和报告情况

2.1　主要临床表现（可多选）：①发热　②发冷　③出汗　④头痛
⑤腹泻　⑥其他（请描述　　　　　　　　　　　　　　　　　）

2.2　有无并发症：①有　②无，　如无请跳转至 2.4 项

2.3　主要并发症：

①脑损害　② ARDS　③休克　④溶血　⑤严重肾损害　⑥肺水肿
⑦严重贫血　⑧酸中毒　⑨肝损害　⑩胃肠损害　⑪其他
（请描述　　　　　　　　　　　　　　　　　　　　　　　）

2.4　发病日期：　　　年　　　月　　　日

2.5　发热情况：①持续发热　②隔天发热　③发热间隔时间不规则

2.6　病情程度：①轻（门诊治疗）　②重（住院治疗）　③危重（有昏迷等
凶险症状）

2.7 发病地点（请详细注明行政村/居委会、自然村/居民组名称）：

    省 市 县（市、区） 乡镇

（如为境外填国家或地域名：   ）

2.8 镜检结果：

①未做 ②阴性 ③间日疟原虫 ④恶性疟原虫 ⑤三日疟原虫 ⑥卵形疟 ⑦混合感染 ⑧其他

2.9 RDT检测结果（请注明RDT生产厂家：   产品批号：   ）

①未做 ②阴性 ③阳性 ④恶性疟原虫 ⑤其他

2.10 开展实验室检查单位：   ，

该单位属于：①个体医生 ②村卫生室 ③乡镇卫生院
      ④县级医疗机构 ⑤县级疾控机构 ⑥地市级医疗机构
      ⑦地市级疾控机构 ⑧省级医疗机构 ⑨省级疾控机构
      ⑩其他

2.11 初次就诊单位：   ，

该单位属于：①个体医生 ②村卫生室 ③乡镇卫生院
      ④县级医疗机构 ⑤县级疾控机构 ⑥地市级医疗机构
      ⑦地市级疾控机构 ⑧省级医疗机构 ⑨省级疾控机构
      ⑩其他

2.12 初次就诊时间： 年 月 日

2.13 初次就诊诊断结果：①疟疾 ②其他疾病

2.14 诊断日期： 年 月 日；诊断单位：   ，

该单位属于：①个体医生 ②村卫生室 ③乡镇卫生院
      ④县级医疗机构 ⑤县级疾控机构 ⑥地市级医疗机构
      ⑦地市级疾控机构 ⑧省级医疗机构 ⑨省级疾控机构
      ⑩其他

2.15 病例诊断分类：

①无症状感染者 ②临床诊断病例 ③确诊病例 ④重症病例

2.16 病例报告时间： 年 月 日

2.17 报告单位：   ，

该单位属于：①个体医生 ②村卫生室 ③乡镇卫生院

④县级医疗机构　⑤县级疾控机构　⑥地市级医疗机构

⑦地市级疾控机构　⑧省级医疗机构　⑨省级疾控机构

⑩其他

2.18　病例发现途径：①患者就医（常规发热患者血检、患者自述等）

②主动病例侦查（疫点传染源筛查、病例线索调查／

同行人员筛查等）

2.19　实验室复核情况（请注明实验室名称：　　　　　　　　）

2.19.1　镜检复核结果：

①阴性　②间日疟　③恶性疟　④三日疟　⑤卵形疟　⑥混合感染

（请注明虫种：　　） ⑦其他

2.19.2　PCR 复核结果（请注明实验室名称：　　　　　　　　）

①阴性　②间日疟　③恶性疟　④三日疟　⑤卵形疟

⑥混合感染（请注明虫种：　　） ⑦其他

3. 本次治疗情况

3.1　G6PD 检测结果：①未检测　②检测（A 缺乏　B 不缺乏）

3.2　服用抗疟药物名称：

①氯喹加伯氨喹　②青蒿素类复方　③青蒿素类注射剂型　④其他

（请注明药物名称：　　　　　　） ⑤不知道

3.3　是否住院治疗：　①是　②否

3.4　获取药物频次：①每天取药　②一次性取药　③其他方式

3.5　获取药物机构：①个体医生　②村卫生室　③乡镇卫生院

④县级医疗机构　⑤县级疾控机构

⑥地市级医疗机构　⑦地市级疾控机构

⑧省级医疗机构　⑨省级疾控机构　⑩其他

3.6　第一次服药时间：　　　年　　月　　日

3.7　最后一次服药时间：　　　年　　月　　日

3.8　服药天数：　　天

3.9　是否正规治疗：①是　②否

3.10　治疗单位：　　　　　　　　　，

该单位属于：①个体医生　②村卫生室　③乡镇卫生院

④县级医疗机构　⑤县级疾控机构　⑥地市级医疗机构

⑦地市级疾控机构　⑧省级医疗机构　⑨省级疾控机构
⑩其他

4　既往病史和治疗情况（如曾患过疟疾，请填写以下选项）

4.1　上次发病情况：

上次患病时间_____；患病/诊断地点：_____；诊断结果：①间日疟　②恶性疟　③三日疟　④卵形疟　⑤混合感染（请注明虫种：　　　　　） ⑥其他

4.2　上次抗疟治疗药品：

①氯喹加伯氨喹　②青蒿素类复方　③青蒿素类注射剂型　④其他（请注明药物全称：　　　　　） ⑤不知道

4.3　上次使用药物天数：　　天

4.4　上次是否休根治疗：①是　②否

5　感染来源调查

5.1　发病前1月内是否有境外居留史：①是　②否

过去1年内是否有境外居留史（恶性疟、三日疟）：①是　②否；如否，请跳转至5.6项

过去3年内是否有境外居留史（间日疟、卵形疟）：①是　②否。如否，请跳转至5.6项

5.2　境外居留地点：国家或地区_____

5.3　外出事由：①务工（工种：_____） ②旅游
③公务　④经商　⑤探亲访友　⑥其他（注明：_____）

5.4　境外疟疾患病情况：①是　②否

5.5　预防措施

5.5.1　出境前是否采取预防性服药：①是　②否；

如采取预防服药（请注明药物名称、剂量和疗程）：_____

5.5.2　境外居留期间是否使用避剂：①是　②否

5.5.3　境外居留期间是否使用蚊帐：①是　②否

5.5.4　境外居留期间是否预防服药：①是　②否

5.5.5　境外居留期间采取的其他预防措施：_____

5.6　发病前2周内是否有境内其他流行区居留史：①是　②否，如否请跳转至5.8

5.7 境内其他流行区居留地点：

　　　　　省　　　　市　　　　县(市、区)　　　　乡镇　　　　行政村

自然村

　　居住时间：_____天；

5.8 发病前 2 周内是否有输血史：①是　②否

5.9 近 1 月内家庭成员或来访亲友是否有人发热：①是　②否

5.10 本次感染可能来源：

①本地感染；(A. 本县感染　B. 省内外县感染　C. 外省感染)　②境外感染

5.11 病例分类：

①本地病例　②输入病例　③其他(A. 输入继发病例　B. 复发病例

C. 非蚊传疟疾病例)

6 病例随访情况

6.1 是否全程服药：①是(如是请跳转至 6.3)　②否

6.2 未全程服药的原因：_____

6.3 是否出现药物不良反应：①是　②否

如是，请注明具体药物不良反应情况：_____

6.4 治疗效果：①痊愈　②未痊愈(请注明情况：_____)

③死亡(请注明死亡日期：_____)

6.5 若病例为住院患者，总住院天数　　　　天

6.6 随访日期：　　年　　月　　日

6.7 随访人员：_____)

调查单位：　　　　　　　　调查人员：

调查日期：　　年　　月　　日

填表说明：

1. 请在应选项的数字或字母处打"√"。

2. 本表编号由县疾控中心统一编排，仅作为保存和查阅资料使用。

3. "4.1、4.2、4.3、4.4"项中"上次"指本次患病前最近一次患疟疾。

4. "6. 病例随访情况"部分是在病例全程治疗结束后回访调查。

附录八　疟疾疫点基本情况调查表

疫点地址：　　　省　　　市　　　县（市、区）　　　乡（镇、街道）
行政村（居委会）　　　自然村（居民组）（GPS 坐标：　　　　　　　）

一、疫点分类

1. 已出现传播疫点：①新疫点　②残存疫点　③持续性疫点

2. 具备传播可能疫点

3. 无传播可能疫点
判定依据：

二、一般情况

1. 主要农作物：①水稻　②旱粮　③棉花　④混合

2. 耕地面积：　　亩；其中水田：　　亩。

3. 大牲畜总头数（包括牛、猪、马、驴、骡等）：　　　　　　。

4. 农业常用杀虫剂名称：

三、自然环境情况

1. 疫点发生地属于：①城市　②农村

2. 海拔：　　米

3. 主要地形：①平原　②山区　③水网　④丘陵　⑤盆地　⑥河谷
⑦其他

4. 疫点面积：　　km²

5. 疫点是否为边境县（市、区）：①是　②否
如果是，请简单描述边界情况及环境类型：

四、卫生服务情况

1. 疫点所属县(市、区)医疗机构数：　　　　；医务人员总数：　　　　；其中防保(疾控)人员数　　　　；其中参加过疟防培训人数　　　　。

2. 疫点所属乡镇(街道)卫生服务机构数：　　　　；医务人员数：　　　　；其中防保人员数　　　　；其中参加过疟防培训人数：　　　　。

五、重点气象资料

1. 年平均气温：　　℃；年降水量(mm)：　　　　；

5～10月平均相对湿度(%)：　　　　。

六、疫点人群特征

1. 疫点人口数：　　　　。疫点流动人口数：　　　　。

简单描述疫点人群易感性(如：流动人口特征、人群流动特点和人蚊暴露风险等)：

七、历史资料

1. 过去5年报告疟疾病例数　　　　；其中间日疟　　　　；恶性疟　　　　；卵形疟　　　　；三日疟　　　　；混合感染　　　　；其他　　　　。本地病例数　　　　；输入病例数　　　　。

2. 当地的主要传疟媒介有：

3. 疫点所属县最后一次开展媒介调查的结果：

八、本次疫点指示病例基本情况描述：

注：①已出现传播的疫点：指出现本地传播病例的自然村(居民组)。已出现传播的疫点包括新疫点、残存疫点和持续性疫点三类。其中，新疫点指至少2年内没有出现本地传播病例或历史上没有本地传播病例的自然村(居

民组);残存疫点指过去2年里出现过本地传播病例的自然村(居民组);持续性疫点指传播持续存在,且没有有效控制的自然村(居民组)。

②具备传播可能的疫点:指有输入病例且当地存在传播条件的自然村(居民组)。

③无传播可能的疫点:指无传疟媒介或有传疟媒介但非传播季节的自然村(居民组)。

调查单位:　　　　　　　调查日期:　　　年　　月　　日
调查人员:

填表说明:

1. 确诊的本地感染病例及在具有传播条件的县(存在传疟媒介,且处于疟疾流行季节)的输入病例、复发病例和非蚊传疟疾病例的疫点需完成本调查表的全部调查内容。

2. 在不具备传播条件的县的输入病例、复发病例和非蚊传疟疾病例的疫点仅需完成"一、疫点分类"部分。

附录九 成蚊(CO_2)诱蚊灯监测记录表

监测方法:□诱蚊灯法＿＿＿＿＿＿＿□ CO_2 诱蚊灯法

调查时间:＿＿＿年＿＿月＿＿日

调查地点:＿＿＿省(自治区、直辖市)＿＿＿地(市)＿＿＿县(区)＿＿＿乡镇(街道)

气温:＿＿＿℃,风速:＿＿m/s,天气:□晴__□多云__□阴

环境类型:□居民区　□公园　□医院　□农户　□牛棚　□猪圈
　　　　　□养殖场

诱蚊灯号:			监测地点:	
蚊种	捕获蚊虫数量 / 只			合计
	雌	雄	无法鉴别	
合计				

注:依实际捕获蚊虫种类填写记录。

监测单位:＿＿＿＿＿　监测人:＿＿＿＿＿　审核人:＿＿＿＿＿

附录十　人诱停落法 / 双层叠帐法监测记录表

监测方法:□人诱停落法_____□双层叠帐法

调查时间:_____年___月___日

调查地点:_____省(自治区、直辖市)_____地(市)_____县(区)_____乡镇(街道)_____村(居委会)

气温:_____℃,最高_____℃,最低_____℃,相对湿度:_____%,风速:_____m/s

天气:晴□_____阴□_____雨□

地点	环境类型 *	起始时间	结束时间	按蚊数		按蚊数		停落指数〔只/(人·h)〕/帐诱指数〔只/(顶·h)〕
				雌	雄	雌	雄	

*请填环境类型序号:1.居民区;2.公园 / 竹林;3.旧轮胎堆放地 / 废品站 / 工地;4.其他。

监测单位:_____监测人:_____审核人:_____

附录十一　病媒采集信息记录表

_____(病媒名称)采集信息记录表

_____省(自治区、直辖市)_____地(市)_____县(区)

编号	采集时间	采集地点	生境特点	经度，纬度	数量 / 只或块				备注
					成蚊	幼虫	蛹	卵块	

采集单位:_____　采集人:_____

附录十二 病媒生物抗药性测定记录表
（毒力回归线）

_____省（自治区、直辖市）_____地（市）_____县（区）

试虫名称：_____　　虫源地名：_____
药剂名称：_____　　经度：_____纬度：_____
测定人：_____　　英文药名：_____
虫态：_____虫龄：_____　　处理日期：____年__月__日至__月__日
培育温度：____℃；相对湿度：____%　　测定室温：_____℃；相对湿度：_____%

处理浓度/剂量 单位	重复1		重复2		重复3		合计
	死虫数	总虫数	死虫数	总虫数	死虫数	总虫数	死/总
对照							/
							/
							/
							/
							/
							/
							/

处理虫数：_____毒力回归线：_____X2：_____
斜率 b 值（95%置信限）：_____
LC_{50}/LD_{50}：_____95%置信区间：_____
LC_{95}/LD_{95}：_____95%置信区间：_____

备注：蚊幼虫测定 LC_{50}（mg/L）

监测单位：_____监测人：_____审核人：_____

附录十三　按蚊抗药性测定记录表（诊断剂量）

_____按蚊抗药性测定记录表（诊断剂量）

_____省_____地（市）_____县

试虫名称：_____	虫源地名：_____
药剂名称：_____	经度：_____纬度：_____
测定人：_____	英文药名：_____
虫态：_____虫龄：_____	处理日期：____年__月__日至__月__日
培育温度：____℃；相对湿度：____%	测定室温：____℃；相对湿度：____%

重复	对照		A 杀虫剂名称 浓度及单位/接触时间及单位		B 杀虫剂名称 浓度及单位/接触时间及单位	
	死虫数	总虫数	死虫数	总虫数	死虫数	总虫数
I						
II						
III						
IV						
V						
VI						
VII						
VIII						
IX						
X						
合计						

注:本表格适用于通过诊断剂量测定成蚊抗药性。

监测单位：_____　监测人：_____　_____　审核人：_____　_____

附录十四 世界卫生组织推荐的几种杀虫剂
对成蚊的区分剂量

杀虫剂类型	杀虫剂	区分剂量（接触时间 /h）		
		致倦库蚊	埃及按蚊	按蚊
有机氯	DDT	4%（4）	4%（0.5））	4%（1）
	狄氏剂	4%（1）	0.4%（1）	0.4%（1）
有机磷	杀螟硫磷	1%（2）	—	1%（2）
	DDVP	—	—	—
	马拉硫磷	5%（1）	0.8%（1）	5%（1）
氨基甲酸酯	残杀威	0.1%（2）	0.1%（1）	0.1%（1）
拟除虫菊酯	高效氟氯氰菊酯	0.025%（1）	0.03%（1）	—
	氯菊酯	0.25%（3）	0.25%（1）	0.25%（1）
	溴氰菊酯	0.025%（1）	—	0.025%（1）

附录十五　世界卫生组织抗疟药清单

药名称治疗药	规格	用法	治疗虫种	副作用
青蒿琥酯	注射剂：含有60 mg 无水青蒿酸和5% 碳酸氢钠溶液	青蒿琥酯 每次剂量 按成人120 mg（2.4 mg/kg），分别于第0小时，12小时和24小时注射然后一日一次，如患者临床症状和体征缓解并能进食，可停止使用注射液，并改口服 ACT 一个疗程继续治疗	适用于脑型疟及各种危重疟疾病的治疗	主要副作用包括外周血液中出现中性粒细胞数减少，网织红细胞数下降，尿素氮及谷丙转氨酶升高等。孕妇慎用，妊娠期在3个月以内的孕妇禁用
阿莫地喹	片剂，153 mg 或 200 mg（作为盐酸盐）	推荐剂量为每天服用阿莫地喹10 mg/kg，连续服用3天（总量30 mg/kg）	可用于治疗间日疟	治疗剂量时副作用与氯喹类似。但它所引起的肝炎，周围神经炎及与阿莫地喹相关的粒细胞缺乏的高发生率限制了它的应用。偶见恶心、呕吐、腹泻、眩晕等。长期应用可产生指甲、皮肤、硬腭变青灰色
青蒿琥酯＋阿莫地喹	片剂：25 mg+67.5 mg；50 mg+135 mg；100 mg+270 mg	每日1次，每次口服2片，连服3日	适用于脑型疟疾及各种危重疟疾病的抢救，耐受性好	无明显副作用
青蒿琥酯＋甲氟喹	片剂：25 mg+55 mg；100 mg+220 mg		适用于脑型疟疾及各种危重疟疾病的抢救	

续表

药名称治疗药	规格	用法	治疗虫种	副作用
甲氟喹 a	片剂：50 mg，250 mg（盐酸盐）	用于治疗恶性疟疾，成人每次18~20 mg/kg（或750~1250 mg）顿服，但如剂量高于750 mg，可首剂服用750 mg，8小时后补充余量；儿童每次25 mg/kg顿服	用于预防和治疗脑型疟疾（恶性疟）和间日疟或控制脑型疟疾（恶性疟）	1.常见恶心、呕吐、食欲缺乏、腹痛、腹泻、肌痛、头晕、耳鸣、皮疹等。2.少见出现瘙痒、皮疹、疲乏、无力、脱发、情绪改变、白细胞减少、血小板减少、血细胞比容降低、AST和ALT升高等，发生率不及1%。3.部分患者中出现窦性心动过缓、视网膜变性、视网膜水肿、晶状体浑浊
双青蒿高素	片剂：20 mg	口服给药：成人每日1次，一日60 mg，首剂量加倍；儿童量按年龄递减，连用5~7日	适用于各种类型疟疾的症状控制，尤其是对氯喹恶性及凶险型疟疾有较好疗效	主要副作用包括腹痛、恶心、腹泻等，偶见皮疹、网织红细胞下降、谷丙转氨酶升高，窦性心动过缓、心律不齐或室性早搏等，14天后可消失。孕妇慎用，妊娠期在3个月以内的孕妇禁用
哌喹	片剂：150 mg	首次600 mg（4片）顿服，或分2次口服（300 mg，2片）；第2日和第3日各口服1次，每次300 mg（2片）	哌喹最早用于疟疾症状的抑制性预防，也可用于临床现症患者的治疗。尤其是用于耐氯喹虫株所致的恶性疟疾的治疗与预防	口服副作用包括神经系统和胃肠道反应，如头昏、头痛、乏力、恶心、呕吐、腹胀、腹泻、腹痛等。部分病例可出现暂时性血清谷丙转氨酶升高，有的病例可发生脸部或手足麻木感。少数病例出现心悸、胸闷和气急等较重反应。肝病患者及孕妇慎用，急性肝、肾、心脏病者禁用

续表

药名称治疗药	规格	用法	治疗虫种	副作用
双青蒿素+哌喹口	片剂：20 mg+160 mg；40 mg+320 mg	首剂口服2片；8小时、24小时、32小时各口服2片	用于治疗恶性疟和间日疟，对疟原虫无性体有较强的杀灭作用，能迅速杀灭疟原虫，从而控制症状	不良反应较少，主要由哌喹引起。主要为：消化道反应：如恶心、呕吐、腹泻、腹痛等；神经系统：如头缺乏、头痛、耳聋、睡眠不佳等；过敏反应：皮肤瘙痒、皮疹等
蒿甲醚	油性注射剂：80 mg/ml/1 ml 安瓿	1. 成人常用量，肌内注射，首剂160 mg（2支），第2日起每日1次，每次80 mg（1支），连用7日。如7日内患者临床症状和体征缓解并能进食，可停止使用注射液，并改口服ACT1个疗程继续治疗 2. 小儿常用量，肌内注射，首剂按体重3.2 mg；第2～5日，每次按体重1.6 mg，每日1次	适用于各型型疟疾，但主要用于抗氯喹恶性疟治疗和凶险型恶性疟的急救	口服副作用较轻，主要有呕吐、皮肤烧灼感，心动过缓或窦性心动过速、网织红细胞数下降等。少数病例在症疾退热后仍有体温短暂上升现象。孕妇慎用，妊娠期在3个月以内的孕妇禁用
蒿甲醚+本芴醇	片剂：每片含蒿甲醚 20 mg+本芴醇 120 mg	口服，第一日服2次，每次4片；第二、三日均服1次，每次4片	适用于各型型疟疾的治疗	两药毒性为相加作用。不建议在怀孕的前3个月或体重5 kg以下儿童使用

续表

药名称治疗药	规格	用法	治疗虫种	副作用
氯喹	片剂：100 mg; 150 mg（磷酸盐或硫酸盐）	第1日600 mg（4片）顿服，或分2次口服，第2日和第3日各1次，每次300 mg（2片）	治疗间日疟的首选药物	主要副作用包括恶心、呕吐、腹痛、头痛、耳鸣、腹泻、头晕、视力模糊、皮肤瘙痒、皮炎、皮疹等。通常服用治疗量的副作用较轻，停药后可自行消失。少数病例可出现对光敏感性的光激性皮炎、皮肤色素沉积、白细胞减少。氯喹偶有引起心源性脑缺氧综合征，心脏病患者慎用。过量服用药可能发生急性中毒或发生生命危险
伯胺喹	片剂：7.5 mg; 15 mg（作为过磷酸盐剂型）	每日1次、每次22.5 mg（3片），连服8日	对间日疟原虫红外期及各型疟原虫配子体有较强的杀虫作用，是根治间日疟疾与阻断各型疟疾传播的有效药物	磷酸伯胺喹副作用较大，一般为胃肠道反应，如厌食、上腹部难受、呕吐、腹痛、痉挛，也会出现头晕等。偶有腹绞痛、葡萄-6-磷酸脱氢酶（G-6-PD）缺乏的患者口服磷酸伯胺喹，可发生溶血反应，临床上出现口唇和皮肤发绀、胸闷气缺氧等症状。若不及时停药和采取急救措施，可造成死亡。故在G6PD缺乏的人群中使用磷酸伯胺喹，应在医护人员的监护下进行。孕妇禁用

续表

药名称治疗药	规格	用法	治疗虫种	副作用
奎宁	注射剂（1）1 ml：0.25 g（2）1 ml：0.5 g	1. 成人用量按体重 5～10 mg/kg（最高量 500 mg），加入氯化钠注射液 500 ml 中静脉滴注，4 小时滴完，12 小时后重复 1 次，病情好转后改口服 2. 小儿用量剂量同成人，按体重 5～10 mg/kg（最高量 500 mg）	用于对耐氯喹恶性疟、脑型疟等多种疟疾的防治	奎宁具有金鸡纳反应毒性，这种毒性主要表现为恶心、呕吐、听力和视力减弱等日益显著的抗药性
	片剂：300 mg（硫酸奎宁）或 300 mg（奎宁硫酸氢盐）	1. 成人用量用于治疗耐氯喹虫株引起的恶性疟时，每日 1800 g，分次服用，疗程为 14 日 2. 小儿常用量用于治疗耐氯喹虫株所致的恶性疟时，小于 1 岁者每日 0.1～0.2 g，分 2～3 次服，1～3 岁 0.2～0.3 g，4～6 岁，0.3～0.5 g，7～11 岁为 0.5～1 g，疗程为 10 日		
预防用药				
氯喹	片剂：150 mg（磷酸盐或硫酸盐）	每 7～10 天服 1 次，每次服 600 mg（基质）	在间日疟流行区用作抑制性预防用药	口服一般可能出现的反应有：头晕、头痛，呕吐、恶心、食欲减退、皮肤瘙痒、皮疹，腹泻、耳鸣、烦躁等。反应大多较轻，停药后可自行消失

续表

药名称治疗药	规格	用法	治疗虫种	副作用
乙胺嘧啶	片剂：6.25 mg	于进入疫区前1～2周开始服用，一般宜服至离开疫区后6～8周，每周服4片（25 mg/次）；或50 mg/次，2周服1次	对恶性疟及间日疟原虫红细胞前期有效，可期预防性用药	口服一般抗疟治疗量的毒性很低，应用安全。长期大量应用会出现叶酸缺乏症状，如恶心、呕吐、腹痛、腹泻等，偶可出现巨幼细胞性贫血，白细胞缺乏症等。应定期检查血象，及早停药，可自行恢复
磺胺多辛+乙胺嘧啶	片剂：250 mg+12.5 mg[c]；片剂：500 mg+25 mg	每2周服1次，每次服4片（即每片含磺胺多辛250 mg及乙胺嘧啶17.5 mg）。连服疗程为3～4个月；成人每7日1片或每14日2片，连服疗程不宜超过3个月。连服疗程不宜超过3个月	用于预防耐氯喹的恶性疟原虫所致的疟疾	
阿莫地喹-磺胺多辛+乙胺嘧啶	1.组合包装分散片：阿莫地喹76.5 mg（盐酸）]和磺胺多辛乙胺嘧啶250 mg+12.5 mg；2.组合包装分散片：阿莫地喹153 mg（盐酸）和磺胺多辛乙胺嘧啶500 mg+25 mg		用于防治耐氯喹的恶性疟原虫所致的疟疾	

续表

药名称治疗药	规格	用法	治疗虫种	副作用
哌嗪	片剂，规格有： (1) 0.2 g (2) 0.25 g (3) 0.5 g	每月服 0.6 g，每月 1 次，临睡前服，可连服 4~6 个月，不宜超过 6 个月	可作症状抑制性预防。尤其是用于耐氯喹虫株所致的恶性疟疾的治疗与预防	可引起头昏、嗜睡、乏力、胃部不适、面部和唇部同麻木，对心血管系统的毒性明显小于氯喹
甲氟喹口 a	片剂：50 mg，250 mg（盐酸盐）	成人 每次 250 mg，每周 1 次，2 个月后剂量减半；儿童 4~6 mg/kg，每周 1 次	用于预防和治疗脑型疟疾（恶性疟）和间日疟或控制耐氯喹的脑型疟疾（恶性疟）	1. 常见恶心、呕吐、腹痛、腹泻、肌痛、头晕、耳鸣、皮疹等。2. 少见出现瘙痒、脱发、疲乏、无力、情绪改变、皮疹、白细胞容降低、血小板减少、血细胞比容减少，AST 和 ALT 升高等，发生率不及 1%。3. 部分患者中出现窦性心动过缓、视网膜变性、视网膜水肿、晶体浑浊
氯胍	片剂：100 mg（作为盐酸盐）只用于与氯喹结合使用	口服 用 100~200 mg / 次，3~6次 / 周，预防恶性疟	预防恶性疟	

注：符号口主要用于表示同一类药物具有类似的临床表现，所列出的药物应属这类药物中最安全有效的选择。符号口 a 表示使用该药物存在年龄或体重限制；如果[c]符号可补充于表右无列表旁边，则表示该药物需要专门医疗护理和/或专科医疗监测设施和/或专门针对儿童对儿童使用的培训。如果[c]符号出现在药物或药物的剂量旁边，则表示儿童使用有所限制。

附录十六　诱蚊示意图

诱蚊帐篷物品清单如附图 16-1：包装袋（A），并确保包含 14 根钢钉（B）、帐篷主体（C）、两根顶端牵绳（D）、两根三向松紧带（E）和三根连锁金属杆（F）。

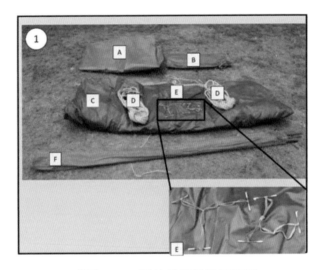

附图 16-1　诱蚊帐篷组件展示图

（坦桑尼亚 IFAKALA 研究所供图）

按照诱蚊帐篷使用说明架设好帐篷，诱蚊帐篷内外场景展示如附图 16-2、附图 16-3 所示。

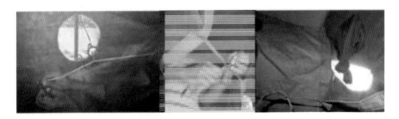

附图 16-2　蚊帐篷内部场景展示图

（坦桑尼亚 IFAKALA 研究所供图）

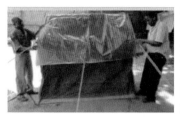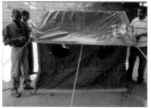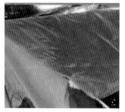

附图 16-3　蚊帐篷外部场景展示图

（坦桑尼亚 IFAKALA 研究所供图）

我国开发的双层叠帐法设计人性化,通风透气好,收放简单方便,价格便宜,如附图 16-4 所示。

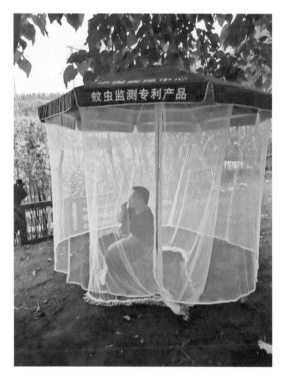

附图 16-4　双层叠帐法现场展示图